medhochzwei

Ihr kostenloser Zugang zur Online-Schulung unter:
www.medhochzwei-online-akademie.de/coupon/

Mit dem Kauf dieses Buchs erwerben Sie gleichzeitig ohne weitere Kosten für Sie die dazugehörige Online-Schulung

So erhalten Sie Ihren Zugang zur Online-Schulung:

Geben Sie auf der Seite www.medhochzwei-online-akademie/coupon den untenstehenden freigerubbelten Code in das entsprechende Feld ein und klicken Sie auf „Jetzt einlösen". Im nächsten Schritt können Sie sich entweder mit einem bereits bestehenden medhochzwei Online-Akademie-Konto einloggen oder sich als neuer Nutzer registrieren. Ihre Online-Schulung steht Ihnen nach Abschluss der Registrierung in Ihrem Konto zur Verfügung.

Code:

Nach Aktivierung des Codes können Sie die Schulung innerhalb von zwei Jahren so oft ansehen, wie Sie möchten.

Bei Problemen oder Fragen wenden Sie sich bitte an:
Tel.: 0 62 21/9 14 96-0
E-Mail: info@medhochzwei-verlag.de

Für die Online-Darstellung wird eine Internetverbindung und ein Web-Browser (Firefox, Internet Explorer, Safari, oder Opera und das Adobe Flash-Plugin in der Version 9 oder höher benötigt, das aber meist schon auf einem Rechner installiert ist oder kostenlos von www.adobe.com/ heruntergeladen werden kann. Auf iOS-Geräten (iPad, iPhone) funktionieren die Videos auch ohne Flash.

Busse

OP-Management Grundlagen

OP-Management Grundlagen

von

Prof. Thomas Busse

5., neu bearbeitete und erweiterte Auflage

Bibliografische Informationen der Deutschen Nationalbibliothek

Die Deutsche Nationalbibliothek verzeichnet diese Publikation in der Deutschen Nationalbibliografie; detaillierte bibliografische Daten sind im Internet über http://dnb.d-nb.de abrufbar.

Bei der Herstellung des Werkes haben wir uns zukunftsbewusst für umweltverträgliche und wiederverwertbare Materialien entschieden.
Der Inhalt ist auf elementar chlorfreiem Papier gedruckt.

ISBN 978-3-86216-248-2

www.medhochzwei-verlag.de

Satz: Reemers Publishing Services GmbH, Krefeld
Druck: M. P. Media-Print Informationstechnologie GmbH, Paderborn
Umschlaggestaltung: Wachter Kommunikationsdesign, St. Martin
Titelbild: © WavebreakmediaMicro/fotolia.com

Vorwort

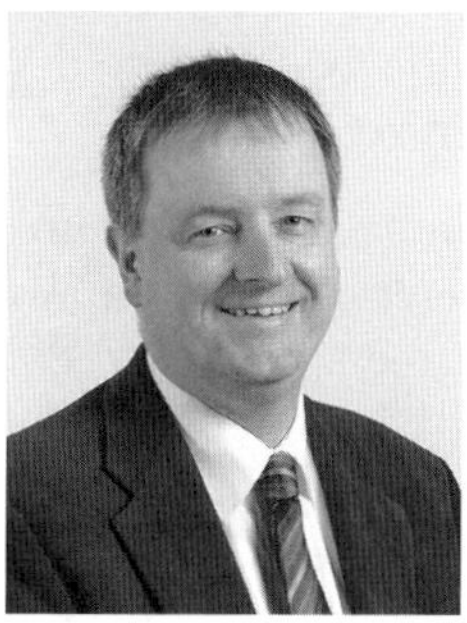

Das OP-Management hat sich über die letzten 20 Jahre von einer zunächst häufig wenig beachteten organisatorischen Nebenaufgabe zu einer zentralen Institution im Hauptleistungsbereich des Krankenhauses, als welcher der OP-Bereich heute betrachtet wird, gewandelt. Erschienen erstmalig im Jahre 1998, hat das nun in der 5. Auflage erhältliche Buch von Thomas Busse diese Entwicklung nicht nur begleitet, sondern als anerkanntes Standardwerk zum Thema OP-Management mitgeprägt. Dabei vermittelt das Werk einerseits – wie der Titel bereits angibt – die Grundlagen des OP-Managements in gleichzeitig detaillierter wie übersichtlicher Form. Andererseits sind, wie auch schon in den Vorauflagen, zahlreiche praktische Hinweise und Vorlagen enthalten, die OP-Managern und OP-Koordinatoren als Matrix zur Lösung verschiedener Fragestellungen dienlich sind.

Der Leitgedanke eines modernen OP-Managements ist es, Qualität und Effizienz im OP-Betrieb im Tagesverlauf, aber auch im Jahreszyklus und darüber hinaus in der Entwicklung des chirurgischen Leistungsspektrums des Krankenhauses optimal zu verbinden. Dafür ist neben der Umsetzung grundlegender Eckpunkte des OP-Managements – zu denen unter anderem eine klar gegliederte Aufbauorganisation, eine strukturierte, EDV-basierte OP-Planung sowie eine gute Ablauforganisation zählen – eine prozessorientierte Ausrichtung des OP-Betriebes mit hohem Organisationsgrad erforderlich. Wo früher persönliche Eigenschaften des OP-Managers wie Übersicht, Engagement und Organisationstalent entscheidende Qualitäten darstellten, ist heute – im besten Fall natürlich zusätzlich – die Beherrschung einer Reihe von Verfahrensweisen und Instrumenten gefordert, die ein fortdauernd erfolgreiches OP-Management erst ermöglichen. Beispielhaft genannt seien hier ein zielgerichtetes OP-Reporting, die Erstellung, Umsetzung und Weiterentwicklung eines für jedes Krankenhaus im Detail spezifischen OP-Statutes oder auch eine adäquate Errechnung des Personalbedarfes. Alle genannten Aspekte werden in dem vorliegenden Buch ausführlich behandelt.

Das Buch vermittelt dem Leser damit sowohl in theoretischer Hinsicht als auch für die praktische Tätigkeit ein komplettes Gerüst, um ein erfolgreiches OP-Management aufzubauen oder aber einzelne Komponenten zu optimieren. Auch für mich selbst waren die vorangegangen Auflagen von wertvollem Nutzen für meine Aktivitäten im Bereich OP-Management.

Die neue Auflage des Buches von Thomas Busse enthält nicht nur zahlreiche Aktualisierungen und Ergänzungen, sondern beschäftigt sich zusätzlich mit Fragen des Konfliktmanagements im OP-Bereich. Dieses Thema ist sicherlich extrem wichtig, um die gewünschten Organisationseffekte in der praktischen Umsetzung erzielen zu können, aber auch, um die Teamstrukturen im OP-Bereich zu pflegen. Ferner finden sich im Anhang Erläuterungen zu wichtigen Begriffen des OP-Managements zum Alltagsgebrauch, die geeignet sind, Abhilfe bei den in der täglichen Praxis häufig zu beobachtenden Begriffsverwirrungen zu schaffen.

Bei der Lektüre der neuen Auflage von „OP-Management – Grundlagen“ ist erkennbar, dass Thomas Busse Kompetenz und Erfahrungen aus anderen Aktivitäten aus dem Themenbereich OP-Organisation nutzen konnte. Zu nennen sind hier die Autorentätigkeit beim OP-Barometer und der OP-Management-Fibel oder auch die Mitgliedschaft im Expertenkreis OP-Effizienz. Für mich steht außer Zweifel, dass mit der neuen Auflage des Werkes dessen Erfolgsgeschichte fortgeschrieben wird. Jeder, der mit OP-Management befasst ist oder sich Kenntnisse darüber aneignen möchte, ist mit der Lektüre dieses Buches bestens beraten.

Saarbrücken, April 2016

Prof. Dr. med. A. Sielenkämper
Chefarzt Anästhesiologie und Intensivmedizin
Ärztlicher Koordinator OP
CaritasKlinikum Saarbrücken

Inhaltsverzeichnis

Abkürzungsverzeichnis

a. a. O.	am angegebenen Ort
AEB	Aufstellung der Entgelte und Budgetberechnung
AEB E1	Aufstellung der Fallpauschalen
AEB E2	Aufstellung der Sonderentgelte
AEB E3	Aufstellung der krankenhausindividuell verhandelten entgelte
AIP	Arzt im Praktikum
allg.	allgemein
amb.	ambulant
AN	Anästhesie
AOP	Ambulantes Operieren
AR-DRG	Australian Refined Diagnosis Related Groups
ArbZG	Arbeitszeitgesetz
BÄK	Bundesärztekammer
BPflV	Bundespflegesatzverordnung
BQS	Institut für Qualität & Patientensicherheit
BS	Baserate
bspw.	beispielsweise
bzw.	beziehungsweise
ca.	circa
CCL	Clinical Complexity Level
CDC	Centers für Disease Control
CEN	Europäisches Komitee für Normung
CPW	clinical pathway
d. h.	das heißt
DGAI	Deutsche Gesellschaft für Anästhesie und Intensivmedizin
DIMDI	Deutsches Institut für medizinische Dokumentation und Information
DIN	Deutsches Institut für Normung
DKG	Deutsche Krankenhausgesellschaft
DKG-NT	Deutsche Krankenhausgesellschaft-Normaltarif
DPR	Deutscher Pflegerat
DRG	Diagnosis Related Groups
EBM	Einheitlicher Bewertungsmaßstab
EFQM	European Foundation for Quality Management
EKG	Elektrokardiogramm
etc.	et cetera
evtl./event.	eventuell
ext.	extern
ff.	fortfolgende
FP	Fallpauschale
FPV	Fallpauschalenvereinbarung
G-DRG	German Diagnosis Related Groups
GOÄ	Gebührenordnung für Ärzte
GQMG	Gesellschaft für Qualitätsmanagement in der Gesundheitsversorgung
GSG	Gesundheitsstrukturgesetz
HNO	Hals-Nase-Ohren

HygMedVO	Verordnung über die Hygiene und Infektionsprävention in medizinischen Einrichtungen
i. d. R.	in der Regel
ICD-9	International Classification of Diseases (Version 9)
ICD-10	International Classification of Diseases (Version 10)
ID Nr.	Identifikations-Nummer
IGEL	Individuelle Gesundheitsleistung
IKPM/ICPM	International Classification of Procedures in Medicine
int.	intern
IQWIG	Institut für Qualität und Wirtschaftlichkeit im Gesundheitswesen
ISO	International Organisation for Standardization
ITN	Intubationsnarkose
KHBV	Krankenhaus-Buchführungsverordnung
KHEntG	Krankenhausentgeltgesetz
KHG	Krankenhausfinanzierungsgesetz
KRINKO	Kommission für Krankenhaushygiene und Infektionsprävention
KTQ	Kooperation für Transparenz und Qualität im Gesundheitswesen
lap.	laparoskopisch
LKA	Leistungs- und Kalkulationsaufstellung
LKG	Landeskrankenhausgesetz
LQS	Landesgeschäftsstelle für Qualitätssicherung
Lstg.	Leistung
MaWi	Material-Wirtschaft
MDC	Major Diagnostic Category
MDK	Medizinische Dienst der Krankenhausversicherung
med.	medizinisch
med.-tech.	medizinisch-technisch
MedGV	Medizingeräteverordnung
MPG	Medizinproduktegesetz
MRGN	multiresistente gramnegative Erreger
MRSA	Methicillin-resistenter Staphylococcus aureus
MVZ	Medizinisches Versorgungszentrum
Nr.	Nummer
NUB	Neue Untersuchungs- und Behandlungsmethoden
Nutz.-grad	Nutzungsgrad
OAS	OP-Anreiz-System
OGVD	Obere Grenzverweildauer
o. n. A.	ohne nähere Angaben
OPS-301	Operationen- und Prozedurenschlüssel nach § 301
Org. Nr.	Organisationsnummer
PBL	Patienten Behandlungslinien
PCCL	Patient Clinical Complexity Level
PKMS	Pflegekomplexmaßnahmen-Score
PMC	Patient Management Categories
pers.	persönlich
PMP	Patient Management Path
QSR	Qualitätssicherung mit Routinedaten
Rein.	Reinigung
Rn.	Randnummer
RL	Relativgewicht
S/N	Schnitt-Naht-Zeit
SE	Sonderentgelt
SGB V	Sozialgesetzbuch V
SQS	Servicestelle Qualitätssicherung
StOP	Standard Operating Procedures

tech.	technisch
TEP	Totalendoprothese
TQM	Total Quality Management
TRBA	Technische Regeln für Biologische Arbeitsstoffe
UGVD	Untere Grenzverweildauer
UVV	Unfallverhütungsvorschriften
VD	Verweildauer
VdAK	Verband der Angestelltenkrankenkassen
vergl.	vergleichbar
Versorg.	Versorgung
z. B.	zum Beispiel
Zentral-OP	Zentral-Operationssaal
zusätzl.	zusätzlich
zz.	zurzeit
zzgl.	zuzüglich

Abbildungsverzeichnis

1 Einführung

„*Die Zeiten ändern sich, und wir ändern uns in ihnen*" – eine Weisheit, die schon die alten Römer prägten. Eine Weisheit, die natürlich auch heute Bestand hat, nur mit dem kleinen Unterschied zu früher, dass wir heute oft das Gefühl haben – und dies unterscheidet uns, ohne den Römern zu nahe treten zu wollen, von damals – dass die Zeiten sich immer schneller ändern und wir es immer schwerer haben, uns diesen Veränderungen anzupassen.

Auf unser Gesundheitswesen übertragen heißt dies, dass jeder, der in diesem Bereich sein Brot verdient oder der die Leistungen dieses Gesundheitswesens in Anspruch nehmen muss, in immer rascherem Tempo mit zusätzlichen Anforderungen konfrontiert wird, die – in einer sonst vermissten Beständigkeit – komplizierter und undurchschaubarer werden. Der „gesunde Menschenverstand" wird, so scheint es, zugunsten eines verbürokratisierten Geflechts aus Verordnungen, Gesetzen und Anweisungen in den Hintergrund gedrängt.

Das Krankenhaus als Teilbereich dieses Gesundheitswesens, einst Oase unbeobachteten wirtschaftlichen Handelns und medizinischen Selbstverwirklichungsstrebens, ist herausgerissen aus dem Vakuum der Unnahbarkeit und wird dem unterworfen, dem sich jede frei wirtschaftende Unternehmung schon immer zu unterwerfen hatte, dem **Postulat der Wirtschaftlichkeit**. Was im Klartext bedeutet, dass auf Dauer nur das Geld ausgegeben werden kann, das auch erwirtschaftet wird.

Eine nähere Betrachtung des **Dienstleisters Krankenhaus** zeigt, dass es sich bei diesem um ein sehr kompliziertes Gebilde aus unterschiedlichsten Mikroorganismen – betriebswirtschaftlich auch **Leistungsbereiche** genannt – handelt, die teils autonom, meist jedoch in Abhängigkeit von anderen, ihre Dienstleitung anbieten, qualitativ mehr oder weniger gut erbringen und diese dem „Generalanbieter" Krankenhaus zur Verfügung stellen.

Gerade die Qualität der Leistungsprozesse der einzelnen Leistungsbereiche und die Fähigkeit, unterschiedliche Leistungen optimal ineinander zu verweben, entscheiden nicht nur darüber, ob der Patient die Dienstleistung des Krankenhauses nachfragt und annimmt, sondern auch darüber, ob ein Krankenhaus wirtschaftlich eine Zukunft hat, also eine „gesunde" **Kosten-Nutzen-Struktur** aufweist. Die Optimierung der einzelnen Leistungsbereiche wird heute schon in vielen Fällen durch die Schaffung eigenverantwortlicher Steuerungsmöglichkeiten und -verantwortungen angestrebt, was gängigerweise (aber oft auch irrtümlich) mit dem Begriff **Profitcenter** belegt wird.

Einer der wichtigsten Mikroorganismen des Krankenhauses ist unstreitbar der OP-Bereich. Hier werden i. d. R. Leistungen erbracht, die nicht nur ein besonderes Maß an hochqualifizierten Mitarbeitern unterschiedlichster Berufsgruppen und den Einsatz massiver Sachmittelressourcen erfordern, sondern deren Qualität und Organisationsgrad einen entscheidenden Einfluss auf die Leistungsfähigkeit eines gesamten Krankenhauses hat. Nicht umsonst zielen veränderte Vergütungsformen im Krankenhaus durch die Kostenträger gerade auf die OP-Leistung ab.

Die Praxis des Autors, sowohl aus pflegerischer OP- und Anästhesie-Erfahrung als auch aus mehrjähriger interner und externer Beratungstätigkeit, zeigt, dass die Gestaltung und Umsetzung einer wirkungsvollen **OP-Organisation** in vielen Krankenhäusern zwar angegangen wird, aber vielerorts noch in den Kinderschuhen steckt. So haben inzwischen geschätzt ca. 70 % der Krankenhäuser ein OP-Management, oft steht es aber nur auf dem Papier und wurde eher „quick and dirty" installiert, um Konflikte von der Krankenhausführung fernzuhalten, anstatt wirklich strukturiert die Abläufe im OP-Bereich zu regeln. Die Gründe hierfür sind vielfältig. Zum einen ist oft nur ein vordergründiger Wille (nach dem Motto: wasch mich, aber mach mich nicht nass ...) zu Veränderungen erkennbar, zum anderen ziehen ernst gemeinte Optimierungsstrategien der OP-Organisation immer – wie eine Art Flächenbrand – Optimierungsanforderungen an andere Bereiche (Intensivstation, Ambulanz, Sterilisation etc.) nach sich und können somit erhebliche Unruhe in den gesamten Strukturen eines Krankenhauses schaffen. Eine dauerhaft gute OP-Organisation kann man nicht kaufen. Effiziente und sachgerechte Organisationsformen in den OP-Bereichen sind das Ergebnis eines langen und mühsamen Weges, der oft gepflastert ist mit Eitelkeiten, Erbhöfen, Abteilungsegoismen, oder aber – gerade was die klassischen Krankenhausverwaltungen betrifft – auch mit Unwissenheit bzw. mangelnder Phantasie. Sie sind aber auch das Resultat der Bereitschaft, vorhandene Abläufe permanent zu hinterfragen und an gegebene Veränderungen anzupassen. Der Druck indes, mit Hilfe einer guten OP-Organisation qualitativ hochwertige und kosteneffiziente Operationen im Zusammenhang mit der Gesamtkrankenhausleistung zu erbringen, steigt jedoch ständig und wird letztlich auch ein wesentlicher Teil der Zukunftssicherung eines jeden Krankenhauses sein, viel Zeit bleibt da nicht.

Dieses Buch hat zum Ziel, über Jahre gesammelte Erfahrungen aus Theorie und Praxis im Rahmen von OP-Managementprojekten darzustellen und Anregungen zu geben, welche Voraussetzungen zur effizienten OP-Organisation geschaffen werden müssen bzw. welche Aufgaben ein zeitgerechtes OP-Management beinhaltet. Es hat nicht zum Ziel, Dogmen aufzustellen, wie etwas zu geschehen hat, oder was richtig bzw. falsch ist. Das Interessante am Wesen des Krankenhauses ist eben, und bleibt es hoffentlich, dass jedes Krankenhaus seinen eigenen, über Jahre gewachsenen Charakter hat, der sich in der Individualität der Patienten, der Mitarbeiter und der räumlichen Gegebenheiten widerspiegelt.

2 Der Managementbegriff im OP-Bereich

„OP-Management umfasst alle Aufgaben, die zur Führung und Bereitstellung der notwendigen Ressourcen dienen, um eine oder mehrere Operationen aktuell und in Zukunft qualitativ und quantitativ angemessen und bedarfsgerecht durchführen zu können, OP-Management ist damit wesentlich mehr als nur Verwaltung vorhandener Ressourcen. Ziel des OP-Managements ist der optimale Einsatz der vorhandenen **Ressourcen** zur Erbringung einer größtmöglichen **Produktivität** in Verbindung mit der Optimierung der Leistungsqualität bzw. der **Patientenakzeptanz.**"

So oder so ähnlich könnte die Definition von OP-Management lauten, wenn man diese angelehnt an die klassische Definition des Begriffs des Managements formuliert. Und wenngleich der Begriff „Manager" noch immer mit Nadelstreifen und Lederaktenkoffer in Verbindung gebracht wird und damit lediglich das sogenannte Top-Management gemeint wird, oder inflationär heute eigentlich alles gemanagt wird bzw. jeder ein Manager ist, so ist der Begriff als Funktionsbeschreibung gerade für den OP-Bereich doch tauglich. Aus dem Englischen übersetzt bedeutet „managen" so viel wie „verwalten", „führen" und „leiten". In der betriebswirtschaftlichen Theorie aber werden die Aufgaben des Managements wesentlich weiter gefasst. „Managen" wird hier gleichgesetzt mit

- planen,
- entscheiden,
- organisieren,
- beschaffen,
- führen,
- kontrollieren und
- bewerten.

Genau diese Tätigkeiten werden besonders im OP-Bereich abverlangt. Manch eine OP-Leitung oder ein OP-Manager bewegt heute jährlich bereits ein größeres Umsatzvolumen als ein Manager eines mittelständischen Unternehmens und trägt dabei für eine Vielzahl von Mitarbeitern und Entscheidungsprozessen die Verantwortung, was sich allerdings – im Gegensatz zum mittelständischen Unternehmen – in den seltensten Fällen in einem adäquaten Einkommen niederschlägt.

Neben den oben erwähnten Management-Tätigkeiten basiert das Führen eines OP-Bereiches aber auch auf Voraussetzungen wie

- Produktqualität (im OP-Bereich auch Dienstleistungsqualität),
- Angebotspalette,
- Führungskompetenz,
- Hierarchiestrukturen oder
- Darstellungsvermögen,

die – wie **Instrumente** – benötigt werden, um effektiv und effizient eine Optimierung vorgegebener Tätigkeiten erreichen zu können. Diese Instrumente sind jedoch stark gekoppelt an persönliche oder krankenhausspezifische Vorgaben und unterliegen somit einer meist sehr subjektiven Bewertung. Sollte man die Kriterien bezeichnen, nach denen der optimale Prozess im OP-Bereich charakterisiert werden kann, so würden Anforderungen wie

- kurze Durchlaufzeiten,
- optimale Ressourceneffizienz,
- maximale Verfügbarkeit,
- hohe Prozesssicherheit,
- optimale Prozess- und Ergebnisqualität oder
- großer monetärer Prozessnutzen

an vorderster Stelle stehen.

Gerade die elementaren Anforderungen wie **Führungskompetenz** oder **Hierarchiestrukturen** werden im Krankenhaus selten objektiv und ergebnisorientiert hinterfragt, was sich dann speziell auf die Implementierungsmöglichkeiten moderner Managementstrukturen, auch im OP-Bereich, negativ niederschlägt.

Die Erfahrung zeigt, dass ein gutes Management mit der fachlichen und sozialen Qualität desjenigen steht und fällt, der die **Managementaufgaben** übertragen bekommen hat. Sie zeigt aber auch, dass ein noch so qualifiziertes Management machtlos ist, wenn ihm nicht Instrumentarien an die Hand gegeben werden, die sein Handeln unterstützen. So wird beispielsweise ein guter Manager, der eine neue Stelle angeboten bekommt, nicht primär darauf achten, welches Gehalt ihm angeboten wird, sondern welche tatsächlichen Gestaltungsmöglichkeiten und Umsetzungskompetenzen ihm verbleiben, denn nur daran hängt letztlich seine Möglichkeit, wirklich erfolgreich zu sein. Die meisten OP-Manager scheitern im Übrigen daran, dass sich (die am grünen Tisch aufgestellten) Konzepte in Konfliktsituationen nicht bewähren, da entweder die Klinikleitung nicht – ohne Wenn und Aber – hinter dem Konzept bzw. dem OP-Manager steht und jeder doch wieder das macht, was er will, ohne Konsequenzen zu spüren. In diesem Falle sollte der OP-Manager rechtzeitig seinen Job abgeben, bevor er verbrannt und demotiviert sein Dasein fristet.

Generell muss ein qualifizierter Manager genau einschätzen können, wie er seine Mitarbeiter zu führen hat, d. h.

- welche Management-Formen es gibt,
- welche Management-Formen sich für welche Aufgabenstellungen eignen und
- welche Management-Formen dem vorhandenen Mitarbeiter-Potenzial am besten gerecht werden.

In der klassischen Management-Lehre werden u. a. folgende Management-Formen unterschieden:

Management by Exception: Management greift nur ein, wenn Zielvorgaben verletzt sind:

- klare Aufgabendefinition
- Entscheidungsrichtlinien für Hierarchien
- gute Aufgabenüberwachung
- echte Übertragung von Verantwortung und Vollmacht

Management by Delegation: Spezielle Aufgaben werden delegiert, nahe Bindung an Sachaufgaben:

- projektbezogene Aufgabenteilung
- klare Anordnungen
- aufgabenbezogenes Berichtswesen
- kurzer Kontakt zwischen Aufgabensteller und -erfüller

Management by Objektives: Management richtet Handeln an klar umrissenen Unternehmenszielen aus (meist periodenbezogen):

- klare, befristete Zielvorgabe
- kurze Entscheidungswege
- flexible Entscheidungs- und Mitarbeiterstrukturen

„Management by doing-it": Management übernimmt, wenn erforderlich, selbst Aufgaben der anderen Hierarchien, um Zielerreichung zu verbessern oder zu beschleunigen:

- Fähigkeit zur Teamarbeit
- keine große Hierarchie
- kurze Entscheidungswege
- fachliche Kompetenz des Managements

Alle diese Formen haben eines gemeinsam. Sie sind theoretischer Natur und können in der Praxis nicht in Reinkultur gelebt werden. Sinnvoll ist es dennoch, sich mit diesen zu beschäftigen, denn sie geben Anhaltspunkte, worauf ein guter Manager achten sollte.

Ein Kernproblem, in der Praxis ein effektives OP-Management aufzubauen, liegt nämlich darin, dass OP-Manager oder gerade OP-Koordinatoren oft nicht in der Lage sind, Aufgabenstellungen klar zu definieren (Management by Objektives), diese strukturiert bzw. konsequent zu delegieren (Management by Delegation) und zu erkennen, wann sie aufgrund mangelnder Zielerreichungsgrade (Management by Exception) mit der erforderlichen Sachkompetenz eingreifen müssen. Sie neigen dazu, alle Aufgaben an sich zu ziehen, sich dadurch permanent zu überfordern und letztlich sehr viel, aber nichts optimal zu leisten.

Hiermit einher geht auch das im OP-Bereich ausgeprägte „Management by doing it", das meistens in der (falschen) Form verstanden wird, überall dort als OP-Leitung „einzuspringen", wo Engpässe auftauchen und sogenannte Lücken zu stopfen. Dies hat nicht nur die fatale Folge, dass Ausstattungs- oder Organisationsdefizite auf Dauer manifestiert werden (es gibt ja immer jemanden, der „seinen Kopf hinhält“), sondern auch, dass Management-Aufgaben von allen Beteiligten nicht mehr als solche anerkannt werden (nach dem Motto: „Wenn OP-Manager oder ein OP-Koordinator in der Lage ist, den ganzen Tag bspw. als Anästhesist am Narkosegerät zu stehen, und der OP-Ablauf trotzdem gesichert ist, dann kann es ja mit den vermeintlichen Management-Aufgaben nicht so weit her sein.“).

Auch bewirkt die mangelnde **Delegationsfähigkeit** oft die Demotivation fähiger Mitarbeiter, da sie nicht in die Lage versetzt werden, wirkliche Verantwortung zu übernehmen. Sie erhalten somit keine echten Erfolgs- oder Misserfolgserlebnisse und können keine Erfahrungswerte in ihr weiteres Handeln einbeziehen. Leider zeigt die Erfahrung, dass gute Mitarbeiter es nicht nötig haben, in lange demotivierenden Strukturen zu arbeiten und somit eher geneigt sind den Arbeitsplatz zu wechseln. Dies führt in nicht wenigen OP-Bereichen zu einer rapiden Verschlechterung der Mitarbeiterqualität, sondern es setzt auch eine Spirale der Qualitätsminderung in Gang, die teilweise nur schwer zu stoppen ist.

Im Rahmen des OP-Managements kann zwischen zwei personalisierten Funktionen unterschieden werden, dem OP-Manager und dem OP-Koordinator.

Der OP-Manager ist zuständig für das strategische OP-Management bspw. für

- die Kapazitätsverteilung,
- die Leistungsentwicklungsplanung,
- die Budgetierung und Überwachung,
- die Implementierung von Qualitätsmanagement-Systemen,
- die Ressourcenvergabe an Outhouse-Ärzte,
- Personalentwicklungsmaßnahmen,
- Fragen der Material- und Gerätelogistik,
- die Öffentlichkeitsarbeit und OP-bezogene Marketingaktivitäten oder
- die Steuerung und Planung der baulichen Entwicklung.

Die Kernkompetenz des OP-Managers liegt in der Bereitstellung der Struktur eines OP-Bereiches. Er wird meist hauptamtlich bestellt, was sich wiederum nur für zentrale OP-Bereiche ab 10 OP-Sälen lohnt.

Der OP-Koordinator ist zuständig für das operative OP-Management, also bspw. für

- die OP-Planung und Kontingenteinhaltung,
- das Patienten-Management,
- die OP-Steuerung und die Notfallintegration,
- die Personaleinsatzplanung,
- die Material- und Gerätebereitstellung,
- Datenerfassung und -aufbereitung,
- Fort- und Weiterbildung der Funktionspflege oder
- das Schnittstellen-Management für OP-externe Einheiten.

Die Kernkompetenz des OP-Koordinators liegt in der Steuerung der Prozesse eines OP-Bereiches. Dieser wird meist aus den Reihen der Funktionspflege bestellt. Er kann – je nach Größe des OP-Bereiches – hauptamtlich oder anteilig diese Funktion wahrnehmen.

In Krankenhäusern mittlerer Größe werden oft die Aufgaben des OP-Managers und des OP-Koordinators in einer Person wahrgenommen, wobei die jeweiligen Amtsinhaber im Vorfeld mit den Krankenhausleitungen eine prozentuale Aufwandsverteilung (z. B. 30 % OP-Manager, 70 % OP-Koordinator) abklären sollten, um gerade für die eher strategischen Aufgaben des OP-Managers auch einforderbare Kapazitäten zu haben und nicht nur vom Alltagsgeschäft eingenommen zu werden.

Erfahrungsgemäß benötigt jede OP-Einheit zumindest einen OP-Koordinator, wobei in kleineren Einheiten dieser nebenamtlich eingesetzt werden kann. Bei OP-Einheiten, die mehr als 6 OP-Säle umfassen, lohnt sich i. d. R. schon ein hauptamtlicher OP-Koordinator, bei Einheiten über 8 OP-Sälen sollte über die Implementation der Funktion eines OP-Managers (zumindest anteilig) nachgedacht werden.

In Kenntnis veränderter Krankenhausstrukturen ist zu erwarten, dass sich der klassische OP-Manager zum Funktionsbereichs-Manager entwickeln wird, da Leistungsbereiche wie bspw. Intensivstationen, Notfall-Ambulanzen, die Radiologie oder andere Funktionsabteilungen letztlich nur in enger Abstimmung mit dem OP-Bereich effizient geführt werden können. Zusammengefasst bilden diese Bereiche die perioperativen Prozesse ab, von denen der OP-Bereich stark abhängig ist.

Neben den perioperativen Prozessen spielen für das OP-Management noch die sogenannten Unterstützungsprozesse eine gewichtige Rolle. Gemeint sind hierbei Prozesse – wie die Materialwirtschaft oder die ZSVA –, die einen unmittelbaren Einfluss auf die OP-Organisation haben, die aber wiederum vom OP-Management nicht gesteuert werden können. Funktioniert bspw. die Versorgung mit Sterilgütern nicht zeitnah oder qualitativ ausreichend, kann dieses einen negativen Einfluss auf die Ablauforganisation im OP-Bereich haben.

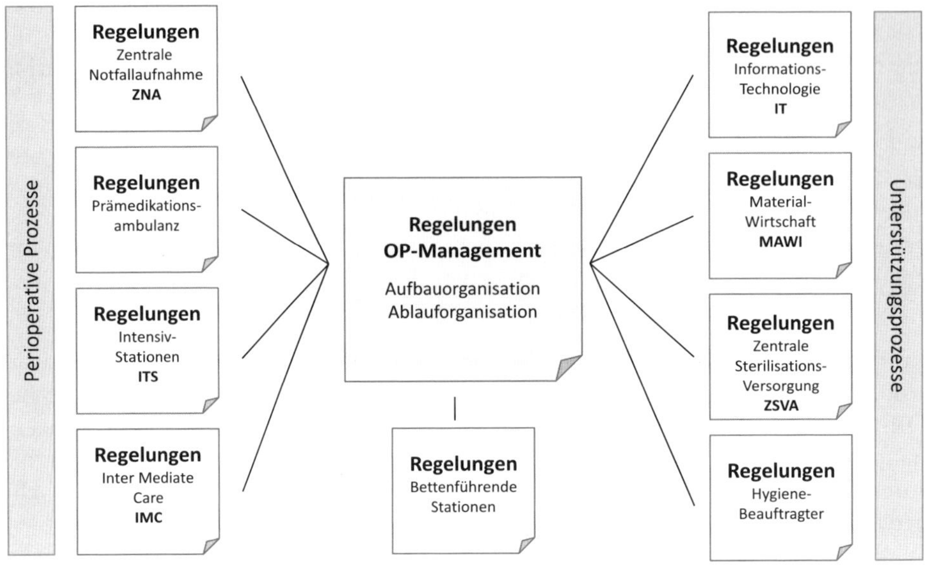

Abb. 1: Einbettung des OP-Managements in perioperative und unterstützende Prozesse

Als „not least" sei noch auf eine Besonderheit des Managementbegriffs im OP-Bereich hingewiesen. Das OP-Management kann als direkter Dienstleister für alle den OP-Bereich nutzenden Berufsgruppen und als indirekter Dienstleister für die Krankenhausführung bezeichnet werden. Dies bedeutet, dass das OP-Management die notwendigen personellen und materiellen Ressourcen zur Durchführung der angeforderten Operationen für alle den OP-Bereich nutzenden Kliniken nur steuert, aber letztlich sowohl quantitativ als auch qualitativ nicht beeinflussen kann.

Bei näherem Hinsehen ist das OP-Management aber kein klassischer Dienstleister, weil es die vorzuhaltenden Ressourcen nicht selbstständig einfordert, sondern diese Ressourcen von der Krankenhausführung bestimmt werden. Somit ist das OP-Management ein „Zwangsdienstleister", dessen Aufgabe es ist, die vorgegebenen – meist knappen – Ressourcen so einzusetzen, dass dauerhaft ein Maximum an Operationen durchgeführt werden kann.

Dies bedeutet, dass der OP-Manager auch mit eventuell qualitativ schlechten Ressourcen arbeiten muss, wobei hierauf bei der Ergebnis- bzw. Effektivitätsbewertung des OP-Managements i. d. R. keine Rücksicht genommen wird – ein Konflikt, den jeder OP-Manager kennt.

3 Die Gründe für ein OP-Management

Unbestritten ist, dass ein effizientes OP-Management im Krankenhaus benötigt wird. Dass die Qualität eines solchen OP-Managements aber auf Dauer nicht nur Auswirkungen auf das direkte, originäre OP-Geschehen hat, sondern auch auf die gesamte Leistungskette einer Mehrzahl der Krankenhausleistungen, wird immer mehr in dem Maße deutlich, wie der **Kosten- und Qualitätsdruck** auf die einzelnen Krankenhäuser steigt und Einsparpotenziale gesucht werden.

Die Notwendigkeit einer selbstkritischen Analyse der internen und externen OP-Organisation, sowie die Schaffung neuer Organisationsformen und deren Durchsetzung ergibt sich – neben dem direkten Kostendruck – nicht nur aus dem Zwang, die stationäre Verweildauer des Patienten weiter abzubauen, was für das Krankenhaus bedeutet, Patientenzahlen erhöhen zu müssen, um den Auslastungsanforderungen der Kostenträger weiter zu genügen. Sie ist auch abzuleiten aus der teilweise generellen Infragestellung von Krankenhaus- und OP-Leistungen, aus geplanten Standardisierungsvorhaben in den Bereichen Leistungsprozess und Kosten-/Nutzenrelationen, sowie dem Auftauchen **krankenhausexterner Leistungsanbieter**, die gepaart mit einer nicht näher auszuführenden „Rosinenpickermentalität“ in Konkurrenz zum Krankenhaus um den Patienten treten.

3.1 Die Veränderung der Krankenhausfinanzierung und knappe Ressourcen

Ohne auf die in einer ständigen Veränderung begriffenen Gesetze und Verordnungen unserer Zeit eingehen zu wollen oder zu können, lässt sich jedoch eine klare Tendenz in der Finanzierung der Krankenhausleistung und somit der OP-Leistung feststellen. Der Gesetzgeber und somit auch die Kostenträger (z. B. Krankenkassen) haben sich von der klassischen Kostenrechnung (Kostenstellenrechnung/Kostenartenrechnung) zu verabschiedet, und setzen verstärkt und letztendlich fast ausschließlich auf die sogenannte **Kostenträgerrechnung**. Dies bedeutet, dass alle Kosten zu einer vordefinierten Leistung (ab 2004 G-DRGs genannt) zu dokumentieren sind und diese Leistungskosten dann – je nach der Kostenstruktur eines Krankenhauses – ganz oder in Teilen vergütet werden. Es ist also mehr denn je für das Krankenhaus wichtig zu wissen, welche Kosten für eine gesamte Behandlungsleistung entstehen, sowie daraus ableiten zu können, was die teure Teilleistung der Operation tatsächlich kostet und welche **direkten Kosten** und welche **indirekten** Kosten hierfür anzusetzen sind.

Diese anzusetzenden Kosten können jedoch dann nicht (wie im freien Wettbewerb möglich) in Form eines Preises (Kosten der Leistungserstellung + gewünschter Gewinn) dem Patienten abgerechnet werden, sondern sie werden mittels vorgegebener Erlöse abgegolten. Die erzielbaren Erlöse wiederum werden periodenbezogen

(i. d. R. jährlich) neu festgelegt und anhand in Krankenhäusern erhobener, repräsentativer Kostendaten kalkuliert. Liegen die Kosten einer Krankenhaus- oder OP-Leistung unter dem vorgegebenen Erlös (**positiver Deckungsbeitrag**), macht das Krankenhaus einen Gewinn, den es teilweise behalten darf. Liegen die Kosten über dem vorgegebenen Erlös (**negativer Deckungsbeitrag**), erwirtschaftet das Krankenhaus Verluste, die es größtenteils selbst tragen muss.

Das Problem dieser Finanzierungsform ist, dass die vorgegebenen Erlöse einer Leistung oder die Möglichkeit der Beteiligung an den Kosten durch die Kostenträger bei dem derzeitigen Versicherungssystem stark davon beeinflusst wird, welche Beitragszahlungen von den Versicherten eingezahlt werden. In Zeiten hoher Arbeitslosigkeit und minimaler Wachstumsraten gehen die Beitragszahlungen naturgemäß zurück. Da eine Wende zur echten Vollbeschäftigung nicht in Sicht ist, muss davon ausgegangen werden, dass die vorgegebenen Erlöse eher sinken werden und sich somit der Kostendruck gerade auch auf den OP-Bereich weiter erhöht. Eine weitere Folge könnte sein, dass Patienten für Operationen verstärkt **Zuzahlungen** leisten müssen oder unter speziellen Voraussetzungen (Diagnose, Alter, Lebenswandel etc.) diese sogar gänzlich aus eigenen Mitteln zu bestreiten haben, wobei dieser Patient seine Entscheidung zur Operation dann verstärkt von der Qualität und den tatsächlichen Kosten der Leistung abhängig machen dürfte.

Unabhängig aller Prognosen steht aber außer Zweifel, dass die Anforderungen an ein OP-Management verstärkt darin bestehen werden, **Kostentransparenz** des OP-Geschehens zu schaffen und zu erkennen,

- welche Kosten für welche Leistung entstehen,
- welche Einsparpotenziale bei welchen Leistungen möglich sind,
- welche Leistungen sich aus monetärer Sicht lohnen oder nicht lohnen und
- wie die Kosten einer OP-Leistung in die Gesamtkosten der Krankenhausleistung einzuordnen sind.

In Budgetverhandlungen heute wird beispielsweise immer deutlicher, dass es die Kostenträger überhaupt nicht mehr interessiert, in welchem Maße die OP-Säle eines Krankenhauses ausgelastet sind, sie vergüten die Leistungen, die dort erbracht werden. Das **Auslastungsinteresse** liegt bei den Krankenhäusern selbst. Je besser ein OP-Saal oder eine zentrale OP-Einheit ausgelastet ist, desto geringer sind die Kosten der einzelnen Operation, desto mehr Möglichkeit besteht, einen positiven Deckungsbeitrag pro Operation zu erreichen. Ähnliches gilt für die **Personalbedarfsplanung**.

3.1.1 Auswirkungen der DRGs auf die OP-Organisation

DRG steht als Abkürzung für Diagnosis Related Groups und bedeutet nichts anderes, als dass Behandlungen aufgrund unterschiedlichster patientenbezogener

Parameter wie Diagnosen, Therapien, Alter, Entlassungsart etc. einer Katalog-DRG zugeordnet werden.

Die Grundstruktur der DRG-Abrechnung ist letztlich für bundesdeutsche Krankenhäuser – gerade auch für den OP-Bereich – nichts Neues. Bereits mit der Einführung der **Sonderentgelte und Fallpauschalen** wurde 1996 ein Teil (zwischen ca. 21 % und 26 % der Krankenhausbudgets) über pauschalierte Entgelte abgerechnet, wobei es sich i. d. R. um Operationen oder Prozeduren handelte. Da diese aber letztlich nur auf der **Hauptdiagnose (nach ICD-10)** und **dem leitenden Eingriff (nach OPS-301)** als Eingruppierungsgrundlage basierten, war eine differenzierte Vergütung von Leistungen je nach Schweregraden der Erkrankungen nicht möglich. Auch konnten gerade internistische, stark inhomogene Leistungen nicht gruppiert werden, was dieses System für eine flächendeckende Vergütung (also z. B. auch für internistische Fälle) unbrauchbar machte.

Das Wesen der jetzt eingeführten DRGs hingegen ist wesentlich detaillierter. Neben der Hauptdiagnose und dem leitenden Eingriff werden nun mit **Nebendiagnosen**, weiteren Eingriffen und **Prozeduren,** dem Alter des Patienten, der Entlassungsart etc. eine Menge weiterer patientenbezogener Parameter pro Fall erhoben, aus denen dann im DRG-System mit Hilfe eines sogenannten Groupers ein **ökonomischer Schweregrad** des Falles generiert wird. Dieser ökonomische Schweregrad wiederum wird dann mit einem **Basisfallwert** (durchschnittlicher Fallwert) multipliziert und ergibt den Gesamterlös eines Falles.

Wie die einzelnen Fälle zu verschlüsseln sind, ist in den sogenannten **Kodierrichtlinien** festgelegt sowie auch die Definitionen, was eine Hauptdiagnose oder eine Prozedur ist. Aktuell ist dort bspw. zum Begriff der signifikanten Prozedur (also auch die Operation) folgendes festgelegt:

„Alle signifikanten Prozeduren, die vom Zeitpunkt der Aufnahme bis zum Zeitpunkt der Entlassung vorgenommen wurden und im OPS-301 abbildbar sind, sind zu kodieren. Dieses schließt diagnostische, therapeutische und pflegerische Prozeduren ein.

*Die Definition einer **signifikanten Prozedur** ist, dass sie entweder*

- *chirurgischer Natur ist,*
- *ein Eingriffsrisiko birgt,*
- *ein Anästhesierisiko birgt oder*
- *Spezialeinrichtungen oder Geräte oder spezielle Ausbildung*
- *erfordert“.*

Der Begriff der **Hauptdiagnose** wird wie folgt definiert:

„Die Diagnose, die nach Analyse als diejenige festgestellt wurde, die hauptsächlich für die Veranlassung des stationären Krankenhausaufenthaltes des Patienten verantwortlich ist.”

Für das OP-Management wichtig erscheinen noch die dort verankerten Definitionen von einer „Hauptprozedur", „nicht vollendeten oder unterbrochenen Prozeduren" sowie der „Wiedereröffnung eines Operationsgebietes" bzw. der sogenannten „Re-Operation".

Jede DRG ist mit einem 4-stelligen Schlüssel versehen, wobei der erste Buchstabe immer die sogenannte **MDC-Einordnung** (Major Diagnostic Category = Hauptdiagnosegruppe, Hauptkategorien des DRG-Systems) darstellt, die beiden folgenden Zahlen die Zuordnung zu einer sogenannten Basis-DRG (Grunderkrankung ohne Schweregrade) und der letzte Buchstabe den sogenannten ökonomischen Schweregrad (wie wird die DRG erlöstechnisch eingeordnet) widerspiegelt.

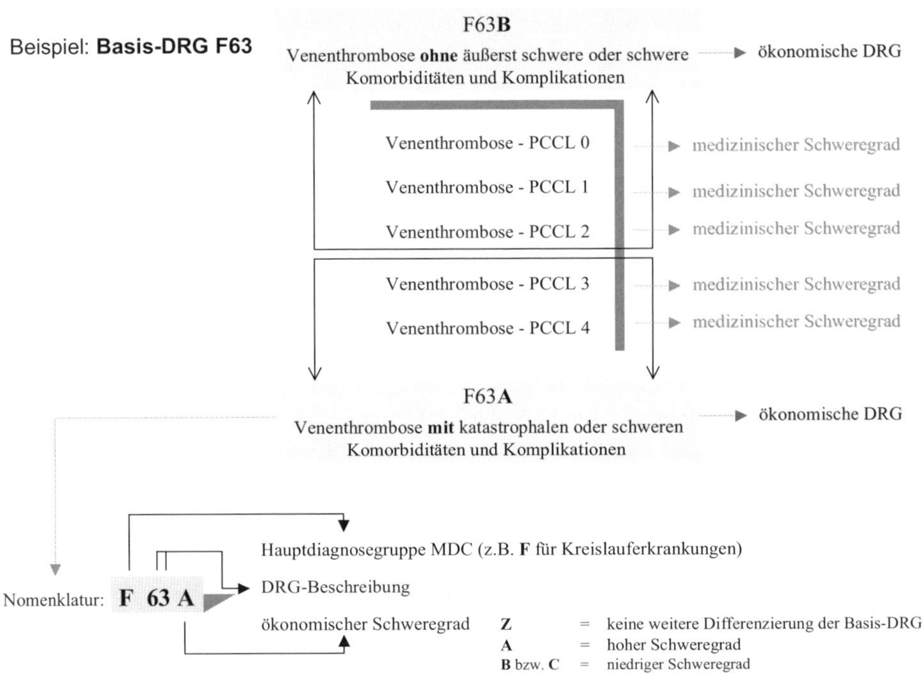

Abb. 2: Aufbau DRG

Die Liste der abrechenbaren DRGs befindet sich aktuell als **Fallpauschalenkatalog** im Anhang 1 der sogenannten FPV (Fallpauschalenvereinbarung). Alle weiteren gesetzlichen Vorgaben zur Abrechnung der DRGs sowie die von den Krankenhäusern aufzustellende und mit den Kostenträgern zu verhandelnde Aufstellung der DRGs bzw. sonstiger Entgelte (E1, E2 und E3) sind im Krankenhausentgeltgesetz (KHEntgG) zu finden. Interessant für den OP-Manager in diesem Zusammenhang ist, dass in Spalte 2 der Fallpauschalkataloge für jede DRG eine sogenannte Partition angegeben wird. Die Partition „O" steht für „chirurgische Partition mit Prozeduren" (mit Nutzung eines OP-Saales), die Partition „A" für

„andere Partition mit Prozeduren“ (ohne Nutzung des OP-Saales) und die Partition „M“ für „medizinische Partition ohne Prozeduren“. Dies bedeutet, dass für das OP-Management vorerst nur alle mit „O“ bezeichneten DRGs eine Rolle spielen und in die Betrachtungen einbezogen werden müssen.

Der oben bereits erwähnte Basisfallwert beschreibt die durchschnittlichen Kosten eines Falles, wobei in den Jahren 2003 und 2004 ein **individueller Krankenhaus-Basisfallwert** zugrunde gelegt wurde (**budgetneutrale Einführungsphase**). In den Jahren 2005 bis 2010 wurde dieser individuelle Krankenhausbasisfallwert sukzessive in einen landesweiten Basisfallwert überführt (**Konvergenzphase**) und somit werden dann Krankenhausleistungen vergleichbar vergütet. Die Einführung eines bundesrepublikweiten Basisfallwertes ist danach angedacht und soll mit dem aktuellen Referentenentwurf umgesetzt werden.

Der DRG-Kalkulation zugrunde liegen

- eine sogenannte durchschnittliche **Verweildauer** (Verweildauertage, deren Kosten durch den DRG-Erlös gedeckt werden),
- eine **untere Grenzverweildauer** und
- eine **obere Grenzverweildauer**.

Die Vorgabe einer kalkulierten durchschnittlichen Verweildauer pro Fall hat bereits heute deutliche Auswirkungen auf den OP-Bereich. Aktuell liegt die durchschnittliche Verweildauer eines Patienten knapp unter 8 Tagen, wobei die Verweildauer der operierten Patienten bereits heute deutlich darunter liegen dürfte. Experten rechnen letztlich mit einer durchschnittlichen Verweildauer von ca. 6,4 Tagen am Ende der Verweildauerspirale. Der Effekt ist, dass ein Krankenhaus eine permanente Verweildauerkürzung nur mit zusätzlichen Fällen oder dem Abbau von Kapazitäten kompensieren kann. Unschwer vorauszusagen ist, dass Anforderungen an Kapazitätskürzungen auch stark die OP-Kapazitäten betreffen können und werden, wenn diese nicht anderweitig, z. B. durch Vermietung an externe Leistungsanbieter, aufgefangen werden.

Zusätzliche Auswirkungen der DRGs auf den OP-Bereich werden die vordefinierten Grenzverweildauern der einzelnen DRGs haben. Im Rahmen der unteren Grenzverweildauer (UGW, Spalte 7 des Fallpauschalkataloges) erhält das Krankenhaus Abschläge auf die Fallvergütung, wenn es einen Patienten vor Erreichen dieser Verweildauer entlässt. Bei Überschreitung der oberen Grenzverweildauer (OGW Spalte 9 des Fallpauschalkataloges) eines Patienten erhält das Krankenhaus **tagesbezogene Zuschläge** auf die Vergütung des Falles. Gerade die OGW ist bei der Diskussion der Auswirkungen des verkürzten stationären Sektors auf den ambulanten Sektor von besonderer Bedeutung, da das Krankenhaus im Rahmen der Wiederaufnahmeregelung für den Patienten keine zusätzliche Vergütung erhält, der innerhalb des OGW-Rahmens mit derselben Diagnose oder DRG, bzw. innerhalb von 30 Tagen unter Berücksichtigung weiterer Prüfungskriterien erneut stationär aufgenommen werden muss.

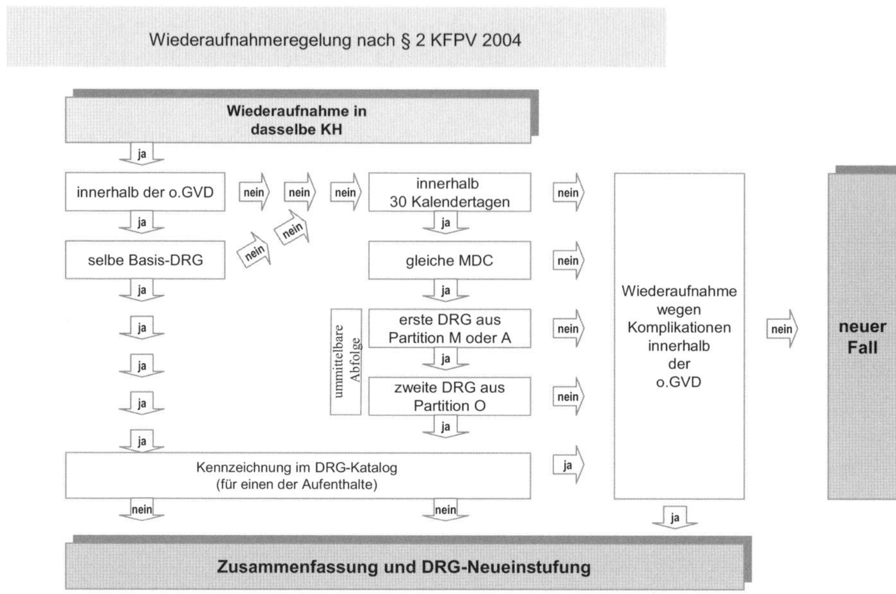

Abb. 3: Wiederaufnahmeregelung

Da diese Aufnahme aber wiederum i. d. R. von einem vorgeschalteten Leistungserbringer (z. B. niedergelassener Arzt) veranlasst werden muss, wird hier von dem sogenannten (kostenintensiven) **Drehtüreffekt** gesprochen.

Um den für das Krankenhaus schwer kalkulierbaren und kostenintensiven Drehtüreffekt zu vermeiden, ist dieses im DRG-Zeitalter mehr denn je auf zuverlässige, **nachsorgende Partner** angewiesen. Gerade der OP-Bereich spielt hier eine zentrale Rolle, denn die Qualität einer Operation entscheidet nicht zuletzt darüber, inwieweit der Patient in die Risikogruppe der „Wiedereingewiesen" zu zählen ist. Auch ist es für die Leistungserbringer im OP wichtig zu wissen, von welcher nachsorgenden Einrichtung (gerade im ambulanten Bereich) der Patient nach der Operation betreut werden wird, um den Behandlungsprozess optimal aufeinander abstimmen zu können und eine Wiedereinweisung, die letztlich auch das Budget des OP-Bereiches belastet, zu vermeiden.

Die vom Gesetzgeber geforderte und auch notwendige ständige Weiterentwicklung des G-DRG-Systems schafft für die Krankenhäuser aktuell und wahrscheinlich dauerhaft eine hohe **Erlösunsicherheit**. Hervorgerufen wird diese primär durch die Frage, wie sich der Basisfallwert über alle DRGs und die ökonomischen Schweregrade (ausgedrückt durch das sogenannte **Relativgewicht**) einzelner DRGs entwickeln werden. Diese Erlösunsicherheit wird sich auch auf den OP-Bereich übertragen und eine mittelfristig stabile Kalkulationsgrundlage von Operationen vorerst verhindern.

Ein auf ein bestimmtes **Leistungsspektrum** spezialisierter OP-Bereich kann durch eine – am grünen Tisch verfügte – Veränderung des Basisfallwertes generell oder durch eine Veränderung der Relativgewichte für seinen Spezialisierungsbereich quasi über Nacht in enorme Erlösprobleme kommen. Gründe hierfür liegen primär in der geringen Flexibilität des Nachfragemarktes (das Krankenhaus hat ein Leistungsimage bei den Patienten, so dass Leistungsangebote nicht einfach über Nacht verändert werden können) und in einer gewissen Spezialisierungsphase, die man Krankenhäusern und eben auch OP-Anbietern einräumen muss, um einer veränderten Leistungsanforderung nachkommen, bzw. ein verändertes Leistungsangebot präsentieren zu können.

Der Krankenhausmanager bzw. die ärztlichen und pflegerischen Leitungen werden – als eine Art **Produktmanager** – demnach zukünftig verstärkt solche Behandlungen anbieten müssen, die nicht nur von den Patienten auch nachgefragt werden, sondern deren Erlöse auch dauerhaft zu einem positiven Deckungsbeitrag des Krankenhauses beitragen. Auch bei diesen Überlegungen spielt der OP-Bereich eine tragende Rolle, denn das Produkt „Behandlungsprozess“ wird im klassischen Krankenhaus in weiten Teilen stark von der Dienstleistung „Operation“ bestimmt. Für den OP-Manager ergibt sich hieraus die Anforderung, sich aktiv an der Findung oder dem Ausbau zukunftsfähiger (OP-relevanter) Leistungsspektren zu beteiligen bzw. die Beteiligung hieran einzufordern, um somit zeitnah meist vor konkurrierenden OP-Einheiten – die benötigten Abläufe und Ressourcen für die Umsetzung zur Verfügung zu stellen.

3.1.2 Ambulantes Operieren/stationsersetzende Eingriffe

Die im Rahmen des **ambulanten Operierens** nach § 115b SGB V gehegte Hoffnung des Gesetzgebers, dass viele stationäre Operationen in den ambulanten Sektor verschoben werden, haben sich noch nicht voll erfüllt. Dies mag zum einen natürlich daran liegen, dass die Vergütung des ambulanten Operierens für Krankenhäuser nicht lukrativ war (und auch heute meist nicht ist). Zum anderen hatte es aber sicherlich mit dem Patientenverhalten zu tun. Die Patienten, die natürlich aufgrund unseres gesellschaftlichen Wandels verstärkt aus der Gruppe der älteren oder alleinstehenden Personen kommen, haben die Form der totalen ambulanten Operation (am gleichen Tag Aufnahme und Entlassung) nicht richtig angenommen und bleiben lieber – auch aus Angst um eine adäquate Nachsorge – noch etwas länger „im Schutz“ des Krankenhauses.

Dennoch ist damit zu rechnen, dass sich die Anzahl der ambulanten Operationen künftig stark erhöhen wird. Ambulante Operationen sind für das Krankenhaus (noch) nicht DRG-relevant und bieten somit die Möglichkeit budgetexterner Erlöse. Auch werden der medizinische Fortschritt und eine verbesserte **ambulante Nachversorgungskette** diese Leistung auch für den Patienten attraktiver machen. Letztendlich wird aber der ersten Schub durch die sogenannten **stationsersetzen-**

den Eingriffe ausgelöst, eine inzwischen verabschiedete Liste mit Operationen, die zwingend ambulant erbracht werden müssen. Schätzungen besagen, dass dadurch zukünftig zwischen 18 % und 25 % der stationären Operationen in den ambulanten Sektor wandern, wobei natürlich jeder Patient das Recht behält, eine vermeintlich ambulante Operation stationär durchführen zu lassen. Für die zusätzlich entstehenden Kosten wird er dann aber wahrscheinlich selbst aufkommen müssen.

Für den OP-Manager ist die Frage, inwieweit sein OP-Bereich zukünftig mit ambulanten Operationen frequentiert wird, natürlich von großer Bedeutung. Die ambulante OP-Welt wird – im Gegensatz zur stationären – primär dadurch geprägt, dass der Patient selbst dem OP-Bereich nur für einen kurzen Zeitraum und indirekt gar nicht zur Verfügung steht. Dies zieht i. d. R. drei wesentliche Effekte nach sich. Zum ersten müssen **prä- und postoperative Leistungen** wie z. B. Diagnostik, Prämedikation, Mitgabe notwendige Medikamenten, Schreiben einer Arbeitsunfähigkeitsbescheinigung etc. derart organisiert und erbracht werden, dass sie jeweils extrem kurz vor oder kurz nach der Operation stattfinden können. Dies erfordert

- einen höheren Organisationsgrad,
- eine stark standardisierte ärztliche und pflegerische Vorgehensweise,
- einen zusätzlichen administrativen Aufwand vor Ort und
- eine Vorrangigkeit vor etwa stationären Anforderern, die den Patienten ja in einer längeren Zeitspanne zur Verfügung haben.

Zum zweiten gilt es in dieser verdichteten Abfolge von Leistungen insofern eine **Termintreue** zu organisieren, so dass der Patient auch zu dem vorgesehenen Zeitpunkt operiert werden kann. Dies ist nicht nur wichtig, um der Erwartungshaltung des Patienten nachzukommen, sondern auch um die verbindliche und zeitgerechte Organisation der Leistungserbringung von Zulieferern (Einbestellung, Aufnahme, Labor, Radiologie etc.) sicherzustellen, ohne die eine ambulante Operation nicht möglich ist. Notwendig hierzu ist es, die Ausprägung und Abfolge einer ambulanten Operation im Vorfeld zu kennen, eine standardisierte Abfolge des OP-Prozesses einzuhalten (z. B. Bereitstellung Instrumentarium) und Verfahrensvorgaben für eventuelle Abweichungen festzulegen.

Der dritte Aspekt beinhaltet die veränderten Anforderungen an die **Servicequalität** gegenüber Patienten, Angehörigen oder Zuweisern. Da die genannten Personengruppen nur in einem sehr kurzen Zeitraum dem Krankenhaus zur Verfügung stehen, müssen viele Informationen oder Fragen komprimiert kommuniziert werden. Die einzelne Information erhält sowohl inhaltlich, also auch von der Übermittlung (freundlich, unfreundlich) ein stärkeres Gewicht. Es besteht keine Zeit, eventuelle Defizite später zu korrigieren.

3.2 Die Zuwachsraten der Operationsleistung

Neben den Anforderungen, die sich aus der Frage der Finanzierbarkeit der Operationsleistung ergeben, werden die Krankenhäuser zunehmend mit zusätzlichen Leistungsansprüchen in qualitativer und quantitativer Form an den OP-Bereich konfrontiert. So werden in qualitativer Hinsicht

- die Zuwachsraten der Operationsleistung,
- der immer schneller wachsende medizinische Wissensfortschritt,
- ein höherer Spezialisierungsgrad,
- neue Operationstechniken und
- Qualitätsengpässe der Personalressourcen (gerade im Pflegebereich)

nicht nur die Anforderungen an die OP-Mitarbeiter verändern, neue Berufsgruppen entstehen lassen und bestehende Mitarbeiterprofile aufweichen, sondern auch die Umwandlung des OP-Saales in einen **High-Tech-Bereich** weiter vorantreiben.

Infolgedessen wird die Vernetzung unterschiedlichster Geräte und Datenträger bzw. deren Steuerung und Handhabung eine zentrale Funktion einnehmen. Das bedeutet, dass der Einfluss externer Mitarbeiter (Techniker, Informatiker etc.) auf die Durchführbarkeit einer Operation steigt. Es ist gerade als wesentliche Aufgabe des OP-Managements zukünftig zu sehen, diese aufbau- und ablauforganisatorisch so zu integrieren, dass nicht zusätzliche Kapazitäten aufgebaut werden (und somit die Kosten für eine Operation ins Unermessliche steigen), sondern vorhandene Kapazitäten umgeschichtet werden. Hierzu gehört auch das Wissen, welche Anschaffung von welchen Geräten welchen Nutzen bringt, und welche Auswirkung diese Bereitstellung auf die Mitarbeiter und deren Anforderungsprofil hat. Interessant ist übrigens, dass viele technische Neuerungen eine (oft negative) Auswirkung auf notwendige Personalressourcen haben. So dauern nicht selten hochtechnisierte Operationen (z. B. in Hybrid-OPs) deutlich länger und sind somit auch personalintensiver. Einen höheren Erlös für diese Operationen gibt es indes nicht.

In quantitativer Hinsicht werden Faktoren wie

- Verkürzung der **Verweildauer** (erfordert höheren Patientendurchlauf, um Auslastungsgrad zu halten),
- Konzentration der **OP-Kapazitäten** (weniger Anbieter bedeutet eine höhere Leistungsdichte der verbliebenen Anbieter),
- höhere Wertigkeit der ungenutzten OP-Saal-Minute (führt zur verstärkten betriebswirtschaftlichen Kontrolle),
- verdichtete **Informationsstruktur** innerhalb des Krankenhauses (durch schnellere Informationen kann effizienter gearbeitet werden),
- verstärktes Dienstleistungsdenken (erhöhte Anspruchshaltung von Patient oder Einweiser heute in Bezug auf Terminierung) und natürlich auch
- **unsere stark alternde Gesellschaft** (alte Menschen werden durchschnittlich häufiger operiert/OP-Aufkommen steigt)

die Anforderungen an die **Organisationsqualität** innerhalb des OP-Saales oder zwischen anderen Leistungsstellen und dem OP-Saal wesentlich erhöhen und den OP-Bereich noch mehr als bisher in den organisatorischen Mittelpunkt des Krankenhauses rücken.

Interessant in diesem Zusammenhang ist übrigens, dass nicht nur die Nachfrage nach Operationen durch älter werdende Menschen steigt, sondern auch parallel die zeitliche Beanspruchung während der Operation. So zeigen Zeitphasenvergleichen bspw. von TEP-OPs, dass zwar die zeitliche Beanspruchung während der Schnitt-Naht-Phase mit wachsendem Alter des Patienten nicht zunimmt, wohl aber die Zeiten der Narkose- und Pflegevorbereitung.

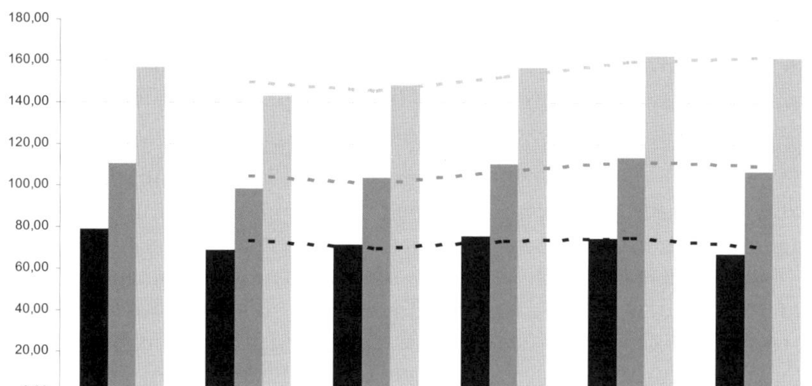

	< 41 Jahre	41 - 60 Jahre	61 - 70 Jahre	71 - 80 Jahre	81 - 90 Jahre	> 90 Jahre
S-/N-Minuten	78,84	68,78	71,74	75,84	74,73	67,23
Arzt-Rüst-Minuten	110,56	98,62	103,80	110,72	113,61	106,69
Pflege-Rüst-Minuten	156,80	143,25	148,64	156,90	162,65	161,69

Abb. 4: OP-Zeiten in Abhängigkeit der Altersstruktur: Beispiel TEP 5-820.0 (OPS-310)

Quelle: Eigene Auswertung B.I.K Grundlage 1667 Datensätze, 2001.

Steigende OP-Zahlen und die Wertigkeit einer Operation haben viele Krankenhäuser beispielsweise folgerichtig dazu veranlasst, Patienten nicht mehr primär nach der vorhandenen Bettenkapazität auf der Station einzubestellen, sondern nach der aktuell vorhandenen Kapazität des OP-Bereiches.

3.3 Die Qualitätsanforderung und -kontrolle

Die in den Vorgaben der neueren Gesetzgebung verankerten Maßgaben zur **Qualitätssicherung** (z. B. § 137 SGB V) der stationären und ambulanten Krankenhausleistungen sind der Anfang des Versuches, einen messbaren Gegenpol zu der Kostenbewertung einer Leistung darzustellen. Dies ist sinnvoll und wird beispielsweise daran deutlich, dass eine Operation als Leistung kostengünstig erbracht werden kann. Wenn aber die Qualität dieser Leistung schlecht ist und der Patient dadurch einer weiteren Operation oder eines verlängerten Krankenhausaufenthaltes bedarf, wird i. d. R. die Gesamtleistung am Patienten kostenintensiver als bei einer vergleichsweise teureren Operation mit guter Qualität.

Leider fordert die große Politik heute von uns, hinsichtlich des Verhältnisses der Qualität zu den Kosten einer OP-Leistung, die Kosten zu senken und parallel die Qualität zu steigern. Dies aber widerspricht in elementarer Weise dem **ökonomischen Prinzip**, welches besagt, dass wir bei der Veränderung einer Variablen (z. B. Kosten), eine Konstante benötigen, um Erfolge messbar zu machen und auf konkrete Maßnahmen zurückführen zu können. Somit kann hinsichtlich der Qualitätsanforderung und -kontrolle an die Operationsleistung nur gelten: Steigerung der Qualität bei gleichen Kosten oder Senkung der Kosten bei gleicher Qualität, wobei aktuell die Bewertung der Kosten wesentlich einfacher ist als die Bewertung und Definition des Begriffes „Qualität".

Grundsätzlich ist der Begriff der Qualität gerade in Bezug auf die Operationsleistung eine sehr subjektive Größe, die stark geprägt wird vom Blickwinkel des jeweiligen Betrachters. Nach ISO 9000 2000 definiert als „Grad, in dem ein Satz inhärenter Merkmale Anforderungen erfüllt" ist der Erreichungsgrad von Qualität natürlich stark abhängig von demjenigen, der diese Qualität misst.

Eine hochkomplizierte Operation kann aus Sicht des Operateurs mit einer hohen Qualität belegt werden, weil diese technisch gelungen ist. Der Patient aber, der über Wochen noch starke Schmerzen erleiden muss, empfindet eine schlechtere Qualität, weil sein Nachbar nach einer ähnlichen Operation wesentlich schneller schmerzfrei war.

Die Frage wiederum, warum sein Nachbar wesentlich schneller schmerzfrei war, muss nicht unbedingt in Zusammenhang mit der Qualität der direkten Operation stehen, sondern kann auch beeinflusst sein durch die Qualität der postoperativen Stationspflege oder die Leistungsfähigkeit beispielsweise einer physiotherapeutischen Abteilung.

Neben der schwierigen Abgrenzung zwischen subjektiven und objektiven OP-bereichsinternen **Qualitätsmerkmalen** muss auch unterschieden werden zwischen

- der Gesamtleistungsqualität der OP-Leistung (in den Bereichen Struktur-, Prozess- und Ergebnisqualität),
- der Bereichsleistungsqualität der OP-Leistung (für die Leistungsbereiche Operation, Narkose, OP-Pflege),
- der Prozessleistungsqualität der OP-Indikation (Diagnostik, Operation, Pflege) und letztlich auch
- der „Wiedereingliederungsqualität" (mittel-/langfristige Stabilität der operativen Maßnahme).

Letztere wiederum fragt eher nach dem – vom einzelnen Krankenhaus kaum zu überschauenden – Aspekt des volkswirtschaftlichen Nutzens (Anzahl der Krankenhausaufenthalte, Tage des Arbeitsausfalles, Leistungsfähigkeit am Arbeitsplatz etc.).

Beim Versuch, die **Gesamtleistungsqualität** einer Operation zu objektivieren, spielt sicher nicht nur die enge, direkt medizinische Qualität eine große Rolle, sondern es sollten – und dies wird bei den derzeitigen externen Vorgaben zur Qualitätssicherung meist übersehen – eine Reihe von zusätzlichen Bewertungsparametern abgefragt werden, die sich in folgende Bereiche unterteilen lassen:

- **Verfahrensqualität** (wie beispielsweise):
  - Organisationsmanagement
  - Methoden
  - Abläufe
  - Anweisungsstruktur
  - Kontrollverfahren
  - Darstellungsmöglichkeiten
- **Technische Qualität** (wie beispielsweise):
  - Instrumentarien
  - Geräte
  - Materialeinsatz
  - Messeinrichtungen
  - Arbeitsplatzausstattung
  - Datenverfügbarkeit
- **Soziale Qualität** (wie beispielsweise):
  - Kenntnisse
  - Fähigkeiten
  - Führungsverhalten
  - Motivation
  - Kooperationsbereitschaft
  - Arbeitseinstellung
  - Arbeitsplatzbedingungen

Nur die Qualität dieser **Bewertungsparameter** und die Güte ihrer **Verzahnung** entscheiden über die Ergebnisqualität des OP-Leistungsprozesses.

Auch wird bei der Diskussion um die Qualität der OP-Leistung gerne übersehen, dass der Ausgangspunkt von Qualitätssicherungsmaßnahmen nicht nur bedeuten kann, Operationsleistungen in Ihren unterschiedlichsten Ausprägungen (Zeiten, Verbräuche etc.) darzustellen. Der Begriff „Qualität der OP-Leistung" – so auch der Grundansatz des **Total Quality Managements** (TQM) – stellt auch weitere Fragen nach:

- Der konsequenten **Patientenorientierung**:
  Die Definition von Qualitätsansprüchen und -veränderungen gründet sich nicht nur auf die direkte Operationsleistung, sondern auch auf die sonstigen Dienstleistungen, das Image und das Erscheinungsbild des OP-Bereiches.
- Dem **prozessorientierten Denken** und **Handeln**:
  Die Teilqualitäten eines Entstehungsprozesses müssen erkannt und gesteuert werden, um die Beteiligten in die Lage zu versetzen, das Verhältnis zwischen Ergebnis-Qualität, Ressourceneinsatz und Kosten zu beeinflussen.
- Der **Vermeidung von Fehlern**:
  Die Entdeckung von Fehlern ist nicht das Hauptziel, sondern die Prävention.
- Dem aktiven Bemühen um ständige **Qualitätsinnovationen**:
  Die Schaffung von Qualitätsverantwortlichen, Motivationsanreizen und Identifikationspotenzialen ist der Motor eines jeden Qualitätsmanagements.

3.3.1 Externe Qualitätsanforderungen und ihre Auswirkung

Das Bemühen des Gesetzgebers, der Verbände oder der Standesvertretungen, einheitliche **Qualitätsparameter** für die unterschiedlichen Operationsleistungen vorzugeben und von den Krankenhäusern abzufragen, ist sicher sinnvoll und gerade im Rahmen der propagierten Kostenträgerrechnung notwendig. Gerade in den letzten Jahren haben sich die Qualitätssicherungsanforderungen an die Krankenhäuser und somit auch an die OP-Bereich ständig weiterentwickelt, wobei die derzeitigen Aktivitäten des Gesetzgebers darauf hindeuten, dass sich die Vorgaben nochmals verschärfen werden.

Aktuell sind die Krankenhäuser bereits heute mit vordefinierten Parametern im Bereich ausgewählter Kombinationen aus ICD-10 und OPS-301 des **ambulanten Operierens** und der anästhesiologischen Leistungen konfrontiert. Sie sind mehr oder weniger konsequent dazu angehalten, vorgegebene Parameter pro Operationsleistung zu dokumentieren bzw. diese Daten zeitnah verschiedenen Auswertungsstellen zur Verfügung zu stellen. Über Sinn oder Unsinn der Aussagekraft einzelner Qualitätsparameter soll und kann in diesem Zusammenhang keine Aussage getroffen werden, da wir uns hier in einem ständigen Wandel befinden. Dennoch tauchen mittlerweile mehr und mehr Auswertungen dieser Daten in Form von Qualitätsberichten und Qualitätsvergleichen auf, deren Aussagekraft im Laufe der Jahre zunehmen dürfte.

Aktuell hat das **AQUA-Institut** die Aufgabe übertragen bekommen, unter Berücksichtigung von wissenschaftlichen Studien die Qualität, Versorgungsqualität und die Patientenzufriedenheit im Krankenhaus zu verbessern. Dieses Institut unterstützt primär den gemeinsamen Bundesausschuss (G-BA) bei der Umsetzung der gesetzlichen Qualitätssicherungsanforderungen. Die Aufgaben beziehen sich vor allem auf die Entwicklung und Etablierung von Leistungsbewertungen für stationäre Einrichtungen sowie die allgemeine Verbesserung der Versorgungsqualität und die Sicherstellung eines kontinuierlichen Dialogs zwischen den Akteuren.

Eine Ebene darunter agiert bundesweit das Institut für Qualität und Patientensicherheit **(BQS)** unter Einbeziehung der 17 **LQS** (Landesgeschäftsstellen zur Umsetzung der Qualitätssicherung nach § 137a SGB V). Das BQS-Institut befasst sich als unabhängige Einrichtung mit der Darlegung von der Versorgungsqualität im Gesundheitswesen. Es entwickelt Verfahren zur Qualitätssicherung und ist an der Entwicklung von Qualitätsindikatoren maßgeblich beteiligt. Weiter ist das BQS als Koordinator für Datenmanagement, Datentransfer und Auswertung der Daten aus QS-Verfahren nach § 137 SGB V auf Landesebene zuständig und stellt somit den Adressaten für die indirekten QS-Verfahren dar.

Im **direkten Verfahren** liefern die Krankenhäuser ihre Daten unmittelbar an das AQUA-Institut. Dies umfasst medizinische Eingriffe mit relativ geringen Fallzahlen, für die eine Betrachtung auf Landesebene nicht sinnvoll wäre. Der überwiegende Teil der Dokumentationsdaten werden im **indirekten Verfahren** bearbeitet. Hierbei übersenden die Krankenhäuser ihre Daten an die für sie zuständige Landesgeschäftsstelle für Qualitätssicherung (LQS) in dem jeweiligen Bundesland. Die Landesgeschäftsstellen sind für diese Verfahren die Hauptansprechpartner der Krankenhäuser vor Ort.

Konkrete Aufgabe des AQUA-Institutes ist bereits seit Längerem, extern vergleichende Qualitätssicherung für einzelne Leistungen im Krankenhaus zu betreiben. Unterteilt in verschiedene Fachgruppen (bestehend aus Ärzten und Pflegepersonal) wurden strukturierte Erhebungsbögen für spezielle Leistungen (meist operativer Natur) erstellt, deren Bearbeitung und Datenbereitstellung für die Krankenhäuser obligatorisch ist.

In den einzelnen Bundesländern sorgen sogenannte **Lenkungsgremien** der externen Qualitätssicherung – bestehend aus den Landeskrankenhausgesellschaften, den Landesverbänden der Krankenkassen, Landesärztekammer und Berufsorganisationen der Krankenpflegeberufe – im engen Kontakt mit den Landesgeschäftsstellen Qualitätssicherung (LQS) für die Umsetzung der gemachten Vorgaben. Sie bewerten die von den Krankenhäusern erhobenen Qualitätsdaten, geben diesen Hinweise zur Interpretation der krankenhausspezifischen Ergebnisse und unterstützen die Umsetzung im Hinblick auf qualitätsverbessernde Maßnahmen. Angedacht ist in diesem Zusammenhang auch die Einrichtung sogenannter **Anwenderforen** oder **regionaler Qualitätskonferenzen**.

Jährlich veröffentlicht das AQUA-Institut im Auftrag des G-BA den sogenannten **Qualitätsreport**, der unterteilt nach Fachgruppen (z. B. Augenheilkunde, Gefäßchirurgie etc.) Daten zu speziellen Leistungsbereichen oder Operationen (z. B. Kataraktoperationen, Hüft-Totalendoprothesen-Wechsel oder Cholezystektomien etc.) anhand von vordefinierten Qualitätszielen auswertet und interpretiert. So wurden im Jahr 2002 bspw. im Rahmen der Auswertung von TEPs bei Coxarthrose Ergebnisse für die Anteile von Operationen mit Wundinfektion oder für die Anteile von Prothesenluxation dargestellt und erläutert (ausgewertete Datensätze: 107.999/teilnehmende Krankenhäuser 1.113).

Die in dem Qualitätsbericht aufgezeigten Werte beziehen sich selbstverständlich auf die Gesamtheit aller teilnehmenden Krankenhäuser. Es ist jedoch kein Problem, das konkrete Krankenhaus an den Gesamtergebnissen zu spiegeln und hieraus **Rückschlüsse auf die Qualität** des einzelnen Krankenhauses zu ziehen. Angedacht ist seitens der Vertragsparteien, dass Krankenhäuser, die die vorgegebenen Qualitätskriterien nicht erfüllen, **direkte Sanktionen** erfahren sollen, was immer das heißen mag. In diesem Zusammenhang scheint aber eines ganz sicher: Die Kostenträger werden die vorhandenen Daten natürlich auch kennen, mit eigener Intension interpretieren und in anstehende **Budgetverhandlungen** einfließen lassen.

Bei drohenden Sanktionen für das Krankenhaus wird natürlich zuerst intern nach dem Schuldigen der Misere gesucht werden, wobei man unweigerlich auch auf den OP-Bereich stoßen muss. Der OP-Manager sollte daher die für seinen OP-Bereich relevanten Daten der externen Qualitätssicherung kennen und selbstständig den eigenen OP-Bereich in Bezug auf die Gesamtheit der Ergebnisse spiegeln, damit er keine bösen Überraschungen erlebt.

Fest steht aktuell, dass die zz. relevanten externen Anforderungen nur bedingt dazu geeignet sind, den Schweregrad einer Operation oder deren Qualität – gerade auch in Abhängigkeit zu dem vorhandenen Patientenklientel oder den individuellen, strukturellen Gegebenheiten des einzelnen Krankenhauses – annähernd zu beschreiben. Es drängt sich vielmehr der Verdacht auf, dass der primäre Zweck dieser Qualitätsabfragen darin besteht, Krankenhäuser in ihrer Leistungsfähigkeit zu vergleichen (Schlagwort **Benchmarking**) und hierüber gegebenenfalls vermeintlich leistungsschwache Anbieter von der Erbringung einzelner Leistungen oder ganzer Leistungsgruppen weiter auszuschließen. So ist derzeit konkret geplant, Krankenhäuser geringer zu vergüten, die vorgegebene (noch zu entwickelnde) Qualitätsstandards nicht erfüllen. In diesem Zusammenhang sind ebenfalls die stark gestiegenen Zertifizierungstendenzen der Krankenhäuser zu sehen, wobei es nicht abwegig erscheint, dass Krankenhäuser zukünftig nur noch dann vertragliche Beziehungen zu einzelnen Krankenkassen aufnehmen können, wenn sie deren Zertifizierungskriterien – sei es abteilungs- oder leistungsbezogen – erfüllen.

Aktuell besteht jedoch die nicht unbegründete Gefahr, dass eine Vielzahl der derzeit relevanten oder für relevant gehaltenen Qualitätsdaten in „**Datenfriedhöfen**" enden, da sie für den internen Gebrauch nicht zu gebrauchen sind und eine aussagefähige Konzeption zur externen Aufbereitung und Verwendung derzeit nicht vorliegt.

3.3.1.1 Die OP-Organisation im Rahmen von QM-Systemen

Die Notwendigkeit Qualität sichtbar zu machen und letztlich permanent zu überprüfen, führt zwangsläufig zu der Anforderung an ein Krankenhaus ein **Qualitätsmanagementsystem** einzuführen. Wichtige Fragen, wie

- welche Ziele werden mit der Einführung eines Qualitätsmanagementsystems verfolgt,
- stimmen die Ziele der Führung mit den Zielen nachgeordneter Mitarbeiter überein,
- sind die notwendigen aufbau- und ablauforganisatorischen Strukturen im Unternehmen vorhanden,
- sprechen die Mitarbeiter eine gemeinsame Sprache oder
- gibt es begründete Ängste der Einführung, die im Vorfeld abgebaut werden müssen,

müssen im Vorfeld beantwortet werden und betreffen natürlich auch den OP-Bereich. Für den OP-Manager gilt es zum einen die Mitwirkung an der Entscheidung des Krankenhauses für ein spezielles QM-System einzufordern, zum anderen aber auch die Umsetzung des Systems in seinem Bereich zu realisieren. Das bedeutet, er muss hinter dem System stehen und eine **Vorbildfunktion** in der Umsetzung ausüben.

In der Praxis werden unterschiedliche Arten des Willens zur Implementierung derartiger Systeme vorgefunden, wobei es ratsam ist, im Vorfeld der Bereitstellung von Ressourcen und der Erzeugung einer ausreichenden Mitarbeitermotivation, den Willen zu hinterfragen. Dies erleichtert das spätere Agieren ungemein und schützt vor unnötigen Frustrationen.

In der Regel lassen sich drei „Willensansätze" im Rahmen des Qualitätsmanagements seitens der Führung ausmachen:

Der erzwungene Wille: Erzwungen ist ein Wille dann, wenn er nicht der tatsächlichen Intension der Führung entspricht. Diese ist aber genötigt, einen nicht eigenen Willen in der Außenwirkung zu zeigen und – meist unglaubwürdig – zu vertreten. Grund hierfür sind oft externe Anforderungen, wie gesetzliche Regelungen, der Trägerwille oder qualitätsbezogene Absatzveränderungen. Kernproblem dieses Willens im Bereich des Qualitätsmanagements ist, dass eine Willensübertragung auf nachgeordnete Mitarbeiter nicht gelingt, eine ziel- und projektgerechte Ressourcenbereitstellung nicht gegeben ist und die Maßnahmen im Sande verlaufen, bzw. keine dauerhafte Wertigkeit haben.

Der vordergründige Wille: Vordergründig ist ein Wille dann, wenn er zwar der Intension der Führung entspricht, diese aber ein anderes als ein tatsächliches Qualitätsziel verfolgt oder sich über das zu erreichende Qualitätsziel nicht im Klaren ist. Häufig vorgefunden werden hier sogenannte Imageziele oder aber auch Ziele der Organisations- oder Personalentwicklung. Kernproblematik dieser Willensart in Bezug auf das Qualitätsmanagement ist, dass das Projekt Qualitätsmanagement nicht nachhaltig installiert, sondern nur solange am Leben gehalten wird, bis andere Ziele erreicht sind.

Der tatsächliche Wille: Tatsächlich ist ein Wille dann, wenn er von der Führung als dringend notwendig und für das Unternehmen als existenziell angesehen wird. Voraussetzung hierfür ist die intensive Auseinandersetzung mit den Zielen und deren Formulierung, die Fixierung der umsetzbaren Zielerreichungsgrade und die Bereitschaft bzw. Erkenntnis, ausreichende Ressourcen zur Umsetzung zur Verfügung zu stellen. Es ist nicht schwer auszumachen, dass es einzig der tatsächliche Wille der Führung ist, der es erlaubt, ein Qualitätsmanagement dauerhaft und wirkungsvoll in einem Unternehmen zu verankern.

Aktuell hat es den Anschein, dass in den Führungsetagen der Krankenhäuser eher der „erzwungene“ bzw. der „vordergründige“ Wille vorherrscht, was vordergründig mit den **Kosten des Qualitätsmanagements** erklärt werden kann. Auf den zweiten Blick und unter der langfristigen Nutzenbetrachtung scheint dieses Argument eher vorgeschoben und es tritt zu Tage, dass die Einführung von funktionierenden Qualitätsmanagementsystemen einhergeht mit der nachhaltigen Veränderung von Führung, Kommunikation und veränderten Strukturanforderungen. Diese Veränderungen müssen aber von der Führung aufgegriffen und gelebt werden, was dem vielerorts praktizierten Prinzip „wasch mich, aber mach mich nicht nass“ entgegensteht.

Hieraus kann ein Problem für den OP-Manager entstehen, denn die schwierige und dornenreiche **Implementierung eines QM-Systems** kann nur erfolgreich bestritten werden, wenn das OP-Management das Krankenhausmanagement in der Intension der Umsetzung hinter sich weiß. Auch kann es auch nur gelingen, wenn der OP-Manager bereit ist, auch sein eigenes Handeln im Rahmen von Audits bewerten und offen legen zu lassen.

Die **drei klassischen QM-Systeme**, die heute im Krankenhaus eine Rolle spielen und somit auch Auswirkungen auf den OP-Bereich haben sind die DIN-ISO, die KTQ und der EFQM.

3.3.1.2 Qualitätsmanagementsysteme und ihre derzeitige Entwicklung

Ein Qualitätsmanagementsystem ist prinzipiell erst einmal ein einrichtungsindividuelles Verfahren zur Bewertung und Verbesserung von Qualität (ISO-Definition: „Managementsystem zum Leiten und Lenken einer Organisation bezüglich Qualität“).

Es gibt also nicht das eine Qualitätsmanagementsystem, sondern unendlich viele in unterschiedlichster Form und Ausgestaltung.

Um ein Qualitätsmanagementsystem zu strukturieren bedient sich ein Krankenhaus i. d. R. eines **Führungsmodells,** das am „Markt" angeboten wird und primär die Aufgaben hat,

- eine Umsetzungs- und Strukturierungshilfe für das Qualitätsmanagementsystem zu geben,
- die Vollständigkeit der Qualitätsaktivitäten zu gewährleisten,
- die Überprüfbarkeit und Nachvollziehbarkeit der Qualitätsaktivitäten sicherzustellen,
- eine Vergleichbarkeit der Qualität mit vergleichbaren Einrichtungen herzustellen und
- den Erhalt einer Art „Gütesiegel" von externer Stelle zu lancieren.

In dem Maße, wie sich die Beschäftigung mit Qualität auch im Gesundheitswesen zu einem lukrativen Geschäft entwickelt hat, ist das Angebot an Führungsmodellen zur Qualitätssicherung gestiegen und wird wohl weiter anwachsen.

Als bekannteste Modelle können genannt werden:

- DIN ISO Deutsches Institut für Normung/International Standard Organisation
- EFQM European Foundation for Quality Management
- JCAHO Joint Commission on Accreditation of Healthcare Organisation (USA)
- KTQ Kooperation für Transparenz und Qualität im Gesundheitswesen
- ProCUM ProCum Cert (Teil der KTQ)
- TQM Total Quality Management

Zumindest über die wichtigsten dieser Modelle gibt es unzählige Veröffentlichungen, Fortschreibungen oder Aktualisierungen, so dass in diesem Zusammenhang auf den Aufbau und die Inhalte nicht weiter eingegangen werden kann und soll. Wichtig zu erwähnen ist jedoch, dass jedes dieser Modelle eine unterschiedliche Herkunft, und somit einen **unterschiedlichen Ansatz** hat.

Dieser Ansatz bezieht sich zum einen auf die Frage des **Marktsegments** (z. B. KTQ primär für Krankenhäuser, DIN ISO für alle Unternehmen die Güter oder Dienstleistungen produzieren), zum anderen aber auch auf die Frage der Zertifizierungsfähigkeit (z. B. ISO 9001-2000, ISO 15224 oder KTQ sind zertifizierbare Normen, ISO 9004-2000 oder EFQM sind nicht zertifizierbare Normen, haben aber deutlich mehr Nähe zum TQM).

Tendenziell am häufigsten vertreten im Krankenhaus ist sicherlich noch die DIN ISO, die zum einen die weiteste Ausprägung an notwendigen Begriffen zur Qualitätssicherung vorhält, zum anderen als noch die „einfachste Möglichkeit" gilt, schnell zu einer Zertifizierung zu gelangen. Auch können hier (im Gegensatz zur KTQ) auch einzelne Bereiche eines Krankenhauses unabhängig voneinander zertifiziert werden. Aufgrund ihres breiten Ansatzes ist die ISO in gewissem

Umfang am besten in der Lage auf bestimmte Marktveränderungen im Gesundheitswesen (Bildung von Gesundheitszentren, Zusammenschluss unterschiedlichster Anbieter etc.) zu reagieren, womit **spezialisierte Modelle** (wie KTQ) eher Probleme haben dürften. Die ISO gilt als praktikabelster Einstieg in das Thema „strukturierte Qualitätssicherung" und hat durch die Neuordnung in der ISO 15224 für das Gesundheitswesen deutlich an Attraktivität gewonnen.

Strebt ein Krankenhaus mittelfristig in die Dimensionen des TQM (was sinnvoll und notwendig ist), wird es sich zwangläufig – zumindest mit Stand heute – mit dem Modell des EFQM auseinandersetzen müssen. Dieses stellt sicherlich weit höhere Anforderungen an eine **strukturierte Qualitätssicherung** und verlangt einer Einrichtung deutlich mehr ab. Sichtbar wird dies bspw. daran, dass Einrichtungen des Gesundheitswesens, die aktuell versuchen sich des EFQMs zu bedienen, in der Spitze maximal 25 % der tatsächlich erzielbaren Punkte erreichen, was nicht gerade zur Motivation der Vorgesetzten und der Mitarbeiter beiträgt. Für den EFQM spricht auch, dass es sich hierbei um eine europäische Norm handelt, was gerade in Zeiten der beginnenden, **länderübergreifenden Nutzung** von Gesundheitseinrichtungen (deutscher Patient geht zur Hüft-Operation nach Prag, inländische Einrichtungen bewerben ausländische Patienten etc.) an Bedeutung gewinnen dürfte.

Der nachvollziehbarste und strukturierteste Ansatz für den OP-Bereich zu Qualitätsaussagen zu gelangen, ist sicherlich aktuell im Rahmen der KTQ (Kooperation für Qualität und Transparenz im Gesundheitswesen) vorzufinden, was nicht bedeuten soll, dass dies auch der beste Ansatz wäre. Die KTQ gibt für viele Bereiche des Krankenhauses – so auch für den OP-Bereich – konkrete Fragestellungen vor, deren **Erreichungs- und Durchdringungsgrad** mittels externer und interner Audits überprüft wird und letztlich zu einer Zertifizierung führen kann.

So werden unter Punkt „1.3.6 Koordinierung der Behandlung: OP-Koordination" bspw. u. a. folgende Fragestellungen aufgelistet und zur Auditierung herangezogen:

- Beschreiben Sie die geregelten Verantwortlichkeiten für die OP-Ablauforganisation?
- Wie erfolgt eine langfristige Planung elektiver Eingriffe?
- Beschreiben Sie Ihre Regelungen, wie und mit welchen Beteiligten die Erstellung des OP-Planes erfolgt?
- Welche Anweisungen/Standards gibt es zur präoperativen Vorbereitung?
- Wie werden eventuelle Notfalloperationen in der OP-Planung berücksichtigt?
- Wie ist sichergestellt, dass die erforderlichen Wechselzeiten zwischen den Eingriffen so gering wie möglich gehalten werden? oder
- Wie ist die Kooperation der Berufsgruppen bei der Vorbereitung, der Durchführung und der Nachbereitung operativer Eingriffe gewährleistet (z. B. mittels eines zwischen den Berufsgruppen abgestimmten Konzeptes zur Patientenlagerung)?

Jeder, der mit dem Thema OP-Organisation zu tun hat, kennt diese Fragestellungen und empfindet sie sicher auch als wichtigen Ansatz, die OP-Organisation nachhaltig zu verbessern. Der Vorteil für den OP-Manager, dass im Rahmen der KTQ-Zertifizierung solchen konkreten Fragestellung bereits „neutral" aufgeworfen werden, ist, dass er und die betroffenen Mitarbeiter sich nicht mehr mit der Notwendigkeit der Fragestellung auseinandersetzen müssen, sondern nur noch mit deren Beantwortung – was im Übrigen ja schon Arbeit genug ist.

Zusammenfassend kann aber die These gewagt werden, dass die **Normen** dauerhaft die größte Rolle im Markt spielen werden, die eine Qualitätsaussage eines Behandlungs- oder Betreuungsprozesses über mehrere Anbieter hinweg zulassen. Die für spezielle Marktsegmente des Gesundheitswesens entwickelten Normen wiederum dürfen kurzfristig jedoch nicht außer Acht gelassen werden, da sie einen spezialisierten Blick auf das einzelne Marktsegment zulassen und somit eine große Bedeutung für eine Einrichtung in den Bereichen Mittelzuweisung, **Marktverdrängung** oder **Marketing** erlangen können.

Prinzipiell ist davon auszugehen, dass jedes Krankenhaus über kurz oder lang seinen **Marktwert** mit Hilfe einer **Zertifikation** festigen wird. Wenn man davon ausgeht, dass dieser Zertifikation ein strukturiertes QM-System zu Grunde liegt, ist der OP-Manager gut beraten, die QM-Absichten der Krankenhausführung zu kennen und alle Reorganisationsmaßnahmen bezüglich der Aufbau- bzw. Ablauforganisation (z. B. Verfahrensanweisungen, Arbeitsanweisungen etc.) so zu gestalten, dass sie jederzeit und ohne viel Aufwand in das gängige bzw. zukünftige QM-System (speziell in das Qualitätsmanagement-Handbuch) integriert werden können.

3.3.1.3 Die OP-Leistung im Rahmen externer Qualitätsberichte

Mit dem Jahr 2005 sind alle Krankenhäuser (nach § 137 Abs. 1 S. 3 Nr. 6 SGB V) verpflichtet im Abstand von 2 Jahren bzw. aktuell jährlich einen **strukturierten Qualitätsbericht** zu veröffentlichen, wobei diese Veröffentlichung im Internet stattfinden muss. Zu Aufbau und Struktur dieses Qualitätsberichtes gibt es genaue Vorgaben, an die sich ein Krankenhaus halten muss. Demnach gibt der Bericht einen Überblick über

- die Leistungs- und Strukturdaten eines Krankenhauses,
- die Beteiligung an der externen Qualitätssicherung,
- die Umsetzung der Mindestmengenvereinbarung sowie
- die Qualitätspolitik und sonstige interne Qualitätssicherungsmaßnahmen

des Berichtstellers. Adressat dieser Berichte sind neben den Krankenkassen natürlich auch die Patienten und einweisenden Ärzte. Sinn ist es, diesen bei der Entscheidungsfindung für ein Krankenhaus (z. B. bei elektiven Eingriffen) zu unterstützen oder alternative Angebote herauszusuchen.

Nun scheint die Aussagekraft der bereits vorliegenden Qualitätsberichte bezüglich der tatsächlichen Qualität der Arbeit vor Ort vordergründig sehr begrenzt und nicht unbedingt erhellend. Beim zweiten Blick lassen sich aber gerade im Bereich der Leistungs- und Strukturdaten doch Rückschlüsse ziehen, die auch einen OP-Bereich transparenter machen. Beispielsweise werden Tabellen aufgeführt mit den häufigsten Operationen, es werden Aussagen getroffen zu dem **Qualifikationsgrad der Pflegemitarbeiter** oder die Vorhaltung spezieller Gerätschaften oder Verfahren. Schon tauchen im Internet Anbieter auf, die dem Patienten den Einblick in die Qualitätsberichte der Krankenhäuser einer bestimmten Region geben oder herausfiltern, wer die meisten Operationen von einem bestimmten OP-Typ in der Region macht.

Der OP-Manager ist somit gehalten, den Qualitätsbericht seines Krankenhauses mitzugestalten und diesen soweit – in Bezug auf den OP-Bereich – zu kennen, dass er eventuell negativ oder falsch interpretierbaren Aussagen des Berichtes offensiv begegnen kann. Auch wäre es überlegenswert, im Rahmen des Qualitätsgesamtberichts eines Krankenhauses eventuell einen OP-Qualitätsbericht zu kreieren und diesen ebenso zu veröffentlichen.

3.3.1.4 Mindestmengen im Rahmen qualitätssichernder Maßnahmen

Der Gesetzgeber geht davon aus, dass es Leistungen (und dies betrifft aktuell in der Hauptsache Operationen) im Krankenhaus gibt, bei denen die Qualität des Behandlungsergebnisses in besonderem Maße von der Menge der erbrachten Leistungen abhängig ist. Aus diesem Grund haben sich die Selbstverwaltungsparteien auf eine **Vereinbarung über Mindestmengen** bei **planbaren Leistungen** geeinigt. Diese werden in einen Katalog mit der jeweilig zu überschreitenden Menge aufgelistet und sind für die Krankenhäuser bindend. 2004 wurde mit der Katalogerstellung begonnen, wobei dieser neben 5 Leistungen (Nieren- und Lebertransplantation, Stammzellentransplantation, komplexe Eingriffe an der Speiseröhre oder Bauchspeicheldrüse) bspw. auch die häufige Operation Knie-TEP umfasst.

Ziel der **Mindestmengenvorgabe** ist die Gewährleistung einer **angemessenen Versorgungsqualität** sowie der Verbesserung des **Versorgungsniveaus.** Auch sollen Leistungsbereiche mit Potenzialen zur Verbesserung der Qualität der medizinischen Versorgung ermittelt werden, die im besonderen Maße von der erbrachten Leistungsmenge abhängen. Ziel ist es weiter, Leistungsbereiche mit Qualitätsdefiziten in besonderer Abhängigkeit von der erbrachten Leistungsmenge systematisch zu identifizieren, die für die Mindestmengen erforderlich sind.

Der vorhandene Katalog wird jährlich angepasst, wobei ausdrücklich darauf geachtet werden soll, dass bei Umsetzung der Mindestmenge die flächendeckende Versorgung der Bevölkerung gewährleistet sein muss. Zum Beispiel ist dafür Sorge zu tragen, dass im Rahmen der Transplantationschirurgie kurze kalte Ischämiezeiten eingehalten werden. Interessant – gerade auch für das OP-Management – ist, dass bei Aufbau neuer Leistungsbereiche **Übergangszeiten** von 36 Monaten sowie bei personeller Neuausrichtung bestehender Leistungsbereiche Übergangszeiten von maximal 24 Monaten eingeräumt werden. Eingriffe, die unter kurativer Intension begonnen wurden, und als palliativ, resp. explorative Eingriffe beendet werden, werden berücksichtigt, und die Mindestmengenregelung darf nicht im Widerspruch zur jeweils gültigen **Weiterbildungsordnung** stehen. Die Menge der notwendigen Leistungen bezieht sich im Übrigen nicht nur auf die jeweilige Klinik, sondern auch (im OP-Bereich) auf den jeweiligen Operateur.

Die Anpassung des Kataloges erfolgt in der Weise, dass im ersten Schritt einer der Vertragspartner (Krankenhausgesellschaft, Krankenkassen etc.) den Antrag stellt, dass z. B. eine Operationsart in den Katalog aufgenommen werden soll. Im zweiten Schritt wird dann überprüft, inwieweit eine Aufnahme sinnvoll ist und ob es einen Zusammenhang zwischen **Leistungsmenge und Qualität** der Leistung gibt. Nach der prinzipiellen Aufnahme der Leistung in den Katalog wird dann im dritten und letzten Schritt eine Leistungsmenge definiert und den Krankenhäusern verbindlich vorgegeben.

Aktuell schwebt die Mindestmengenreglung wie ein Damoklesschwert über allen OP-Bereichen, denn es ist davon auszugehen (und im Rahmen der Knie-TEP-OPs bereits im Ansatz Realität), dass die Karte Mindestmenge in dem Maße gezogen werden wird, wie die Krankenhäuser in der **gewünschten Spezialisierung** nicht vorankommen. Diese Mindestmengen werden sich dann primär nicht nur auf qualitativ hochwertige Operationen (wie es aktuell der Fall ist) beziehen, sondern auf quantitativ häufige Operationen. Eine bspw. kolportierte Mindestmenge von 108 Totalendoprothesen pro Jahr würde zz. von ca. 52 % der Krankenhäuser unterschritten, wobei davon auch gerade große Krankenhäuser mit einem breiten Leistungsangebot betroffen sind.

Das OP-Management sollte ein Auge auf die Entwicklung der Mindestmengen haben und rechtzeitig erkennen, wo eventuelle Gefahren für die Anforderungen an den OP-Bereich drohen. Natürlich kann es nicht die Operationsanzahl der jeweiligen Abteilungen beeinflussen, aber es kann prospektiv bspw. in Fragen der Mitarbeiterbereitstellung, der **Geräteinvestitionen** oder der **mittelfristigen Kapazitätsverteilung** agieren.

3.3.2 Interne Qualitätsanforderungen und ihre Notwendigkeit

Unbestritten ist, dass in Zukunft eine Qualitätsaussage und somit eine Qualitätssicherung für jedes Krankenhaus ein wichtiger „Schlüssel zum Überleben“ sein wird. Aufgrund der bereits angeführten Probleme der externen Qualitätssicherungsvorgaben empfiehlt sich in jedem Falle, hauseigene, auch dem Patienten als Nachfrager der Operation vermittelbare Qualitätsmerkmale und -standards für einzelne Operationsarten aufzubauen und deren Einhaltung zu überwachen. Diese Aufgabe wird verstärkt vom OP-Management überwacht und koordiniert wahrgenommen werden müssen.

Die **Qualitätsparameter** zu einer Operation sollten Bezug nehmen auf die Aussagen

- zu den einzelnen, an der Operation beteiligten Berufsgruppen (was bedeutet, dass sowohl der Operateur, die OP-Pflege als auch die Anästhesie eigene Qualitätsparameter vorweisen müssen) und deren Tätigkeiten,
- zu einem eindeutig definierten Operationsbegriff (möglichst ein hausintern gebräuchlicher OP-Begriff, da der OPS-301-Schlüssel oder der OPS-301 kaum eine direkte Qualitätsparameterabfrage erlauben),
- auf mögliche Einordnungskriterien einer Operation (geplante Operation, Notfall-Operation, Rezidiv-Operation etc.) oder
- auf wichtige Einordnungskriterien des Patienten und seines Zustandes (Alter, Multimorbidität, ASA-Score, Vorerkrankung etc.).

Nur auf diesem Wege kann eine Verknüpfung von Qualität und abteilungsspezifischen Kosten erreicht bzw. eine zeitnahe, aussagekräftige Qualitätssicherung betrieben werden. Die Erfahrung zeigt bereits heute, dass eine fundierte interne Qualitätssicherung im OP-Bereich jederzeit ganz oder in großen Teilen in externe Qualitätssicherungssysteme überführt werden kann. Die Strukturierung und der Aufbau einer internen Qualitätssicherung ist die beste Basis, externe Qualitätsansprüche erfüllen zu können, da diese Art der Qualitätssicherung den Mitarbeiten nicht von außen „aufgedrückt" wird, sondern aus den Bedürfnissen des einzelnen Bereiches entsteht.

3.3.3 Risikomanagement

Das Risikomanagement (auch Riskmanagement genannt) ist inzwischen auch im OP-Bereich ein wesentlicher Bestandteil der Managementaktivitäten. Risikomanagement ist definiert als Teil des Managements, der sich mit der Identifizierung, Analyse und Beherrschung von Risiken für einen geplanten oder durchgeführten Prozess beschäftigt. Für das OP-Management gewinnt das Risiko-Management insofern zunehmend an Bedeutung, da es nicht nur aufgrund der enormen Leistungsverdichtung im OP-Bereich hilft, Fehler zu vermeiden (z. B. Operation an der falschen Extremität), sondern auch zunehmend von den Versicherungsunternehmen gefordert wird. In der Praxis kann unterschieden werden zwischen einem aktiven Risikomanagement (der OP-Bereich versucht Fehler zu vermeiden) und einem passiven Risikomanagement (das Krankenhaus sichert sich gegen Fehler ab). So ist bspw. die Patientenaufklärung eine Maßnahme des passiven Risikomanagements, da davon auszugehen ist, dass eine Fehlervermeidung gerade bei Operationen nicht zu 100 % erfolgen kann. Der Patient wird somit auf mögliche Komplikationen hingewiesen und sichert dem Krankenhaus zu, einen Risiko-Anteil zu übernehmen.

Eine Möglichkeit, aktives Risikomanagement zu betreiben, bieten sogenannte Critical Incident Reporting-Systeme (CIRS) oder auch Fehlerberichtssysteme genannt. Hierunter wird ein Berichtssystem zur (i. d. R. anonymen) Meldung von kritischen Ereignissen (critical incident) oder Beinahe-Schäden (near miss) verstanden. CIRS ist somit primär ein Instrument zur Verbesserung der Patientensicherheit. 2007 hat das „Aktionsbündnis Patientensicherheit" Empfehlungen zur allgemeinen Einführung von CIRS im Krankenhauswesen veröffentlicht.

Die Einführung eines CIRS setzt gerade im OP-Bereich aber die Bereitschaft voraus, Fehler einzugestehen, zuzuordnen und aus diesen zu lernen (Fehlerkultur).

Um die Fehlerraten in OP-Sälen zu senken, hat die Weltgesundheitsorganisation (WHO) bspw. eine Checkliste konzipiert, die in mehreren Staaten bereits verpflichtend eingeführt wurde. Die Liste der „Safe Surgery Saves Lives Study Group" besteht aus einer einzigen Seite. Sie umfasst 19 Punkte, die zu Beginn von drei Phasen (vor der Anästhesie, vor der Hautinzision und bevor der Patient den Operationssaal wieder verlässt) eine kurze Unterbrechung (Team Time Out) des Arbeitsablaufes für wenige Minuten abverlangt. Bei den auf der Checkliste gestellten Fragen geht es etwa darum, ob Allergien des Patienten bekannt sind, ob der Operationsbereich markiert ist, ob der Pulsoximeter funktioniert, ob genügend Blut- und Flüssigkeitskonserven zur Verfügung stehen oder ob die Operationsunterlagen komplett vorhanden sind. Ein wesentliches Ziel ist die verbesserte Kommunikation zwischen den Mitgliedern des Operationsteams.

So wird verlangt, dass Anästhesisten, Chirurgen und Pflegekräfte vor der Operation sich gegenseitig vorstellen, die Identität des Patienten bestätigen und sich kurz über die Dauer des Eingriffs und mögliche Komplikationen austauschen.

Bei der Operation sollen die Operateure vor der Anästhesie, dann vor dem Aufschneiden der Haut und erneut vor dem Entlassen des Patienten aus dem Saal einen Blick auf die Liste werfen und sich explizit vergewissern, ob etwa der richtige Mensch auf dem Tisch liegt, ob die Operationsstelle markiert ist, ob der Patient zum Schutz vor Infektionen ein Antibiotikum bekommen hat, ob das Besteck sterilisiert ist oder ob bei dem Eingriff keine Tupfer, Instrumente oder sonstiges im Körper vergessen wurde.

Die Durchführung und Dokumentation eines Team Time Outs ist heute für alle OP-Bereich obligatorisch, wobei gerade die gerichtsfeste Dokumentation dieses Vorgangs unerlässlich ist. Das dieses inzwischen so ist, besagt u. a. das OP-Barometer 2015 – einer wiederkehrenden Befragung von OP- und Anästhesiepflegekräften mit aktuell mehr als 1.700 Teilnehmern –, in dem über 73 % der befragten Pflegekräfte konstatieren, dass in ihren OP-Bereich das Team Time Out flächendeckend durchgeführt wird (2013 waren es noch nur ca. 59 %).

3.4 Marketinganforderungen an die OP-Organisation

In dem Maße, wie der Konkurrenzdruck zwischen den Krankenhäusern zunimmt, versuchen diese, durch **Marketingmaßnahmen** das vorhandene oder zukünftige Patientenklientel an das Haus zu binden oder Patienten-Einlieferer (einweisende Ärzte) für sich zu begeistern. Getreu dem Motto „tue Gutes und rede darüber" werden nicht nur gute Leistungen über die Zukunft eines Krankenhauses entscheiden, sondern auch deren **professionelle Darstellung** nach außen. Auffallend heute ist, dass es Krankenhäuser gibt, die eine gezielte **Marketing-Strategie** verfolgen, also aktiv um gute Publicity bemüht sind, während andere immer nur dann in Veröffentlichungen erscheinen, wenn etwas Negatives passiert ist und dann verzweifelt - und meist unglaubwürdig - gegensteuern müssen.

Im Bemühen um eine positive Außendarstellung spielt der OP-Bereich eine beträchtliche Rolle, denn kein Bereich im Krankenhaus steht so im Interesse der Öffentlichkeit (und wird beispielsweise beim Tag der offenen Tür so häufig frequentiert) wie ein OP-Saal.

Dem OP-Management der Zukunft wird also auch eine wesentliche Rolle in der **„Vermarktung der OP-Leistung"** zukommen, wobei hierbei von einem externen und einem internen Marketingansatz gesprochen werden kann. Der externe Marketingansatz betrifft die Darstellung nach außen (meist zusammen mit der operierenden Klinik), der interne Ansatz betrifft die Darstellung nach innen, also die Wertigkeit, die dem OP-Bereich innerhalb des Unternehmens Krankenhaus beigemessen wird.

Unterteilt werden können notwendige Marketinganforderungen an das OP-Management in

- Patientenmarketing,
- Mitarbeitermarketing,
- Zulieferermarketing und
- Kostenträgermarketing,

wobei dem Patientenmarketing zukünftig die ganz wesentliche Funktion zukommt, das Image des Krankenhauses in die Öffentlichkeit zu transportieren.

3.4.1 Das Patientenmarketing im OP

Die Operation ist für den Patienten das einschneidendste Erlebnis seines Krankenhausaufenthaltes. Hiervor hat er am meisten Angst. Die Art und Weise, wie er seine Betreuung dort empfindet, wird er nachweislich am meisten im Gedächtnis behalten und dies somit auch seinen Verwandten bzw. Bekannten (mögliches Zukunftsklientel des Krankenhauses) oder seinem Hausarzt (Einlieferer) übermitteln.

In Zeiten, in denen der Patient als Kunde zunehmend darüber bestimmen kann und will, welchen der Anbieter er aufsucht (z. B. **ambulantes Operieren**), um sich operieren zu lassen, wird er im Vorfeld verstärkt Recherchen anstellen, welches Krankenhaus mit welchem Ambiente oder mit welcher Leistungsfähigkeit ihm am meisten zusagt. Die wachsende Zahl der Patientenorganisationen oder das Internet geben ihm hier bisher kaum vorstellbare Möglichkeiten zu vergleichen und zu selektieren. Besitzen zwar die meisten Krankenhäuser einen „Internet-Auftritt", so bleibt der OP-Bereich sträflich vernachlässigt und findet allenfalls ein Randdasein in chirurgischen Fächern oder der Anästhesie. Das OP-Management muss Sorge dafür tragen, dass die OP-Bereiche und dessen Mitarbeiter ausreichend und für den Patienten verständlich dargestellt werden.

Erfahrungsgemäß wird sich der Patient auch den Anbieter aussuchen, der ihn am meisten und individuellsten **auf die Ausnahmesituation einer Operation vorbereitet** und ihn im Rahmen der Leistungsabläufe zur Operation am einfühlsamsten betreut. Gesprächsrunden, Videofilme und sonstiges Informationsmaterial über Operationsarten oder -abläufe werden somit zum unverzichtbaren Werkzeug für das OP-Management, Einfluss auf die Qualität und Quantität der zu operierenden Patienten zu nehmen. Warum bietet das OP-Management bspw. nicht Führungen für potenzielle Patienten und bestimmte elektive Eingriffsarten durch den OP-Bereich (oder Teile des Bereiches) an, analog der Vorgehensweise der Geburtshilfe bei werdenden Eltern, um erste Berührungsängste abzubauen und den Patienten im Vorfeld an das Haus zu binden.

Möglichkeiten, ein positives Image im OP-Bereich aufzubauen, sind beispielsweise:

- Informationsblatt für den Patienten zu voraussichtlichen Ablauf der Patientenorganisation,
- Videofilm über die geplante Organisationsmethode,
- Anästhesist, der Patient prämediziert hat, empfängt ihn an der Schleuse,
- Operateur nimmt Kontakt mit Patient vor Narkosebeginn auf (stellt sich gegebenen falls vor),
- Angebot über Kopfhörermusik bereits an der Schleuse,
- freundliche Gestaltung der Patientenschleuse und des Einleitungsraumes,
- große Namensschilder der Mitarbeiter mit Funktionsbezeichnung,
- Tag der offenen Tür nur für den OP-Bereich (mehr als nur 1 × im Jahr),
- Möglichkeit der individuellen OP-Besichtigung für Patienten oder Angehörige.

Wichtig ist bei allen Marketing-Maßnahmen – und dies ist teilweise eine schwierige Gratwanderung, die gerne als Grund genommen wird, kein Marketing im OP-Bereich zu ergreifen –, darauf zu achten, den Patienten nur die Information zukommen zu lassen, die er positiv verarbeiten kann, und ihn nicht eventuell zusätzlich Ängsten auszusetzen.

Patientenmarketing im OP bedeutet aber nicht nur, prospektiv tätig zu werden, sondern dem Patienten nach einer Operation nicht sofort aus dem Auge zu verlieren. Dies wird da umso wichtiger, wenn es darum geht, dass es der Patient nicht mehr akzeptiert, beispielsweise stundenlang nüchtern auf einen OP-Termin zu warten, um dann (meist im letzten Moment) vom OP-Plan – aufgrund einer desolaten und unrealistischen OP-Planung oder -Organisation – abgesetzt zu werden und den gleichen Stress am Folgetag erneut über sich ergehen zu lassen. Möglichkeiten hier sind:

- Schneidender Arzt oder Anästhesist entschuldigen sich bei „abgesetztem" Patienten,
- OP-/Anästhesiepflege erkundigt sich auf Station nach Patientenbefinden und -zufriedenheit,
- Patientenbrief nach Entlassung mit Befragung zur Zufriedenheit im Zusammenhang mit der Operation.

Interessant in diesem Zusammenhang ist übrigens, dass sich nur ein ganz geringer Anteil an Patienten tatsächlich über Negativerfahrungen im OP-Bereich beschwert, der weitaus größte Anteil nimmt diese Erfahrungen aus dem Krankenhaus mit und transportiert sie zu Verwandten, Freunden oder zuliefernden Ärzten. Einen solchen Patienten und sein Umfeld zu verlieren, ist deutlich teurer, als neue Patienten zu gewinnen.

3.4.2 Das Mitarbeitermarketing im OP

Qualifizierte und motivierte Mitarbeiter sind das Herz eines jeden OP-Betriebes. Hohe **Fluktuationszahlen** und **Mitarbeiterfrust** gerade im OP-Bereich verdeutlichen, dass verstärkt etwas dazu getan werden muss, um

- qualifizierte und eingearbeitete Mitarbeiter zu halten und
- durch eine günstige Mund-zu-Mund-Propaganda neue Mitarbeiter an das Haus und dessen Aufgaben zu binden.

Dies ist kein Selbstzweck, sondern es dient dazu, Kosten zu minimieren (die Einarbeitung von neuen OP-Pflegekräften ist teuer und mindert jede Prozessqualität) und dauerhaft eine hohe Leistungsqualität anbieten zu können. Bei diesen Kosten spricht man von sogenannten **Reaktionskosten**. Kosten also, die das Krankenhaus nicht beeinflussen kann und die bei starker Unzufriedenheit der Mitarbeiter einen wesentlichen Teil der Gesamtpersonalkosten ausmachen können.

Ein Instrument zur Verbesserung der Mitarbeitergewinnung und -bindung in diesem Zusammenhang ist heute das sogenannte Employer Branding (Bildung einer Arbeitgebermarke). Employer Branding hat die Aufgabe, Bewerber oder Beschäftigte über den Namen eines Unternehmens (Unternehmensmarke) oder über eine oder mehrerer bestimmte Eigenschaften des Arbeitgebers zusammenzuführen.

Wichtige Eckpfeiler des Employer Brandings sind bpsw.:

- Aufstiegs- sowie effiziente Weiterbildungsmöglichkeiten,
- flexible Arbeitszeiten,
- krankenhausinterne Kinderbetreuung,
- klare Vereinbarkeit von Familie und Beruf,
- nachhaltiges Gesundheitsmanagement,
- Vorsorgemöglichkeiten,
- Sport- und Freizeitangebote,
- Wettbewerbe und Gütesiegel als Zeichen eines guten Arbeitgebers,
- Zusammenarbeit mit Bildungsträgern,
- Präsenz auf Messen und in Social Media-Kanälen.

Auffallend beim Blick in die digitalen Medien ist, dass auf Homepages oder sonstigen Darstellungen des Krankenhauses der OP-Bereich sehr selten als eigenständige Leistungseinheit dargestellt wird, sondern oft – wenn überhaupt – als Appendix im Rahmen der Darstellung einer chirurgischen Klinik oder der Anästhesie. Gerade im Hinblick auf die Personalgewinnung neuer Mitarbeiter wird hier eine große Chance vertan.

Bekanntermaßen schafft eine verlässliche OP-Organisation eine zusätzliche Mitarbeitermotivation. Durch sie kann

- die ausbildungs- und leitungsgerechte Verwendung der Mitarbeiter,
- die Möglichkeit, selbstständig und durch eigenes Handeln auf Leistungsvorgaben Einfluss zu nehmen, und
- eine verbesserte Arbeitszeitsicherheit (z. B. pünktliches Arbeitsende)

wesentlich verbessert werden, was letztlich alles dem sozialen Klima des OP-Bereiches zugutekommt. Auch gehört es zum Mitarbeiter-Marketing, Einfluss darauf zu nehmen, wie die Mitarbeiter miteinander umgehen, und somit unnötige Reibungsverluste durch unglückliche Formulierungen oder demotivierende Umgangsformen zu minimieren. Leider zeigt die Realität, dass in Krisensituationen meist nur die qualifizierten und motivierten Mitarbeiter den OP-Bereich verlassen, da diese jederzeit neue Stellen (auch außerhalb des Krankenhauses) finden. Als Ergebnis erfolgt nicht selten ein schleichender Qualitätsverlust, der oft erst viel zu spät bemerkt wird und dann radikale strukturelle oder personelle Konsequenzen erfordert, um weiter konkurrenzfähig zu bleiben.

Als probates Mittel, um ein aussagekräftiges **Mitarbeitermarketing** betreiben zu können, gilt die **Mitarbeiterbefragung,** die (wenn regelmäßig und vergleichbar durchgeführt) sowohl Aussagen treffen kann über die interne „Befindlichkeit“ der Mitarbeiter, als auch zur externen Darstellung (z. B. 90 % unserer OP-Mitarbeiter sind mit ihrem Arbeitsplatz zufrieden) herangezogen werden kann.

Aussage:		**Bewertung der Aussage:**				***Wie wichtig ist Ihnen dieses Kriterium?***			
		Stimmt völlig	**Stimmt überwiegend**	**Stimmt weniger**	**Stimmt überhaupt nicht**	*Sehr wichtig*	*Wichtig*	*Weniger wichtig*	*Unwichtig*
1.	**Ich werde fortlaufend über Neuerungen, die den OP oder die AN betreffen, von meinen Vorgesetzten informiert.**	☐	☐	☐	☐	☐	☐	☐	☐
2.	**Ich werde von meinen Vorgesetzten, wenn nötig, in wichtige Entscheidungsprozesse eingebunden.**	☐	☐	☐	☐	☐	☐	☐	☐
3.	**Es erfolgen regelmäßige Teambesprechungen in meiner Abteilung.**	☐	☐	☐	☐	☐	☐	☐	☐
4.	**Meine Aufgabenbereiche, meine Kompetenzen und meine Entscheidungsbefugnisse sind eindeutig festgelegt.**	☐	☐	☐	☐	☐	☐	☐	☐
5.	**Ich werde an meinem Arbeitsplatz entsprechend meiner Qualifikation und meiner Kompetenzen eingesetzt.**	☐	☐	☐	☐	☐	☐	☐	☐
6.	**Meine Einarbeitung erfolgt strukturiert und aufbauend auf meinem jeweiligen Kenntnisstand.**	☐	☐	☐	☐	☐	☐	☐	☐
7.	**Bei der Dienstplangestaltung und bei der Urlaubsplanung werden meine Wünsche, wenn möglich, berücksichtigt.**	☐	☐	☐	☐	☐	☐	☐	☐
8.	**Ich bin durchgängig über aktuelle Fort- und Weiterbildungsmöglichkeiten durch die Vorgesetzten informiert.**	☐	☐	☐	☐	☐	☐	☐	☐
9.	**Ich habe grundsätzlich die Möglichkeit, an Fort- und Weiterbildungen teilzunehmen.**	☐	☐	☐	☐	☐	☐	☐	☐

Aussage:		Bewertung der Aussage:				*Wie wichtig ist Ihnen dieses Kriterium?*			
		Stimmt völlig	**Stimmt überwiegend**	**Stimmt weniger**	**Stimmt überhaupt nicht**	*Sehr wichtig*	*Wichtig*	*Weniger wichtig*	*Unwichtig*
10.	**Ich werde für die Teilnahme an Fort- und Weiterbildungsmaßnahmen von der Klinik freigestellt oder finanziell unterstützt.**	☐	☐	☐	☐	☐	☐	☐	☐
11.	**Ich werde über sich zukünftig verändernde Abläufe in der OP- oder AN-Abteilung grundsätzlich informiert.**	☐	☐	☐	☐	☐	☐	☐	☐
12.	**Ich werde zeitnah über Veränderungen im aktuellen Tagesgeschehen (z. B. bei Saaländerungen oder Nachmeldungen) informiert.**	☐	☐	☐	☐	☐	☐	☐	☐
13.	**Wir haben in unserer Abteilung (Abteilung OP oder AN) ein gemeinsames Teamziel.**	☐	☐	☐	☐	☐	☐	☐	☐
14.	**Unsere Abläufe sind patientenorientiert ausgerichtet.**	☐	☐	☐	☐	☐	☐	☐	☐
15.	**Ich fühle mich von meinem Vorgesetzten in meiner Arbeit und als Kollege anerkannt und akzeptiert.**	☐	☐	☐	☐	☐	☐	☐	☐
16.	**Konflikte und Meinungsverschiedenheiten werden konstruktiv und sachlich bearbeitet.**	☐	☐	☐	☐	☐	☐	☐	☐
17.	**Es besteht eine vertrauensvolle und ermutigende Arbeitsatmosphäre in meiner Abteilung.**	☐	☐	☐	☐	☐	☐	☐	☐
18.	**Die interdisziplinäre Zusammenarbeit mit den anderen Berufsgruppen erfolgt respektvoll und unterstützend.**	☐	☐	☐	☐	☐	☐	☐	☐

<table>
<tr><th colspan="2">Aussage:</th><th colspan="4">Bewertung der Aussage:</th><th colspan="4">Wie wichtig ist Ihnen dieses Kriterium?</th></tr>
<tr><td colspan="2"></td><td>Stimmt völlig</td><td>Stimmt überwiegend</td><td>Stimmt weniger</td><td>Stimmt überhaupt nicht</td><td>Sehr wichtig</td><td>Wichtig</td><td>Weniger wichtig</td><td>Unwichtig</td></tr>
<tr><td>19.</td><td>Auftretende Probleme oder Fehler werden als Herausforderungen gesehen, die lösbar sind.</td><td>☐</td><td>☐</td><td>☐</td><td>☐</td><td>☐</td><td>☐</td><td>☐</td><td>☐</td></tr>
<tr><td>20.</td><td>Ich freue mich täglich zur Arbeit zu gehen, da ich mich beruflich kontinuierlich weiterentwickeln kann.</td><td>☐</td><td>☐</td><td>☐</td><td>☐</td><td>☐</td><td>☐</td><td>☐</td><td>☐</td></tr>
<tr><td>21.</td><td colspan="9">Nennen Sie die nach Ihrer Meinung drei wesentlichen Probleme, die ihnen die Arbeit erschweren?</td></tr>
<tr><td>22.</td><td colspan="9">Was ich weiterhin auf keinen Fall möchte ist, dass . . .</td></tr>
<tr><td>23.</td><td colspan="9">Was mich besonders motiviert hier weiterzuarbeiten, ist . . .</td></tr>
<tr><td>24.</td><td colspan="9">Ich arbeite seit ca. [. . . . .] Jahren in der Abteilung.</td></tr>
<tr><td>25.</td><td colspan="9">Wenn Sie Ihre derzeitige Arbeitszufriedenheit auf einer Skala von 0 – 10 (10 = sehr positiv; 0 = sehr negativ) angeben würden, wo würden Sie sich einordnen?
0 | 1 | 2 | 3 | 4 | 5 | 6 | 7 | 8 | 9 | 10</td></tr>
<tr><td colspan="10">Raum für weitere Bemerkungen:</td></tr>
<tr><td colspan="10">Vielen Dank für Ihre Mitarbeit und Ihre Mühe.</td></tr>
</table>

Abb. 5: Beispiel einer Mitarbeiterbefragung im OP-Bereich

3.4.3 Das Zulieferermarketing im OP

Auch die Bindung von Produkt-Lieferanten an das Krankenhaus beeinflusst im Rahmen des OP-Managements erheblich die Leistungsfähigkeit eines OP-Bereiches. Gerade die berechtigte Forderung des Abbaus von Lagerorten und -mengen im OP-Bereich bedingt eine stetig wachsende Kommunikationsqualität mit dem Produkt-Lieferanten und eine verstärkte Zusammenarbeit in dem Bereich der Logistik.

Ein lediglich über den Preis des Produktes gebundener Lieferant hat nicht unbedingt die Motivation, ein benötigtes Produkt mit gutem Service zeitnah zur Operation zur Verfügung zu stellen. Er wird dort seine beste Dienstleistung erbringen, wo er entweder den meisten Gewinn erzielen kann oder wo er sich in seinem Handeln am meisten anerkannt fühlt (oft reicht da schon das Anbieten einer Tasse Kaffee).

Nicht selten werden vermeintliche Preisvorteile durch hohe Organisationsaufwendungen und den Einkauf weiterer Zusatzleistungen oder durch schlechte Lieferqualität wieder zunichte gemacht, deren Ursache auch in der Demotivation des Lieferanten zu sehen ist. Interessant in diesem Zusammenhang ist, dass die sinkende Qualität von Leistungen sogenannter Zulieferer immer mittelfristig eine sinkende Qualität der Gesamtleistung zur Folge hat, was wiederum von Patienten oder den einweisenden Ärzten dem Krankenhaus und nicht dem einzelnen Zulieferer angelastet wird.

3.4.4 Das Kostenträgermarketing im OP

Im Rahmen der verstärkten und zukünftig steigenden Zuzahlungsanforderungen an den Patienten erhält das Kostenträgermarketing eine steigende Bedeutung. Unter den Kostenträgern in diesem Sinne werden nicht nur Krankenkasse verstanden, sondern auch die Pateinten selbst. In dem Maße, wie diese mit Zuzahlungsanforderungen (bspw. für den Einsatz hochwertiger Medikamente oder Medical-Produkte) konfrontiert werden, werden Krankenhäuser und damit auch OP-Bereiche den höheren Nutzen für Patienten sichtbar machen bzw. bewerben müssen.

Kostenträgermarketing bedeutet also, den Krankenkassen oder den Patienten, die die Kosten für eine Leistung ganz oder teilweise tragen sollen, die Notwendigkeit der Leistung, die Qualität der Leistungserbringung und den Nutzen für den Patienten soweit darzulegen, dass diese bereit sind, in die Kostenübernahme einzusteigen.

Interessant wird gerade dieses bei Leistungen,

- die noch nicht in Abrechnungskatalogen auftauchen,
- die aus vorhandenen Leistungskatalogen gestrichen wurden,
- die außerhalb des klassischen Leistungsangebotes liegen oder
- deren Nutzen umstritten ist, die aber vom Patienten gewünscht werden.

Für das OP-Management ist es sicherlich in Bezug auf diese Leistungen sinnvoll, mit der Krankenhausleitung oder der jeweils betroffenen Abteilungen frühzeitig in Kontakt zu treten und eventuell notwendige Maßnahmen oder Strategien in Bezug auf das Kostenträgermarketing abzusprechen.

4 Die Aufgaben des OP-Managements

Der Begriff des OP-Managements umfasst alle Aufgaben, die mit der Leitung und der Steuerung eines OP-Saales oder eines Zentral-OPs verbunden sind. Das bedeutet, dass diejenigen, die mit dem Management einer OP-Einheit betraut sind, bei weitem nicht nur die vorhandenen Personal- und Materialressourcen verwalten, sondern auch die aktuelle Verwendung der Ressourcen mitbestimmen. Ferner müssen sie das Geleistete zu Zwecken der Beschaffung weiterer oder zukünftiger Ressourcen optimal den Kostenträgern darstellen und mittel- bzw. langfristige Konzeptionen zum Erhalt oder Ausbau der OP-Einrichtungen entwickeln.

Auch ist es vermehrt die Aufgabe des OP-Managements, die **sinnvolle Integration der OP-Leistungen in den gesamten Leistungsprozess** des Krankenhauses im Auge zu behalten, was konkret bedeutet, die Anforderungen der OP-Einheit an andere Leistungseinheiten zu formulieren (was nutzt es, wenn der OP-Bereich zwar effizient und leistungsstark geführt wird, aber beispielsweise, aufgrund einer insuffizient geführten Intensivstation, nicht genügend postoperative Intensivbetten zur Verfügung gestellt werden können) und den OP-Bereich und seine Interessen innerhalb des Gesamtkrankenhauses ausreichend und konstruktiv zu vertreten.

Die Aufgaben des OP-Managements lassen sich in die 3 Bereiche aktuelles Tagesmanagement, Vorhaltungsmanagement und Administrationsmanagement untergliedern. Jeder dieser Bereiche ist von den anderen insofern abhängig, dass sie zwar unabhängig voneinander betrieben werden können, aber die qualitative Ausgestaltung eines Bereiches massive Auswirkungen auf die Möglichkeiten der jeweils anderen Bereiche hat.

Konkrete Aufgabenstellungen der jeweiligen Bereiche sind u. a.:

Aktuelles Tagesmanagement:

- Operationsplanung in Verbindung mit den vorhandenen Ressourcen:
  - aktuell (Notfälle/Nachtnachmeldungen)
  - kurzfristig (aktuelle Nächsttagesplanung)
  - mittelfristig (Operationsplanung über den nächsten Tag hinaus)
- Durchführungsorganisation im aktuellen Tagesbetrieb:
  - Patientenorganisation
  - Personalbereitstellung
  - Materialbereitstellung
  - Gerätebereitstellung
  - Bereitstellung von Dienstleistungen OP-externer Zulieferabteilungen (z. B. Labor etc.)

- Qualitätsüberwachung:
  - Überwachung interner Leistungsstandards
  - Überwachung interner Qualitätsstandard
  - Überwachung der Bereitstellung externer Qualitätsdaten

Vorhaltungsmanagement:

- Materialsortimentsorganisation:
  - Materialmanagement
  - Lagerhaltungsabwicklung
  - Bestellwesen
  - Zuliefer-/Kontaktstrategien
  - zu externen Anbietern (durchlaufende Posten)
  - zur Materialwirtschaftsabteilung des Krankenhauses
  - zur „Steri-Abteilung"
- Materialverbrauchsabwicklung/-bereitstellung im Zusammenhang mit der geplanten oder erbrachten Operationsleistung:
  - Gerätemanagement
  - Vorhaltung benötigter Geräte
  - Wartung und Reparaturveranlassung vorhandener Geräte
  - Ersatz veralteter oder defekter Geräte
  - Beschaffung neuer Gerätetypen
- Personalmanagement:
  - Personalstrukturplanung
  - Personaleinsatzplanung
  - Personalweiterbildung
  - Erhaltung des sozialen Friedens

Administrationsmanagement:

- Darstellung der erbrachten Leistungen:
  - nach extern administrativ (Verwaltung, Kostenträger etc.)
  - nach extern teilnehmenden Kliniken
  - nach intern (Leistungsentwicklung)
- Erfüllung der Dokumentationspflichten:
  - OP-Buch
  - Pflegedokumentation
  - Zusatzdokumentationen (Tupfer rein … Tupfer raus, Steristreifen etc.)
  - Auskunftsanlaufstelle für Anfragen OP-externer Bereiche
- Kostencontrolling:
  - in Zuordnung zur einzelnen Operationsleistung
  - in Zuordnung zu den Gemeinkosten
  - Kostenentwicklung und -begründung einzelner Leistungsarten

- Externes OP-Management:
  - Einbringung von OP-Bereichsanforderungen innerhalb des Krankenhauses (z. B. Materialkommission)
  - Darstellung der OP-Leistung im Zusammenhang mit der Gesamt-Krankenhausleistung
  - Mitsprache bei der Vergabe von Gesamtkrankenhausmitteln (z. B. Drittmitteln)

Die aufgeführten Tätigkeiten sind naturgemäß erst dann durchführbar, wenn entsprechende strukturelle Grundlagenarbeiten, wie beispielsweise die Entwicklung von OP-Standards oder der Aufbau eines OP-Dokumentationssystems, geleistet wurden.

4.1 Die OP-Planung

Die **OP-Planung** gehört sicherlich zu den schwierigsten und facettenreichsten Gebieten des OP-Managements. Sie ist es auch, die im Alltag die meisten Konflikte zwischen den im OP-Bereich tätigen Berufsgruppen hervorruft. Ist ein OP-Plan bspw. überfüllt, so können sich die Mitarbeiter i. d. R. auf Überstunden einstellen. Werden zu wenig Operationen geplant, werden wichtige Ressourcen vergeudet, die dann an starken OP-Tagen nicht mehr genutzt werden können. Bezeichnend ist, dass im aktuellen OP-Barometer von 2015 nur ca. 34 % auf die Frage, ob die vorhandenen OP-Pläne als zuverlässig erachtet werden, mit „eher ja" antworten, 2013 waren es immerhin noch 38 %. Dass die OP-Planung aber nicht per se ein unlösbares Unterfragen sein muss, zeigt ein Benchmark der am OP-Barometer teilnehmenden Krankenhäuser. So gibt es OP-Abteilungen, in denen die Befragten die OP-Planung zu fast 70 % als eher zuverlässig empfinden, in anderen Häusern liegt dieser Wert deutlich unter 10 %.

An der Frage, inwieweit Operationen überhaupt planbar sind und in welchem Detaillierungsgrad eine derartige Planung praktikabel ist, scheiden sich die Geister bzw. die jeweiligen Anforderungen der beteiligten Bereiche, Anästhesie, schneidende Ärzte, OP-Pflege und Krankenhausverwaltung.

Während Verwaltungen i. d. R. an einem hohen Niveau der OP-Planung interessiert sind, um die Vorhaltung notwendiger Ressourcen zu optimieren und somit **Budgetfestschreibungen** besser kalkulieren zu können, liegt das Kerninteresse an einer fundierten OP-Planung seitens der Anästhesisten und der OP-Pflege primär in der gleichmäßigen Auslastung der OP-Saal-Kapazitäten, der Vorbereitung notwendiger Maßnahmen zur Operation, der Einhaltung vereinbarter Arbeitszeiten, der Vermeidung unnötiger Leistungen und der Erhaltung des sozialen Arbeitsfriedens (**Organisationsinteresse**).

Der Operateur wiederum hat in der Hauptsache an dem Planungsaspekt Interesse, dass er Kapazitäten des OP-Bereiches für sich buchen möchte, um die Patienten, die er zur Operation vorsieht, zeitnah und unter der Bereitstellung aller notwendigen Mitarbeiter und Sachmittel behandeln zu können **(Leistungsinteresse)**.

Die Schwierigkeit einer jeden OP-Planung ist es nun, das eher den Anästhesisten und der OP-Pflege zuzuordnende Organisationsinteresse an der Planung mit dem den Operateuren näherstehenden Leistungsinteresse in Einklang zu bringen, wobei jede dieser Interessenslagen ein begründetes Recht hat.

Unstrittig ist, dass das Leistungsinteresse des Operateurs dort seine Grenzen haben muss, wo die Kapazität der OP-Ressourcen erschöpft ist, und dass durch die Durchsetzung von Organisationsinteressen mehr OP-Kapazitäten mit denselben Mitteln zur Verfügung gestellt werden können.

Unstrittig ist aber auch, dass viele Operationen in ihrer Ausprägung oder ihrer Anforderung nicht planbar sind und somit eine perfekte Planung der notwendigen Ressourcen und Abläufe im OP-Bereich (wie sie im produzierenden Gewerbe möglich ist und von vielen auch für den OP-Saal propagiert wird) kaum möglich ist oder mit einem derart großen Aufwand (Planung um der Planung willen) betrieben werden muss, dass die Kosten in keinem Verhältnis zu dem vermeintlichen Nutzen stehen.

Wie bei der Lösung fast aller Konflikte, liegt auch hier der Erfolg der OP-Planung in der Fähigkeit, die beiden genannten Interessenskonflikte so aufeinander abzustimmen, dass sowohl dem **Leistungsaspekt**, als auch dem **Organisationsaspekt** Rechnung getragen werden kann.

Der Aufbau einer leistungsfähigen OP-Planung erfordert drei wesentliche Bausteine. Bevor eine OP-Planung überhaupt installiert werden kann, ist es wichtig, sich Gedanken darüber zu machen,

- welche Definition und Ausprägung die geplante Leistung haben soll,
- welche Planungskontingente zur Verfügung stehen und
- welche Planungshorizonte einbezogen werden.

4.1.1 Der OP-Planungsbegriff und seine Auswirkungen

Die Definition und Ausprägung der geplanten Leistung ist das Kernelement einer jeden **OP-Planung**. Nur die exakte und allgemeingültige Definition der geplanten Leistung erlaubt es dem OP-Management, die Auswirkungen dieser Leistungsplanung (Zeitbedarf, Mitarbeiterbedarf, Materialvorhaltung) zu ermitteln und eine wirkungsvolle Integration der geplanten Operation in den Arbeitstag zu erreichen. So ist bspw. der lapidare OP-Begriff „Probe-Laparotomie“ ohne weitere mögliche Ausprägungen als Planungsbegriff denkbar ungeeignet, da sich hieraus weder ableiten lässt, welches Zeitkontingent, noch, welche Anzahl an Mitarbeitern für diese Operation vorzuhalten ist.

Leider hat die Einführung des **OPS-301** in Bezug auf die organisatorische Bewältigung der OP-Planung keinen Fortschritt gebracht. Dies liegt zum einen daran, dass diese Schlüsselbezeichnungen teilweise mit einer medizinischen Detailtiefe versehen sind, die zur Planung in keiner Weise geeignet sind, da die exakte Klassifikation erst während oder nach der Operation erfolgen kann. Zum anderen ist diese Detailtiefe oft für die Mitarbeiter, die im Laufe der Organisation mit dem Planungsbegriff konfrontiert werden (Chefarztsekretärin, OP-Pflege) unverständlich und nicht zu handhaben. Auch sind diese Schlüsselbezeichnungen zur Hinterlegung von **OP-Standards** gänzlich ungeeignet, da ein Aufbau und die Pflege dieser Standards aufgrund der Menge der Definitionen nicht praktikabel sind.

Da die definierten DRGs zur OP-Planung ebenfalls nicht taugen – sie sind wiederum zu grob, um eine wirkungsvolle Planungsaussage zu bekommen –, ist es sinnvoll, als Grundlage zur OP-Planung, einen **internen Katalog** aufzubauen, der pro Fachabteilung

- die gebräuchlichen Planungsbegriffe beinhaltet,
- nur die tatsächlich planbaren Operationen beinhaltet,
- eine Überleitung in die OPS-301 erlaubt,
- die Detailtiefe berücksichtigt, die zur Planungsaussage benötigt wird und
- eine Standardisierung von benötigten Ressourcen zulässt.

Dieser Katalog sollte übersichtlich aufgebaut sein und nicht die sogenannten „Planungsexoten" (ca. 20 % der gängigen Operationen) beinhalten.

Plan-OP-Begriff	**OP-Plan-Nr.**	**OPS-Überleitung**	OPS-301
Appendektomie, konventionell	12	App. off. chir. onA	5–470.00
		App. off. chir. ohne Drainage App. off. chir. mit Drainage	5–470.01 5–470.02
		"	"
		"	"
Appendektomie, lap.	13	App. lap. onA App. lap. ohne Drainage App. lap. mit Drainage	5–470.20 5–470.21 5–470.22
		"	"
		"	"

Abb. 6: Plan-OP-Katalog (Beispiel)

Die im OPS-301 ausgewiesenen Operationen der Gruppe 5-470.2 ff. „Umsteigen von laparoskopischem auf offen chirurgisches Vorgehen" gehört bspw. nicht in den OP-Plan-Katalog, da diese Operationstypen i. d. R. nicht geplant werden, sondern erst innerhalb einer OP-Sitzung entstehen.

Der **Aufbau eines Plan-OP-Kataloges** ist natürlich nur dann sinnvoll, wenn es dem OP-Management gelingt, dass die Planungsbegriffe, die in diesem Katalog aufgeführt werden, auch tatsächlich zur OP-Planung genutzt (sprich auf dem OP-Plan stehen) und keine anderen Planungsbegriffe zugelassen werden.

Anhand dieses – von allen Beteiligten akzeptierten – Plan-OP-Kataloges ist es dem OP-Management nun möglich, den Plan-OP mit Materialstandards, Pflegestandards oder Anästhesie-Standards zu versehen, die wiederum bereits in der Planungsphase die benötigten Ressourcen aufzeigen und entsprechende Aktivitäten bewirken können.

4.1.2 Die Verteilung von OP-Planungskontingenten

Die zweite wichtige Grundlage der OP-Planung ist die Darstellung und Verteilung von sogenannten **OP-Planungskontingenten**. Unter OP-Planungskontingenten sind die Kapazitätsanteile zu verstehen, die einer Fachabteilung innerhalb eines Zentral-OPs zugeordnet werden, um ihre Operationsleistungen planen und letztlich erbringen zu können.

Unterschieden wird bei der **Zuteilung von Kapazitäten** zwischen

- der räumlichen Kapazität (z. B. OP-Saal, OP-Bereiche),
- der zeitlichen Kapazität (z. B. Zeiträume von … bis, Anzahl von Stunden),
- der Raum-/Zeitkapazität (z. B. OP-Saal pro Zeitraum) und
- der mengenmäßigen Kapazität (Anzahl der Operationen),

wobei in der Praxis die Zuteilung der räumlichen Kapazität sicherlich noch die größte Rolle spielt.

Diese hat zwar den Vorteil, dass OP-Säle, für entsprechende Fachabteilungen ausgerüstet, vorgehalten werden können und zusätzlich eine gewisse (sehr fragliche) Planungs- und Nutzungshoheit besteht. Auch ist die räumliche Kapazitätsvergabe letztlich für das OP-Management einfacher zu handhaben, denn es gibt keine Diskussion um freie Kapazitäten, da die Nutzung eines bestimmten Bereiches ja nur einer Fachabteilung zugeordnet ist. Dennoch ist es gerade die räumliche OP-Kapazitätsplanung, die die optimale **Nutzung der Zentral-OP-Kapazitäten** verhindert. Sie fördert ein gewisses Besitzstanddenken der Fachabteilungen (derjenige, dem ein bestimmter OP-Saal „gehört", hat auch keinerlei Motivation, sich mit seinem Planungsverhalten auseinanderzusetzen) und entzieht dem OP-Management somit die Flexibilität, die bei der Planung und Steuerung des OP-Tages benötigt wird.

Die rein zeitliche Vergabe der OP-Kapazitäten als Planungskontingente (z. B. die chirurgische Fachabteilung erhält 1.500 Schnitt-Naht-Minuten pro Woche) ist zwar unter Auslastungs- und Planungsaspekten die sicherlich wirksamste, sie ist jedoch in der Praxis kaum durchsetzbar und auch nicht empfehlenswert. Zum einen werden zur Vergabe solcher Kontingente sehr exakte OP-Planungszeiten benötigt, zum anderen wird der schneidenden Fachabteilung jener Grad an Planungshoheit genommen, den sie benötigt, um gerade eine mittel- und langfristige OP-Reservierung betreiben zu können.

Somit scheint – und das bestätigt die Praxis – die sinnvollste Kontingentvergabe zur OP-Planung *die Vergabe von OP-Saal-Kapazitäten pro Zeitraum in Kombination mit sogenannten Rangierzeiten* zu sein. **Rangierzeiten** sind die Zeiten, in denen das OP-Management – unabhängig von den Wünschen der Fachabteilungen – anfallende Operationen in den OP-Saal verlegen kann, in dem sie organisatorisch oder fachlich am besten durchgeführt werden können.

Die Vorhaltung dieser Rangierzeiten in der ersten Hälfte eines OP-Tages ist nicht sinnvoll, zu dieser Zeit läuft das OP-Programm i. d. R. noch in geordneten Bahnen. Gerade aber in der zweiten Hälfte des Tages benötigt das OP-Management, aufgrund von Nachmeldungen oder Programmverzögerungen, die Möglichkeit, flexibel zu reagieren und mit Hilfe der Rangierzeiten die OP-Auslastung zu steuern.

Die letzte Grundlage der OP-Planung, nämlich die Fragestellung, welche Planungshorizonte in die OP-Planung einbezogen werden, bekommt gerade in Zeiten der erzwungenen (weil kosteneffizienten) **Optimierung der OP-Saal-Auslastungen** eine zentrale Rolle. Unter dem Begriff Planungshorizonte werden die Zeiträume verstanden, in denen eine OP-Planung stattfinden kann. Unterschieden werden sollte im Rahmen der OP-Planung zwischen

- der kurzfristigen OP-Planung (von einem auf den nächsten Tag),
- der mittelfristigen OP-Planung (Wochen- oder Monatsplanung) und
- der langfristigen OP-Planung (Quartals- oder Jahresplanung),

wobei sinnvollerweise bei der mittel- und langfristigen OP-Planung besser von **OP-Reservierung** gesprochen werden sollte, da hier ja wichtige Planungsparameter, wie verfügbares ärztliches Assistenzpersonal, OP-Pflegepersonal, Anästhesiepersonal oder Patientenzustand i. d. R. nicht bekannt sind, sondern lediglich eine gewisse Zeit in einem bestimmten OP-Saal für eine Operation reserviert wird.

Montag	OP 1	OP 2	OP 3	OP 4	OP 5
	Chirurgie	Gynäkologie	Orthopädie	HNO	Chirurgie
9.00 Uhr					
	⇓	⇓	⇓	⇓	⇓
10.00 Uhr					
	⇓	⇓	⇓	⇓	⇓
11.00 Uhr					
	⇓	⇓	⇓	**Rangierzeit**	Rangierzeit
12.00 Uhr					
	⇓	**Rangierzeit**	Rangierzeit	⇓	⇓
13.00 Uhr					
	⇓	⇓	⇓	⇓	⇓
14.00 Uhr					
	Rangierzeit	⇓	⇓	⇓	⇓
15.00 Uhr					
	⇓	⇓	⇓	⇓	⇓
16.00 Uhr					

Abb. 7: Beispiel einer OP-Planungskontingentvergabe mit Rangierzeiten

In den meisten Kliniken wird bei der OP-Planung (sofern man überhaupt davon sprechen kann) nur der kurzfristige Planungshorizont berücksichtigt, nämlich die OP-Planung von einem auf den nächsten Tag. Eine mittel- oder langfristige OP-Reservierung findet entweder aus organisatorischen oder emotionalen Gründen nicht statt.

4.2 Die kurzfristige (aktuelle) OP-Planung

Die **kurzfristige OP-Planung** ist zweifelsohne Kernstück, weil Ausgangspunkt einer jeden OP-Organisation. Eine solide und effiziente Verplanung der vorhandenen OP-Kapazitäten erleichtert nicht nur die aktuelle Tagesorganisation, sie spart in erheblichem Umfang Kosten und hilft, den sozialen Frieden in diesem Bereich zu sichern.

Nicht zu vergessen in diesem Zusammenhang sind ferner die OP-externen Aspekte, dass es für das **Image des Krankenhauses**, für das subjektive Wohlempfinden des Patienten oder für die Organisation der Stations- bzw. Funktionsbereichstätigkeiten nicht unerheblich ist, ob ein genannter OP-Termin auch tatsächlich eingehalten wird.

Die OP-Planung verdient dann das Prädikat solide und effizient, wenn

- verbindliche Plan-Inhalte festgelegt und beachtet werden,
- verbindliche Planungs-Prozeduren festgelegt und eingehalten werden,
- die OP-Planung von qualifiziertem Personal erstellt und überwacht und
- der OP-Plan nur in wirklich dringenden Fällen in der Tagesaktualität verändert wird.

Das in den meisten Kliniken vorgefundene **OP-Planungsverhalten** hat mit einer tatsächlichen Verplanung von vorhandenen Zeit- oder Mitarbeiterkontingenten, geschweige denn mit der punktuellen Vorhaltung von Materialien oder Geräten nicht viel zu tun. Es ist nichts anderes als die vage Aufstellung der Operationen, die am nächsten Tag erfolgen sollen. So gibt es kaum einen OP-Plan, der nicht schon am Morgen vor seiner Abarbeitung über den Haufen geworfen wurde oder zumindest im Laufe des Arbeitstages eine derartige Veränderung erfährt, dass die ursprünglich geplante Abfolge und die Anzahl der Operationen nichts mehr mit der tatsächlichen Arbeitsleistung des Tages zu tun hat. Bestätigt wird diese Einschätzung bspw. durch das OP-Barometer 2013, in dem nur ca. 37,5 % der befragten Pflegekräfte im OP-Bereich die OP-Planung für eher gut halten.

Ursprung dieses fehlgeleiteten Planungsverhaltens ist sicherlich, dass

- die OP-Planung – gerade von den planenden Abteilungen – nicht als wirkungsvolles Instrument zur Verbesserung der OP-Organisation gesehen wird,
- die Planungsprozeduren und -inhalte nicht ausreichend definiert sind,
- die vorhandene OP-Planung jederzeit durch vermeintliche oder tatsächliche Notfall-Operationen „unterwandert" werden kann,
- Patienten oft auch (ohne die notwendige Abklärung prophylaktisch) auf den OP-Plan geschrieben werden, um abteilungszugeordnete Plankontingente zu erhalten,
- keinerlei Konsequenzen aus einem Planungsfehlverhalten entstehen und
- nicht selten der OP-Plan als Auftakt des täglichen Verteilungskampfes um OP-Kapazitäten gesehen wird. Der Vergleich der OP-Planqualität (einfachste Form: Operationen, die wie geplant am gleichen Tag stattfinden/Operationen, die nachgemeldet werden) zeigt signifikante Unterschiede zwischen vergleichbaren Kliniken mit ähnlicher Leistungsausprägung. So gibt es bspw. allgemeinchirurgische Abteilungen, die durchschnittlich eine Planstabilität (geplante Operationen im Verhältnis zu den gesamt geleisteten Operationen pro Tag) von 85 % erreichen, während vergleichbare Abteilungen durchschnittlich lediglich 69 % aufweisen.

4.2.1 Die Vergabe von Notfall-Planungskontingenten

Kernursache des mangelnden Planungsverhaltens ist aber, dass keine Unterscheidung stattfindet zwischen

- Routine-OP-Kapazitätsplanung und
- Notfallkapazitätsplanung.

So werden i. d. R. im OP-Alltag 100 % des vorhandenen OP-Kontingents mit **Routine-OPs** verplant. Taucht eine Notfall-Operation auf, wird diese zusätzlich in das Programm aufgenommen.

Dies bedeutet, dass zwangsläufig bei jeder OP-Planung mit nur einer Notfall-Nachmeldung eine Überplanung stattfinden muss, die dann in der bekannten und für die Mitarbeiter ärgerlichen Überschreitung der Normalarbeitszeit oder in der für den Patienten oder den operierenden Arzt unbefriedigten Absetzung der Operation endet.

Sinnvoll wäre es beispielsweise, den prozentualen Anteil an Notfall-Operationen einer Fachabteilung auszurechnen, und dieser dann nur noch das Planungskontingent zur Verfügung zu stellen, das sich aus der Subtraktion der benötigten Notfallkapazitäten von den gesamten vorhandenen OP-Kapazitäten im Normaldienst ergibt.

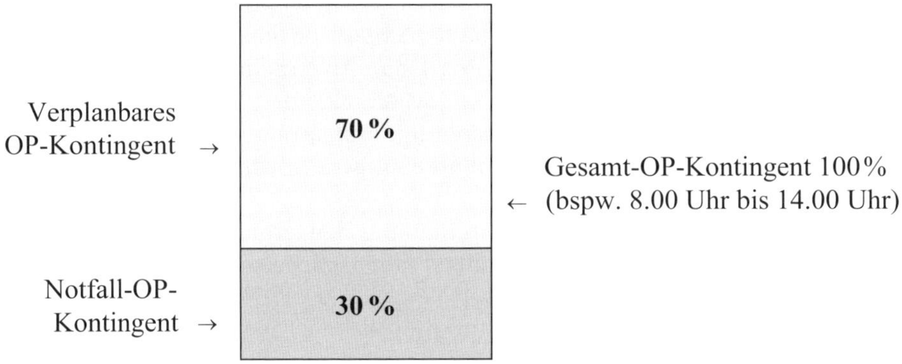

Abb. 8: Bereitstellung des Planungskontingentes (Beispiel)

Akzeptiert werden muss bei der aktuellen OP-Planung, dass nicht jede Operation planbar ist und der Verplanungsgrad von Fachabteilung zu Fachabteilung unterschiedlich hoch ist. Akzeptiert werden muss ferner, dass dem **operierenden Arzt als Dienstleister** im Zusammenhang mit dem Einweisungsverhalten seiner niedergelassenen Kollegen ein Höchstmaß an Flexibilität abverlangt wird, um dem Patientenwunsch nach einem schnellen OP-Termin nachzukommen. Dies kann jedoch nicht bedeuten, zu jeder Zeit auf teure Kapazitäten zurückgreifen zu können und somit letztlich den Einsatz dieser Kapazitäten dem Zufallsprinzip zu überlassen.

Hier gilt das Prinzip der Einigung in der – für alle Beteiligten – akzeptablen Mitte. Dies bedeutet, tatsächlich planbare Operationen auch einer verbindlichen Verplanung zu unterwerfen und nur die echten, aus medizinischen Gründen belegten Notfälle in den vorhandenen Plan zu integrieren, wobei sicherlich festzulegen ist, welche Gründe oder Voraussetzungen vorliegen müssen, um aus einer planbaren Operation eine Notfall-Operation zu machen.

4.2.2 Die OP-Plan-Gestaltung

Da ein OP-Plan – wie jeder andere Plan im Übrigen auch – in erster Linie dazu dient, Informationen übersichtlich, kurz und verständlich weiterzugeben, spielen die Plan-Inhalte und deren Anordnung **(OP-Plan-Layout)** eine übergeordnete Rolle. Nur ein einheitliches und für alle Fachabteilungen verbindliches Layout des OP-Planes garantiert die notwendige Akzeptanz bei denjenigen, die den OP-Plan lesen und deren Informationen umsetzen müssen. In der Praxis bewährt hat sich in diesem Zusammenhang, die OP-Pläne der unterschiedlichen Fachabteilungen auf unterschiedlich gefärbtem, immer gleich zugeordnetem Papier auszudrucken, was zwar auf die Planinhalte keinen Einfluss hat, jedoch optisch die Handhabung der Pläne im Alltag wesentlich erleichtert.

Die **OP-Plan-Inhalte** für alle an der Planung teilnehmenden Fachabteilungen und Berufsgruppen sollten basieren auf der Unterscheidung zwischen Inhalten,

- deren Fehlen oder unvollständige Angabe automatisch die Nichtberücksichtigung bei der tatsächlichen Kapazitätsvergabe bedeutet (k.o.-Angaben),
- deren Fehlen oder unvollständige Angabe bis zu Beginn der Operation korrigiert werden kann (Soll-Angaben) oder
- deren Fehlen oder unvollständige Angabe für die Integration in den Ablauf des OP-Tages keine Rolle spielt (Kann-Angaben).

Unter der Prämisse, dass die Qualität der Planinhalte einen wesentlichen Einfluss auf die tatsächliche Gestaltung der gesamten OP-Organisation hat, aber natürlich auch die „Suborganisation" der unterschiedlichen, an der Operation beteiligten Abteilungen oder Berufsgruppen beeinflusst, ist die Menge der zur Planung insgesamt darzustellenden Plan-Inhalte viel zu groß, um diese auf einem einzigen übersichtlichen OP-Plan zu platzieren. Auch sind bestimmte Plan-Inhalte für andere Bereiche uninteressant, sodass beim Aufbau einer OP-Planung in den sogenannten

- **Basis-OP-Plan** – das ist der Plan, der als Ausgangspunkt für die allgemeine OP-Organisation dient und die
- **Sekundär-OP-Pläne** – das sind die Pläne, die den unterschiedlichen Abteilungen oder Bereichen für ihre „interne" OP-Organisation dienen,

unterschieden werden sollte.

Die vordringliche Aufgabe des OP-Managements ist es, den Basis-OP-Plan zu konzipieren und organisatorisch zu verankern. Die Fragestellung, ob und in welcher Form Sekundär-OP-Pläne aufgebaut werden, sollte im Wesentlichen den betroffenen Abteilungen und Bereichen überlassen bleiben. Das Führen und die organisatorische Verankerung von Sekundär-OP-Plänen kann für das OP-Management aber insofern eine Erleichterung darstellen, da diese, wenn sie dem OP-Management zeitnah zur Verfügung gestellt werden, die Steuerung des OP-Tages maßgeblich unterstützen können.

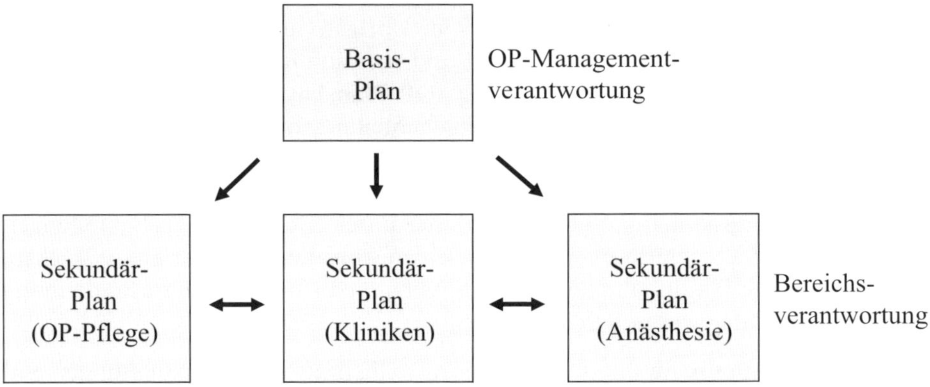

Abb. 9: Verhältnis Basis-Plan/Sekundär-Plan

4.2.3 Die Festlegung der Basis-Inhalte eines OP-Planes

Die Festlegung der **Basis-OP-Plan**-Inhalte gestaltet sich i. d. R. nicht sehr schwierig. Unbestritten ist, dass neben dem

- *OP-Rang:*
  - numerisch (Abfolge der Operationen)
- *OP-Fachbereich:*
  - nach offiziellem Klinik-Kürzel
- *OP-Saal:*
  - taucht innerhalb der Gesamtplan-Überschrift auf, muss also nicht pro Patient aufgeführt werden
- *OP-Tag:*
  - taucht innerhalb der Gesamtplan-Überschrift auf, muss also nicht pro Patient aufgeführt werden

auch der

- *geplante Patient:*
  - Aufnahmenummer
  - Nachname/Vorname
  - Geburtsdatum (Alter)
  - Geschlecht
  - aktuelle Station oder Ambulanz

zu den Kernaussagen eines Basisplanes gehört. Schwieriger hingegen ist schon die Fragestellung, ob und besonders in welcher Form Diagnosen, Operationen oder Narkosen zu berücksichtigen sind.

Dass ein OP-Plan ohne Operationsbezeichnung sinnlos ist, muss nicht weiter ausgeführt werden. Dass aber die Aussagekraft eines OP-Planes wesentlich davon beeinflusst wird, ob dort sowohl die OP-Diagnose, als auch die für die Operation vorgesehene Narkose zu finden sind, stellt sich für das OP-Management dann heraus, wenn der OP-Plan als ernstzunehmendes Instrument genutzt werden soll, um die verfügbaren Ressourcen für den nächsten Tag zu verteilen und den Ablauf des OP-Tages zu steuern.

Das **Aufführen einer Diagnose auf dem OP-Plan** bietet folgende Vorteile:

- erweiterte Aussagekraft der geplanten Operation, da die **OP-Diagnose** hilft, die geplante Therapie zu spezifizieren (Bsp.: die OP-Diagnose „Coxarthrose rechts" beschreibt gleichzeitig die Lokalisation der Therapie „TEP"),
- verbesserter Ansatz, – aufgrund der OP-Diagnose – im Vorfeld mögliche Therapieänderungen während der Operation zu erkennen und sich auf diese vorzubereiten (präventive Bereitstellung von Geräten, Mitarbeitern etc.) oder
- nachträglicher Abgleich der Veränderungsrate zwischen der auf dem OP-Plan fixierten präoperativen OP-Diagnose und der dann tatsächlich dokumentierten postoperativen Diagnose (je besser die präoperative Diagnose, desto verlässlicher ist der geplante Eingriff, desto wirkungsvoller ist die OP-Vorbereitung).

In dem gleichen Maße, wie die **OP-Diagnose** auf dem OP-Plan dem OP-Management die Möglichkeit gibt, sich inhaltlich verstärkt auf die geplanten Operationen vorzubereiten, verbessert die **Angabe der Narkoseart** auf dem OP-Plan die organisatorische Einbindung. Das Aufführen der Narkoseart gestattet

- den Bereitstellungszeitpunkt des Patienten zur Operation effizienter zu steuern (das Anlegen einer Spinale dauert meist länger und ist unkalkulierbarer als die Einleitung einer einfachen Intubationsnarkose, was bedeutet, dass der Patient früher in den OP-Saal von Station abgerufen werden muss) oder
- den Aufwand während oder nach der Narkose verbessert zu bestimmen und in den Gesamtablauf zu integrieren (Übernahme in den Ausleitraum, Übergabe an den Aufwachraum etc.).

Schwierig gestaltet sich die Frage, in welcher Form die Diagnose, die Therapie oder die Narkose dem OP-Plan zur Verfügung gestellt werden sollte. Für welche Art der Darstellung sich das OP-Management auch immer entscheidet, wichtig ist aber in jedem Fall, dass die Darstellungsform für alle Beteiligten bindend und gleich ist.

Theoretisch sind folgende Formen der Darstellung möglich:

Präoperative Diagnose:

- nach hausinternem Diagnosebegriff (Freitext)
- nach hausinternem Diagnosebegriff (aus Katalog)
- nach ICD-10-Begriff

Geplante Operation:

- nach hausinternem OP-Begriff (Freitext)
- nach hausinternem OP-Planungs-Begriff (aus Katalog)
- nach hausinternem OP-Begriff (aus Katalog)
- nach OPS-301-Begriff
- nach DRG-Mimik
- nach Abrechnungstarif-Begriff (GOÄ/DKG-NT/EBM etc.)

Geplante Narkose:

- nach hausinternem Narkosebegriff (Freitext)
- nach hausinternem Narkosebegriff (aus Katalog)
- nach OPS-301-Begriff
- nach Abrechnungstarif-Begriff (GOÄ/DKG-NT/EBM etc.).

Geplante Einleitstufe der Anästhesie (z. B.):

- Stufe 1 15 Min. normale Einleitung
- Stufe 2 30 Min. Einleitung mit Zusatzaufwand
- Stufe 3 45 Min. aufwendige Einleitung

Erfahrungsgemäß ist die **Darstellung der präoperativen Diagnose** nach dem ICD-Begriff nicht praktikabel und sinnvoll. Auch ist der Aufbau und die Pflege eines hausinternen Diagnose-Kataloges zur Darstellung sehr aufwendig und kann den individuellen Charakter einer präoperativen Diagnose meist nicht ausreichend darstellen, sodass es hier am praktikabelsten erscheint, mit einer **hausinternen Freitextbezeichnung** zu arbeiten.

Anders hingegen sieht dies bei der **geplanten Operation** aus. Dass sowohl der OPS-301-Begriff, als auch die DRG-Mimik oder unterschiedliche Abrechnungstarif-Begriffe nicht zur Darstellung geeignet sind, ergibt sich aus deren Struktur und dem Detaillierungsgrad.

Auch ist gerade aus organisatorischer Sicht dringend davon abzuraten, mit hausinternen Freitext-Begriffen zu arbeiten, da diese individuellen Begriffe keine

Überleitung in eine effiziente OP-Organisation erlauben und in ihrer Aussagekraft für das OP-Management meist diffus und wenig hilfreich sind. Auch ist die Verwendung verschiedener Begriffe für ein und die gleiche Operationsart (bspw. BII, Magenresektion nach BII, BillrothII etc.) organisatorisch nicht vertretbar und sorgt für unnötige Unklarheiten.

Die geplante Therapie ist für das OP-Management der Ausgangspunkt aller Tätigkeiten zur Vorbereitung und Durchführung. Aus diesem Grunde hat es sich bewährt, wie bereits beschrieben, einen **OP-Planungskatalog** aufzubauen und diesen zum verbindlichen Ausgangspunkt der aktuellen OP-Planung zu machen.

Aufgrund der Tatsache, dass es eine überschaubare und für alle Operationsarten gleich anzuwendende Anzahl an **Narkosearten** gibt, ist der Aufbau und die Verwendung eines **hausinternen Narkosekataloges** zur Planeintragung ebenfalls sinnvoll und praktikabel. Die im OPS-301 verwendete Struktur (unter 8–90 ff. im OPS-301-Katalog) kann hier als Grundlage genutzt werden, ist aber nicht ausreichend, um das gesamte und individuelle Leistungsspektrum dieser Abteilung aufzuzeigen.

Aus den gleichen Gründen wie bei der Operationsplanung führt die Verwendung eines Freitextes zur Anästhesieplanung organisatorisch in eine Sackgasse und sollte nicht ernsthaft erwogen werden.

Ein starkes Durchsetzungsvermögen wird dem OP-Management bei der Fragestellung abverlangt, ob und inwieweit vermeintliche OP-Zeiten Inhalt eines kurzfristigen OP-Planes sein sollten. Sehr skeptisch gesehen und darum abgelehnt wird dies meist von dem Operateur mit der Begründung, die Länge einer Operation sei nicht planbar und die Aufstellung geplanter Operationszeiten würde diese dann in eine Rechtfertigungsverantwortung bringen, falls die geplanten Zeiten nicht eingehalten würden.

Das OP-Management wiederum muss diese Angaben fordern, denn nur durch sie wird es in die Lage versetzt, die vermeintliche Zeitbelastung eines OP-Saales oder eines OP-Bereiches abzuschätzen und in die organisatorischen Überlegungen einzubeziehen. Das betrifft bspw. die Fragestellung, inwieweit bereits in der Planungsphase die vorhandene OP-Kapazität durch die Anzahl und die Ausprägung der geplanten Operationen überschritten wird. Auch spielt die Frage der geplanten Länge einer Operation eine entscheidende Rolle, wenn es darum geht, im OP-Alltag freigewordene Kapazitäten durch die räumliche Verlegung, das Einschieben oder das Anhängen einer Operation sinnvoll zu nutzen. Ein positiver Nebeneffekt von Zeitzuordnungen auf dem OP-Plan ist darin zu sehen, dass die Schätzenden lernen, Zeiten realistisch einzuordnen und „schön geredete" OP-Zeiten (um noch auf den OP-Plan zu gelangen) sukzessive relativiert (Abgleich: was wurde geschätzt/was war die tatsächliche Zeit) werden können.

Die Sinnhaftigkeit der **Aufnahme von geplanten OP-Zeiten** in den aktuellen OP-Plan vorausgesetzt, gibt es zwei Wege, diese Zeiten zu bestimmen:

- OP-Dauer nach individueller Angabe des Operateurs oder
- OP-Dauer aus vorhandenen, statistisch ermittelten Zeitwerten,

wobei das OP-Management bereits ermittelte Zeitwerte nur dann eigenständig den vorliegenden Plandaten zuordnen sollte, wenn der verantwortlich planende Operateur nicht gewillt oder in der Lage ist, individuelle Zeitangaben zur Operation zu machen (die konsequente Zuordnung und Organisationsumsetzung bereits ermittelter Zeitwerte seitens des OP-Managements wird jeden Operateur auf Dauer dazu bewegen, individuelle Angaben zur geplanten Operation zu machen, da er hierdurch wesentlich mehr Einfluss auf die Gestaltung des OP-Ablaufes erhält).

Unabhängig davon, wie die Zeiten ermittelt sind, die dem aktuellen Basisplan zu Grunde gelegt werden, es sollten die jeweiligen Schnitt-Nahtzeiten einer Operation sein. Erhobene oder individuell geschätzte Vor- bzw. Nachbereitungszeiten (Bruttozeiten) gehören bereichsintern in die jeweiligen Sekundärpläne.

Als **personelle Angaben auf einem Basis-OP-Plan** sind notwendig:

- *Geplanter Operateur:*
  - nach Kurzname oder
  - nach ausführlicher Bezeichnung
- *Geplanter 1. Assistent:*
  - nach Kurzname oder
  - nach ausführlicher Bezeichnung
- *Geplanter 2. Assistent:*
  - nach Kurzname oder
  - nach ausführlicher Bezeichnung
- *Geplanter Anästhesist:*
  - nach Kurzname oder
  - nach ausführlicher Bezeichnung
- *Geplante Instrumentier-Pflege:*
  - nach Kurzname oder
  - nach ausführlicher Bezeichnung

Wobei die Darstellung in Kurznamen vollkommen ausreichend ist und zur Übersichtlichkeit des Planes wesentlich beiträgt.

Die Kurznamen allerdings müssen allgemeingültig, aussagekräftig und dem OP-Management bekannt sein, um Unklarheiten oder unnötiges Nachfragen zu vermeiden. Die Funktion der jeweiligen Operateure kann sich aus der Reihenfolge ihrer Darstellung ergeben (Operateur an 1. Stelle, erster Assistent an 2. Stelle usw.).

Die Aufnahme des Anästhesisten oder der Instrumentierpflege in den OP-Basisplan hat sich als sinnvoll erwiesen, da hiermit sowohl dem OP-Management als auch den jeweilig beteiligten Mitarbeitern der unterschiedlichen Abteilungen und Berufsgruppen Ansprechpartner an die Hand gegeben werden, die die Kommunikation gerade im Vorfeld einer Operation wesentlich erleichtern.

Zuletzt sollte auf keinem OP-Basisplan die Möglichkeit fehlen, **Freitextinformationen** unterbringen zu können, die das OP-Management in die Lage versetzen, Informationen zu erhalten oder weiterzugeben, die keiner der vorher beschriebenen Planungs-Parameter zuzuordnen sind.

OP-Plan für: 4. März 2000 im OP 1: erstellt am: 03. 03. 2000
um: 14.00 Uhr

1	CH B 1	3434253	Meier, Hugo	47 m	Coxar- those links	TEP mit Zement (7411)	75	ITN	*OP:* Müll Telm Augt	*AN:* Hei *PF:* Dro	Ach- tung AIDS
2	CH B 8	3342591	Gunter- mann, Roswitha	69 w	Un- klares Knie, rechts	Athro- skopie (161)	15	ITN Mas.	*OP:* Müll AIP	*AN:* Hei *PF:* Dro	kommt von Zu- hause
"	"	"	"	"	"	"	"	"	"	"	"
"	"	"	"	"	"	"	"	"	"	"	"

Abb. 10: Planinhalte eines kurzfristigen OP-Basisplanes (Beispiel)

4.2.4 Die Reihenfolge der geplanten Operationen

Ein weiterer wesentlicher Gesichtspunkt, neben dem OP-Plan-Layout und den Inhalten, ist die Anordnung (Reihenfolge) der geplanten Operationen. Gerade eine unreflektierte Reihenfolge der geplanten Operationen stellt das OP-Management bei der Bewältigung der Tagesorganisation vor erhebliche Probleme. Ein prägnantes und nicht selten vorkommendes Beispiel ist immer wieder, wenn drei lap. Cholecystekomien nebeneinander auf den OP-Plan gesetzt werden, aber nur zwei Siebe zur Abarbeitung dieser Operationsart vorhanden sind. Zwangsläufig bedeutet dies, dass Wartezeiten entstehen, wenn eines der beiden Siebe noch nicht für die nächste Operation zur Verfügung steht.

Bei Betrachtung der Aspekte, die die Reihenfolge der geplanten Operationen beeinflussen sollten, sind folgende Einflüsse maßgeblich:

- Patientenvoraussetzungen
- Operationsvoraussetzungen
- Mitarbeitervoraussetzungen
- Geräte-/Instrumentariumsvoraussetzungen

Unter dem Stichpunkt **Patientenvoraussetzung** ist darauf zu achten, dass die Rangfolge der geplanten Operationen sich auch an den Interessen der zu operierenden Patienten orientieren sollte (auch ein Marketing-Aspekt mit zunehmender Bedeutung!). Ein Diabetespatient hat mehr Probleme damit, zur Narkose nüchtern zu bleiben, als ein in dieser Hinsicht gesunder Patient und sollte somit an den Beginn eines OP-Programms gesetzt werden. Ein Patient, der erst am Morgen des Operationstages ins Krankenhaus kommt, sollte wiederum nicht als Erster auf dem OP-Plan stehen.

Operationsvoraussetzungen sind Ausprägungsmerkmale einer Operation, die den Ablauf und die Steuerungsmöglichkeit der OP-Abfolge wesentlich beeinflussen. Schwierige oder unkalkulierbare Operationen gehören an den Beginn eines OP-Tages, damit das OP-Management in die Lage versetzt wird, die folgenden, kürzeren Operationen sinnvoll und gleichmäßig auf die frei werdenden Kapazitäten zu verteilen. Lange und kalkulierbare Operationen dagegen sind besser gegen Ende eines OP-Tages aufgehoben, weil sie weniger Organisationsaufwand erfordern und dem OP-Management somit Gelegenheit geben, anderweitigen Tätigkeiten nachzugehen. Auch ist es besser, eine gleichmäßige Verteilung unterschiedlich langer Operationen auf die verschiedenen OP-Säle anzustreben, um somit den Organisationsaufwand für die einzelnen OP-Säle anzugleichen.

Mitarbeitervoraussetzungen berücksichtigen die Tatsache, dass es Operationen gibt, die eher mitarbeiterfixiert sind (also nur von speziellen Mitarbeitern durchgeführt oder assistiert werden können oder sollen), und solche, die relativ unabhängig von der Qualifikation der Mitarbeiter ausgeführt werden können. Nicht näher ausgeführt werden muss, dass natürlich darauf zu achten ist, Operationen, die auf einen Mitarbeiter fixiert sind, nicht parallel anzusetzen. Aber auch die parallele, zeitverschobene Ansetzung sollte immer einen Spielraum lassen (z. B. eine andere, nicht mitarbeiterfixierte Operation dazwischen zu legen), die eventuelle Überlängen der vorhergehenden Operation abfängt und das Warten eines gesamten OP-Teams auf einen, noch im anderen OP-Saal beschäftigten Mitarbeiter verhindert.

Das Problem der **Geräte-/Instrumentariumsvoraussetzung** für eine Operation wurde bereits an dem Beispiel der lap. Cholecystektomie verdeutlicht. Entschärft werden kann dies, indem nicht in genügendem Maße vorhandene Geräte oder Instrumentarien (auch als Freitext) bereits in den OP-Basisplan aufgenommen und den einzelnen Operationen zugeordnet werden, um dem OP-Management die Möglichkeit eventueller Überschneidungen frühzeitig zu signalisieren.

4.2.5 Der Aufbau von Sekundär-OP-Plänen zur OP-Organisation

Infolge eines OP-Basisplanes scheint es angebracht, für jeden in die Operation eingebundenen Bereich einen sogenannten Sekundärplan aufzubauen. Diese dienen zur internen Organisation der Abläufe dieser Bereiche, als Arbeitsunterlage für die Mitarbeiter und als Zusatzinformation für das OP-Management (und können gegebenenfalls auch zur späteren Dokumentation herangezogen werden).

Die Aufstellung dieser Parameter obliegt allein dem betroffenen Bereich und ist von diesem zu verantworten.

Da als **Sekundärplan-Inhalte** eine große, sehr individuelle Palette an Parametern in Betracht kommt, seien hier nur einige der wichtigsten aufgezählt:

Sekundärplan-Inhalte der schneidenden Fachabteilung:

- spezielle administrative Angaben zum Patienten (Hausarzt, Versicherung etc.)
- weitere Einteilung der Operateure
- spezielle med. Angaben zum Patienten (Zustand, Vorerkrankungen, letzte Operation etc.)
- Kurzbeschreibung der Operationsmethode
- Art der Abdeckung
- benötigtes, individuelles Material (Prothesen etc.)
- Zusatzleistungen am Patienten im OP-Saal (spezielle Lagerung, Gips anlegen etc.)
- benötigte Unterlagen zur Operation (Röntgenbilder, Laborwerte etc.)
- Verbringung des Patienten nach der Operation (Station, Intensivabteilung, Röntgen etc.
- spezielle Dokumentationsanforderungen (Qualitätssicherungsbogen etc.)

Sekundärplan-Inhalte der OP-Pflege:

- weitere Einteilung des Pflegeteams
- benötigter OP-Tisch und Lagerung
- notwendige Maßnahmen am Patienten
- Art der OP-Abdeckung
- Kurzbeschreibung des Operationsvorganges
- bereitzustellendes OP-Material:
  - benötigtes Abdeckungsmaterial
  - benötigte Nahtmaterialien
  - benötigte Siebe und Container
  - benötigte Prothesen
- bereitzustellende Gerätschaften (Röntgen, Video etc.)
- OP-Besonderheiten (wird von unerfahrenem Assistenzarzt durchgeführt etc.)

- voraussichtliche Zusatzleistungen (Unterstützung Gips anlegen, Magensonde legen etc.)
- spezielle Dokumentationsanforderungen (Schnellschnitt etc.)

Sekundär-Planinhalte der Anästhesie:

- weitere Einteilung der Narkoseärzte (Einleitungsunterstützung, Ablöseunterstützung etc.)
- Einteilung des Anästhesiepflege-Teams
- spezielle administrative Angaben zum Patienten (Hausarzt, Versicherung etc.)
- spezielle med. Angaben zum Patienten (Zustand, Vorerkrankungen, letzte Narkose etc.)
- benötigte Unterlagen zur Narkose (Röntgenbilder, Laborwerte etc.)
- Kurzbeschreibung des Narkosevorganges
- Zusatzleistungen am Patienten (Magensonde schieben, Zusatzkanüle schieben etc.)
- bereitzustellende Medikamente
- bereitzustellende Materialien
- Überstellung des Patienten nach der Narkose (Aufwachraum, Intensivstation etc.)
- spezielle Dokumentationsanforderungen (Qualitätssicherungsbogen etc.)

Jeder Praktiker, der diese lange Liste an **Zusatz-Parametern** liest, wird nun zu Recht fragen, wer denn in der Hektik des OP-Alltages die Zeit hat, diese Sekundärpläne aufzubauen und zeitnah zu aktualisieren, und ob der Aufwand hierfür tatsächlich auch im Verhältnis zum gegebenen Nutzen steht.

Ganz klar betont werden muss, dass der Aufbau dieser Sekundärpläne ohne eine **EDV-Unterstützung** nicht praktikabel und somit zwecklos ist. Sowohl die Abfrage und Übernahme bereits vorhandener Daten, als auch die Möglichkeit der Standardisierung von Operationen und den sich daraus ergebenden unterschiedlichen Ressourcen-Zuordnungen und Prozessabläufen der schneidenden Bereiche, der OP-Pflege und der Anästhesie, sind Voraussetzung zur Sekundär-Plan-Schreibung. Sind diese Voraussetzungen gegeben, wird der tatsächliche Aufwand zur Sekundär-Planerstellung auf ein Minimum beschränkt, da nur noch die OP-Daten zu verarbeiten sind, die aus dem vorgegebenen Standard herausfallen oder die nicht standardisiert werden können.

Unter der Prämisse,

- dass ein Großteil der hier aufgeführten Daten nachträglich sowieso dokumentiert wird oder in Zukunft dokumentiert werden muss und
- die Krankenkassen oder Krankenhausverwaltungen verstärkt die Standardisierung von Leistungsprozessen und Materialverbräuchen abfordern werden,
- sollte sich für das OP-Management nicht mehr die Frage stellen, ob diese Daten benötigt werden, sondern wie und wann diese Daten zur OP-Organisation am effizientesten eingesetzt werden können, nämlich bereits bei der OP-Planung.

Ein positiver Nebenaspekt der Sekundär-Pläne ist sicherlich die Tatsache, dass den Mitarbeitern „**Arbeitspapiere**" an die Hand gegeben werden, nach denen sie ihre Tätigkeiten ausrichten können, was gerade die Einarbeitung neuer Mitarbeiter oder die Weiterbildung bereits vorhandener Mitarbeiter wesentlich erleichtert und das OP-Management somit entlastet.

4.2.6 Ablauforganisatorische Vorgaben zur aktuellen OP-Tages-Planung

Der gute organisatorische Aufbau der kurzfristigen OP-Planung (Plan-Inhalte, Plan-Layout etc.) nutzt wenig, wenn diese nicht eingebunden ist in **verbindliche ablauforganisatorische Vorgaben**. Diese Aufgabe zu bewältigen, ist für das OP-Management schwer, da sie bedeutet,

- jeden Tag die festgelegten Abläufe zu überwachen,
- bei Missachtung der Abläufe Konsequenzen zu ziehen und durchzusetzen und
- den Nutzen der festgelegten Abläufe permanent erneut unter Beweis zu stellen.

Dass die Ablauforganisation einer kurzfristige OP-Planung nicht nur darin bestehen kann, einen OP-Plan (meist im Chefarztsekretariat) zu schreiben, diesen dann im OP-Saal auszuhängen und im Laufe des Abends oder der Nacht nach Belieben zu verändern, ist vielen klar, und dennoch ist dies alltäglich. Der Grund hierfür ist in der Tatsache zu sehen, dass kein oder ein sehr stiefmütterliches OP-Management betrieben wird.

Der **Ablauf einer kurzfristigen OP-Planung**, die den Namen auch verdient hat, vollzieht sich in drei Schritten:

- Vorplanung der schneidenden Fachbereiche
- Sondierung der Vorplanung und Echtplangestaltung
- Echtplanfreigabe und -überwachung

Ausgangspunkt der Überlegung ist, dass ein echter OP-Plan erst dann aufgestellt werden kann, wenn die Wünsche der schneidenden Fachbereiche mit den tatsächlich vorhandenen OP-Kapazitäten abgeglichen sind. Der planende Operateur weiß zum Zeitpunkt seiner Planungsüberlegung weder, ob der planende Operateur einer anderen Fachabteilung die ihm zugewiesenen OP-Kapazitäten für den folgenden Tag tatsächlich benötigt (er vielleicht zusätzliche Kapazitäten erhält) oder ob die vorhandenen Personalkapazitäten der Anästhesie oder der OP-Pflege tatsächlich zur Erfüllung seiner Wünsche ausreichen.

Somit ist der erste Schritt einer kurzfristigen OP-Planung die ungefilterte Benennung aller Operationen pro Fachabteilung, die am nächsten Tag erfolgen sollen. Diese Nennung der Wunsch-Operationen der Fachabteilungen erfolgt innerhalb des generell vorgegebenen, fachabteilungsbezogenen Planungskontingents für diesen Tag und sollte verbindlich bis zu einem festgesetzten Zeitpunkt vonstattengehen. Die Festlegung eines verbindlichen Abgabezeitpunktes ist zwingend notwendig, damit alle Planungswünsche zusammen beurteilt werden können und die Echtplangestaltung innerhalb der Arbeitszeit (wichtig für die rechtzeitige Information beteiligter Mitarbeiter und Bereiche) am Vortag abgeschlossen werden kann. Diese Festlegung lässt sich aber nur dann durchsetzen, wenn deren Nichtbeachtung auch Konsequenzen hat (Nichtberücksichtigung bei der Planung, Vergabe eines Teiles des Planungskontingentes an andere Fachabteilungen etc.), deren Durchsetzung dann Aufgabe des OP-Managements ist.

Nach der **Zusammenführung aller Wunschpläne der Fachabteilungen** erfolgt, in Zusammenarbeit zwischen dem **OP-Management** und den jeweils autorisierten Beauftragten der betroffenen Bereiche, die Gestaltung des Echtplanes. Des Planes also, der dann für alle Bereiche und Mitarbeiter verbindlich gilt. Entscheidend ist, dass die Besprechung zur Echtplangestaltung immer zum gleichen Zeitpunkt des Tages und am gleichen Ort erfolgt, damit sich jeder Teilnehmer darauf einrichten oder einen Vertreter entsenden kann. Jeder Teilnehmer an der Besprechung muss autorisiert sein, eventuellen Planänderungen zuzustimmen und diese innerhalb seiner Abteilung zu vertreten. Nimmt kein oder ein nicht autorisierter Mitarbeiter eines Bereiches teil, können Planänderungen über den Kopf dieser Abteilung beschlossen und durchgesetzt werden.

Nach der **Gestaltung des Echtplanes** wird dieser verabschiedet und den betroffenen Abteilungen und Bereichen (wieder zu einem festgelegten Zeitpunkt) zugeleitet. Der dann verbindliche Plan kann nur noch in Abstimmung mit dem OP-Management verändert werden und dient als Ausgangspunkt für die OP-Organisation des folgenden Tages.

Ablaufvoraussetzungen einer kurzfristigen OP-Plan-Organisation:

Planungsphase I: Wunschplanung der Fachabteilungen

- Planungsverantwortlichkeit für Bereiche festlegen (welcher Bereich nimmt an Planung teil)
- Uhrzeit der OP-Plan-Abgabe für den nächsten Tag festlegen (z. B. 14:00 Uhr)
- OP-Plan-Annahme-Ort festlegen:
  - zentraler Briefkasten
  - an Steuerstelle
  - über Boten
  - via EDV-Datenübermittlung
- Annahme-Kriterien festlegen:
  - Unterschrift des Planungsbeauftragten der Abteilung oder des Bereiches
  - Einhaltung des OP-Plan-Abgabezeitpunktes
  - Plan-Layout eingehalten
  - OP-Plan-Inhalt ist vollständig

- Nachfrageprozedere festlegen bei:
  - noch nicht eingetroffenem OP-Wunsch-Plan
  - unklaren Plan-Angaben
  - nicht realistischen Plan-Wünschen

Planungsphase II: Echt-Plan-Gestaltung

- Uhrzeit der OP-Teamsitzung festlegen
- Ort der OP-Teamsitzung festlegen
- Verantwortliche Teilnehmer der OP-Teamsitzung (oder Vertreter) festlegen:
  - OP-Management
  - schneidende Fachbereiche
  - Anästhesie
  - OP-Pflege

- Kompetenzen des OP-Planungsteams festlegen:
  - Operation absetzen (für den geplanten Tag)
  - Operation räumlich verschieben (innerhalb des Zentral-OPs)
  - Operation zeitlich verschieben (innerhalb des OP-Plan-Tages)
  - Konsequenzen bei Nichtteilnahme an OP-Teamsitzung
  - Konsequenzen bei Nichteinhaltung der Abgabezeit
  - Konsequenzen bei unvollständigem OP-Plan-Inhalt

- Planbewertung vornehmen:
  - Annahme-Kriterien erfüllt? (Nachbesserung)

- vorhandene Kapazitäten überprüfen:
  - Raumkapazitäten
  - Zeitkapazitäten
  - Narkose-Arzt-Kapazitäten
  - Anästhesie-Pflege-Kapazitäten
  - OP-Pflege-Kapazitäten
  - Material-/Geräte-Kapazitäten

- OP-Reihenfolge überprüfen nach:
  - Art der Operation
  - Dringlichkeit der Operation
  - vermeintlicher Dauer des Eingriffs
  - septischer/aseptischer Eingriff
  - Patientenzustand
  - Materialien-/Geräte-Überschneidungen

- OP-Plan-Freigabezeitpunkt festlegen

Planungsphase III: Echt-Plan-Freigabe und -Überwachung

- Echt-OP-Plan-Gestaltung:
  - Aufbau des verbindlichen OP-Planes

- Erstellung des OP-Planes in:
  - Papierform oder
  - Datenträgerform
- Echtplan-Freigabe und -Übersendung an:
  - betroffene schneidende Fachbereiche
  - Anästhesieabteilung
  - Stationen/Intensivbereiche/Ambulanzen
  - Steri-Abteilung/Lager (bei Bedarf)
  - Aushang des Planes im OP-Bereich/Aufwachraum
- Echtplan-Überwachung:
  - Verbindlichkeitszeitpunkt festlegen:
    (z. B. OP-Plan gilt verbindlich bis 7:00 Uhr des nächsten Morgens, eventuelle Änderungsanliegen seitens der Fachbereiche oder Abteilungen werden dann vom OP-Management bearbeitet)
- Form der Änderungsanliegen festlegen:
  - mündliche Form oder
  - schriftliche Form
- Ansprechpartner und Ort bei Änderungsanliegen festlegen:
  - OP-Management/zentrale OP-Steuerstelle oder
  - diensthabender Anästhesist/Piepser

Als Änderungsanliegen wird hier nicht die Nachmeldung neuer Operationsanforderungen bezeichnet, sondern die Veränderung oder Streichung der bereits geplanten Operationen.

4.2.7 Erste Operation auf dem OP-Plan

Ein wesentlicher Aspekt der OP-Planung ist in der Festlegung des ersten Punktes auf dem OP-Plan zu sehen. Zum einen sollte bei dieser Operation sichergestellt sein, dass sie auch wirklich stattfindet und nicht durch eine andere Operation ersetzt wird (Erstpatient-Stabilität). Ein Änderung kostet i. d. R. viel Zeit und Geld, da bereits erledigte Vorarbeiten gerade der OP- oder Anästhesiepflege zunichte gemacht werden und zeitliche Verzögerungen bereits zu diesem Zeitpunkt den Ablauf des OP-Programms negativ beeinflussen.

Zum anderen muss geklärt werden, welche Zeit mit der Startzeit dieser ersten Operation gemeint ist. Der Zeitmarker „erster Schnitt" hat i. d. R. den Vorteil, dass dieser Zeitpunkt exakt definiert und gemessen werden kann. Nachteilig ist, dass ein fixierter erster Schnitt von allen Berufsgruppen einen flexiblen morgendlichen Arbeitsbeginn verlangt, da der Vorbereitungsaufwand, sowohl chirurgisch als auch anästhesiologisch und oft auch pflegerisch, unterschiedlich hoch ist und der jeweilige Tätigkeitsbeginn dann auf den ersten Schnitt ausgerichtet sein muss.

Eine andere Alternative als Zeitmarker für die erste Operation auf dem OP-Plan ist die Freigabezeit der Anästhesie. Dies bedeutet, die Anästhesie gibt den Patienten zu einem fest definierten Zeitpunkt zur Operation frei, der Chirurg oder die OP-Maßnahme steht ab diesem Zeitpunkt bereit, um die ersten Maßnahmen am Patienten vorzunehmen. Bei dieser Alternative ist es wichtig, dass die Anästhesie sogenannte „Einleitungsstufen" definiert (z. B. normale Einleitung 15 Min., Einleitung mit Zusatzaufwand 30 Min. und aufwendige Einleitungen 45 Min.).

Die Idee dahinter ist, dass auf dem OP-Plan immer ein Freigabezeitpunkt bei einer „normalen Einleitung" vermerkt wird. Erwartet der Anästhesist eine aufwändigere Einleitung, so wird diese Einleitungsstufe auf dem OP-Plan vermerkt und der Operateur kann erkennen, dass sich der morgendliche Beginn um 15 oder 30 Min. verschiebt. Falls der Anästhesist während einer Einleitung eine Aufwandssteigerung bemerkt, kann er die neue Einleitstufe entweder direkt dem Operateur oder dem OP-Management mitteilen. Diese Vorgehensweise erspart dem Operateur zumindest unnötige Wartezeiten auf die Narkosefreigabe.

4.2.8 Die Integration der Nachmeldungs-Operation in die aktuelle OP-Planung

Der größte „Feind" der aktuellen OP-Planung ist die **Notfall-Operation**. Auch hier sind die Zahlen des OP-Barometers interessant. Während 2015 im Durchschnitt ca. 59 % der Befragten die Frage, ob Notfall-Operationen gut in das Tagesprogramm integriert werden, mit „eher ja" beantworteten, ergab der Vergleich zwischen den OP-Abteilungen wiederum, dass es Bereiche gibt, die diese Frage mit fast 100 % bejahen, während die Schlusslichter bei nur ca. 12 % liegen. Auch bei diesen Werten zeigt sich, dass die Frage der Nachmeldungsorganisation in die aktuelle OP-Planung primär ein Thema der OP-Organisation ist, also von guten Organisationsstrukturen wesentlich besser bewältig werden kann als von schlechten.

Die Frage, wie Notfälle im OP-Alltag in die vorhandene Organisation einzubinden sind und welche Voraussetzungen hierfür geschaffen werden sollten, wird noch zu erörtern sein. Für den Zeitraum zwischen OP-Plan-Freigabe und Beginn des nächsten OP-Tages muss, gerade im Interesse der Stabilität des OP-Planes, gelten, dass *in der Nacht auftauchende Notfälle auch in der Nacht zu operieren sind* (was eigentlich logisch ist, denn eine echte Notfall-Operation ist dann ein Notfall, wenn sich seine operative Abarbeitung nicht verschieben lässt), um somit eine indirekte Ausweitung der OP-Tages-Kapazitäten einer Fachabteilung durch vermeintliche, aber doch aufschiebbare Notfallmeldungen zu verhindern.

Aufschiebbare Operationsanforderungen, die in der Nacht entstehen, sollten somit nicht als **Notfall-Operation** bezeichnet werden, sondern als **Nachmeldungs-Operationen**. Ihre Integration in den aktuellen OP-Tagesplan findet am Morgen eines jeden OP-Tages statt und ist eine Aufgabe des OP-Managements.

Wichtig ist auch bei dieser Tätigkeit, dass das OP-Management Strukturen aufbaut und verbindlich mit den Fachabteilungen abstimmt, nach denen diese Nachmeldungen abgearbeitet werden. Zu diesen Strukturen zählt nicht nur die geordnete Anmeldung der Nachmeldungsanliegen, sondern auch die aktuelle Konfrontation der nachmeldenden Fachabteilungen mit den Konsequenzen der Nachmeldung (eventuell müssen andere Operationen abgesetzt werden) zu Beginn des OP-Tages und die Information der beteiligten Mitarbeiter über Veränderungen des aktuellen OP-Planes.

Sinnvoll seitens des OP-Managements ist es auch, das Nachmeldungsverhalten der Fachabteilungen und die organisatorische Abwicklung der Nachmeldung zu dokumentieren, um somit eine nachträgliche „Anpassung" der Planungskapazitäten der betroffenen Fachabteilung vornehmen zu können. Voraussetzung für eine aussagefähige Nachmelde-Dokumentation ist neben der Aufzeichnung

- wann die Nachmeldung bzw.
- durch wen die Nachmeldung abgegeben wurde und
- wann die nachgemeldete Operation dann tatsächlich durchgeführt wurde

die Festlegung von verbindlichen Notfallstufen, ohne die eine Nachmeldung vom OP-Management nicht angenommen werden sollte.

Beispiel für Notfallstufen
Notfallstufe 1: vitaler Notfall (Operation wird sofort durchgeführt, notfalls andere Operation unterbrochen).
Notfallstufe 2: akuter Notfall (Operation wird im nächst freien OP-Saal durchgeführt).
Notfallstufe 3: aufgeschobene Dringlichkeit (Operation muss innerhalb von 4 bis 6 Stunden erfolgen).
Notfallstufe 4: akute Nachmeldung (Operation erfolgt im Anschluss an das Elektiv-Programm).
Notfallstufe 5: einfache Nachmeldung (Operation erfolgt zum frühestmöglichen Zeitpunkt am nächsten Tag).

Die Praxis zeigt, dass mit den beschriebenen Nachmeldungsparametern das OP-Management in die Lage versetzt wird, Nachmeldungen mittel- und langfristig zu hinterfragen. Ein Grund hierfür wäre bspw., wenn bei einer bestimmten Fachabteilung Nachmeldungen bestimmter Notfallstufen immer zu ähnlichen Zeiten oder an ähnlichen Tagen auftauchen. Oder wenn die Nachmeldungsanforderungen in einem quantifizierbaren Verhältnis zur Ab- oder Anwesenheit bestimmter Operateure stehen.

Hilfreich bei der Integration von Nachmeldungen – gerade bei der Reihung von Nachmeldungen nach der Kernbetriebszeit mit eventuell nur noch einem OP-Saal – ist es auch, wenn die jeweiligen Fachabteilungen dem OP-Management Listen zur Verfügung stellen, bei welcher Operation normalerweise welche Nachmeldungsstufen indiziert sind. Solche Listen helfen nicht selten, Verteilungskämpfe um geringe Notfallkapazitäten zu entschärfen bzw. zu versachlichen.

Generell ist es sinnvoll, wenn das OP-Management ein Integrationsprozedere von Nachmeldungsoperationen gemeinsam mit den Operateuren festlegt und dieses im OP-Statut verankern.

Integrationsschema von Nachmeldungs-Operationen in den aktuellen OP-Plan:

- *Festlegung der Nachmeldungsannahme:*
  - an Steuerstelle
  - über Piepser
  - bei morgendlicher OP-Besprechung
- *Definition der benötigten Informationen:*
  - OP-Bezeichnung (Diagnose/Therapie)
  - Nachmeldungsart (Notfall, Zusatz-Operation etc.)
  - Notfallstufe
  - Patientenauskunft (Geschlecht, Alter, Aufenthaltsort etc.)
- *Voraussetzungen zur Operation:*
  - vorhandene Patientenunterlagen
  - noch benötigte Patientenunterlagen
  - vorhandene Anästhesieabklärung
  - benötigter OP-Saal (Präferenzen)
  - benötigte Ressourcen (Materialien, Geräte etc.)
- *Personelle Vorgaben:*
  - benötigtes Operationsteam (Arztteam, Pflegeteam)
  - benötigtes Narkoseteam
  - benötigte zusätzl. Mitarbeiter (Hebamme, Kardiotechniker)
- *Postoperative Vorgaben:*
  - benötigte Folgeleistungen (Funktionsbereiche)
  - benötigter Patientenaufenthalt (Stations-/Intensivbett
  - benötigte Ressourcen (Sitzwache, Überwachungsgeräte)
- *OP-Abklärung:*
  - maximaler Erfüllungszeitpunkt der OP-Vorgaben (bis wann muss Tätigkeit erfolgt sein)
  - maximaler Erfüllungszeitpunkt der pers. Vorgaben und Alternativen
  - Abklärung der postoperat. Vorgaben
- *Anforderer-Rückkopplung:*
  - Anfordererinformation über mögliche Ort-/Zeitalternativen
  - Festlegung der OP-Zeit
  - Festlegung des OP-Ortes
  - Festlegung des Mitarbeiterteams

- *Akut-Benachrichtigung:*
  - Benachrichtigung der betroffenen Mitarbeiter
  - Benachrichtigung des derzeitigen Patientenbetreuungsbereiches
  - Benachrichtigung benötigter Funktionsabteilungen
  - Anforderung benötigter Unterlagen
- *Planumstrukturierung:*
  - Neuordnung der geplant vorhandenen Operationen
  - Verschiebung geplanter Operationen (Zeit/Ort)
  - Aussetzung geplanter Operationen
  - Absetzung geplanter Operationen
  - Neu-Erstellung eines aktuellen OP-Planes
- *Allg. Benachrichtigung:*
  - Benachrichtigung der betroffenen Mitarbeiter
  - Benachrichtigung der betroffenen Patientenbetreuungsbereiche
  - Benachrichtigung betroffener Funktionsbereiche
- *Durchführungsüberwachung* (analog Patientenorganisation)
  Dokumentation:
  - Art des Nachmeldung
  - Uhrzeit der Nachmeldung
  - Uhrzeit der Leistungserbringung
  - Nachmeldungskriterien erfüllt

4.3 Die mittelfristige OP-Reservierung und deren Organisation

Obwohl Einsicht darin besteht, dass die **langfristige Auslastung von OP-Sälen** und die Bereitstellung von Mitarbeitern und Materialien optimiert werden kann, wenn OP-Kapazitäten nicht nur kurzfristig verplant werden, steckt die **mittelfristige OP-Reservierung** noch in den Kinderschuhen.

Unter mittelfristiger OP-Reservierung ist zu verstehen, dass Teile der OP-Planungskapazitäten eines überschaubaren (deshalb mittelfristigen) Zeitraumes den Fachabteilungen zur Verfügung gestellt werden, um bestimmte Termine oder Zeiträume für bereits bekannte Operationsanforderungen zu sperren.

Voraussetzung für die OP-Reservierung ist also die verbindliche Festlegung von **Reservierungskontingenten** pro Fachabteilung. Diese Kontingente sind Zeitkontingente und können

- pro Reservierungsmonat,
- pro Reservierungswoche oder
- pro Reservierungswochentag

festgelegt werden, wobei sich die **Reservierung pro Wochentag** als sinnvoll erwiesen hat. Sie vermittelt sowohl der reservierenden Fachabteilung als auch dem OP-Management die meiste Übersichtlichkeit über die bereits reservierten Operationen. Auch lässt sie sich am praktikabelsten handhaben, wenn es darum geht, den Reservierungsplan in den aktuellen OP-Plan zu integrieren oder den Fachabteilungen die Größe des noch verbleibenden „Restkontingents“ zur aktuellen OP-Planung an die Hand zu geben.

Es ist zwar fast selbstverständlich, sollte aber doch noch einmal erwähnt werden: Je höher das ausgeschöpfte Reservierungskontingent eines Fachbereiches ist, desto niedriger wird das Kontingent, das zur aktuellen OP-Planung zur Verfügung steht. Diesen Zusammenhang allen Beteiligten nochmals vor Augen zu führen, ist deswegen wichtig, weil nicht selten der Versuch unternommen wird, im Rahmen der Einführung von Reservierungskontingenten – quasi durch die Hintertür – das Gesamtplanungskontingent einer Fachabteilung zu erhöhen.

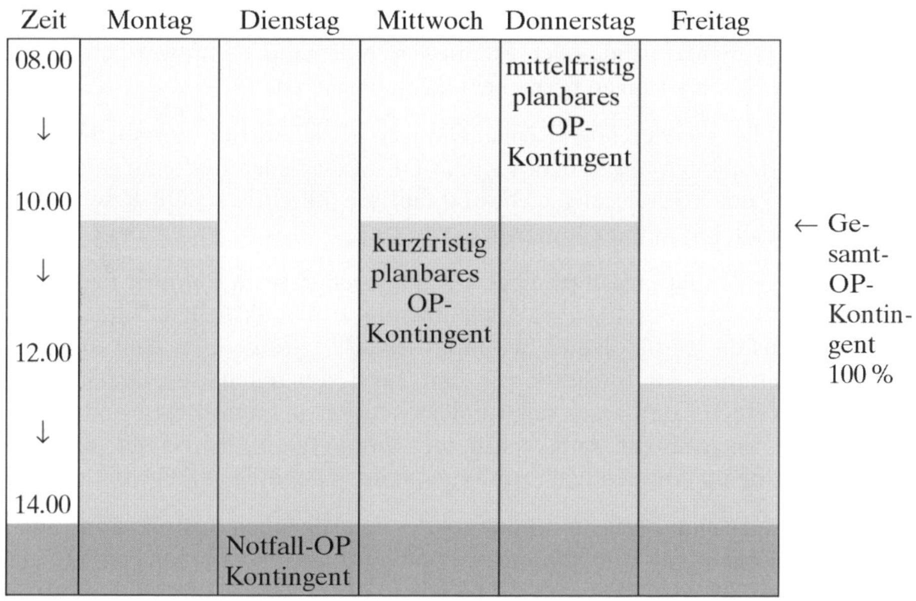

Abb. 11: Bereitstellung des mittelfristigen Planungskontingentes (Beispiel)

Im Unterschied zur aktuellen OP-Planung existiert bei der mittelfristigen OP-Reservierung nur ein Bruchteil an Informationen zu dem Patienten oder zu der gewünschten Operationsart, die dem OP-Management zur Verfügung gestellt werden können. Auch kann eine Zuordnung der entsprechenden Mitarbeiter (mit Ausnahme des Operateurs) in diesem Stadium noch nicht erfolgen, so dass bei der mittelfristigen OP-Reservierung letztlich nur die Vergabe von OP-Zeit-Kapazitäten im Vordergrund steht.

Als **Reservierungsinhalte** sind letztlich nur

- die Fachabteilungsbezeichnung,
- das OP-Datum,
- der OP-Saal,
- der Name des Patienten,
- der OP-Begriff (wenn möglich aus dem OP-Planungs-Katalog),
- der Operateur und
- die vermutliche Dauer der Operation

notwendig. Alle anderen Angaben können erst bei der Integration der OP-Reservierung in den aktuellen OP-Tagesplan erhoben werden.

Wenngleich also Anforderungen an die Inhalte der OP-Reservierung ungleich niedriger sind als bei der aktuellen OP-Planung, so ist es doch notwendig, das Prozedere verbindlich festzulegen und zu überwachen. So darf es bspw. nur eine zentrale Stelle geben, an der OP-Reservierungen getätigt werden können, es muss sichergestellt werden, dass die Reservierungen auch mit fundierten Operationsabsichten untermauert sind, oder es muss sich jemand verantwortlich darum kümmern, die Reservierungen permanent zu aktualisieren.

Auch müssen die reservierenden Fachabteilungen in die Pflicht genommen werden, wichtige Informationen unverzüglich an das OP-Management weiterzuleiten, denn wie jede Form der Reservierung, steht und fällt die mittelfristige OP-Reservierung mit ihrer Aktualität und ihrer Verlässlichkeit.

Schwierigste Organisationsaufgabe des OP-Managements im Rahmen der mittelfristigen OP-Reservierung ist deren **Überführung in den aktuellen Tagesplan**. So muss einerseits ein verbindlicher Zeitpunkt festgelegt werden, an dem die reservierten Operationen zur Integration in den Tagesplan seitens der Fachabteilung freigegeben werden, um daraus das verbleibende Restplanungskontingent für die Fachabteilung zu ermitteln. Andererseits müssen die (geringen) bereits vorhandenen Planungsinhalte mit den noch zur Tagesplanung benötigten aufgefüllt werden.

Da es – wegen der notwendigen Ermittlung des verbleibenden **Restplankontingentes** – nicht ausreicht, die Übernahmebestätigung für die Operationen erst im Laufe der alltäglichen OP-Plan-Besprechung zu erhalten, muss diese Information bereits einen Tag vor dieser Besprechung erfolgen. Das bedeutet, dass eine spezielle Kommunikation zu diesem Zwecke zwischen OP-Management und Fachabteilung aufgebaut werden muss. Vorstellbar ist dies in Form einer verbindlichen Übernahmebestätigung, die für den jeweilig betroffenen OP-Tag zu einem festgelegten Zeitpunkt permanent dem OP-Management zur Verfügung gestellt wird.

Integrationsschema der mittelfristigen OP-Reservierung in die OP-Plan-Organisation:

- *Reservierungs-Annahme festlegen:*
  - an Steuerstelle
  - durch direkte Plan-Eintragung und
  - via EDV-Datenübermittlung/EDV-Programm
- *Annahme-Kriterien aufbauen:*
  - Reservierung durch autorisierten Mitarbeiter der Abteilung
  - frühester Reservierungs-Annahmezeitpunkt
  - OP-Saal/Fachbereichs-Reservierungskapazität festlegen und
  - OP-Reservierungs-Inhalt:
    - Reservierungs-Tag
    - Reservierungs-Saal
  - Patientenidentifikation (Name, Geschlecht, Geburtsdatum etc.)
  - Freitext-Leistungsidentifikation Therapie(n)
  - vermeintliche OP-Dauer (Schnitt-Naht-Zeit + Arztrüstzeit)
  - vermeintlicher Operateur und
  - erforderliche Zusatzleistungen (Röntgen, Schnellschnitt)
- *Bewertung der Vorgaben festschreiben:*
  - Bewertungszeitpunkt festlegen
  - direkte Bewertung (mit Patientenzusage)
  - Bewertung zum Stichtag (mit Reservierungszusage)
  - Annahme-Kriterien erfüllt? (Nachbesserung)
  - vorhandene Kapazitäten überprüfen:
    - Raumkapazitäten
    - Zeitkapazitäten und
    - Material-/Geräte-Kapazitäten
  - OP-Reihenfolge überprüfen nach:
    - Art der Operation
    - vermeintlicher Dauer des Eingriffs
    - septischer/aseptischer Eingriff
    - Patientenzustand und
    - Materialien-/Geräte-Überschneidungen
- *Fortschreibung organisieren:*
  - Änderungsmeldung absetzen
  - Reservierungslöschung
  - Reservierungsänderung und
  - Änderung verarbeiten

- *Einordnung in den kurzfristigen OP-Plan ermöglichen:*
  - endgültiges O.K. der Reservierung einholen (2 Tage vor OP)
    verfügbares OP-Plankontingent den schneidenden Bereichen mitteilen (am Abend 2 Tage vor OP-Tag),
    Chefarztsekretariat und
    Stationen/Ambulanzen und
    Reservierungsinhalt in OP-Planinhalt umwandeln (im Rahmen der aktuellen OP-Planung)
- *Reservierungsdokumentation betreiben:*
  - Reservierungshäufigkeit pro Abteilung
  - Verhältnis Reservierungszeitpunkt/OP-Zeitpunkt pro Abteilung
  - Reservierungsqualität pro Abteilung

4.4 Die langfristige OP-Reservierung und deren Organisation

Die langfristige OP-Reservierung und deren Organisation gehört nicht in die Hände des OP-Managements, sondern sie ist – so sie denn betrieben wird – **Aufgabe der jeweiligen Fachabteilung.** Als langfristige OP-Reservierung wird die Reservierung von Operationen angesehen, die in einem organisatorisch nicht überschaubaren Zeitrahmen geschieht. Ein Beispiel für langfristige OP-Reservierung ist die Fixierung des Termins einer Metallentfernung nach einer Osteosynthese, die i. d. R. ja erst nach einem längeren Zeitraum erfolgt.

Somit ist es für das OP-Management unerheblich, welche Reservierungsinhalte oder welche Reservierungsorganisation der jeweiligen langfristigen OP-Reservierung zugrunde liegt. Wichtig für die jeweilige Fachabteilung ist die Überwachung, dass die langfristige OP-Reservierung zeitgerecht in die mittelfristige OP-Reservierung übertragen wird und dadurch rechtzeitig in das Organisationsumfeld des OP-Managements gerät.

Nicht zu verwechseln ist die langfristige OP-Reservierung mit der Fragestellung, inwieweit das OP-Management langfristige Informationen benötigt, ob OP-Kapazitäten gar nicht oder nicht in dem üblichen Rahmen benötigt (Urlaub, Kongresse etc.) werden oder Raumkapazitäten nicht zur Verfügung stehen, weil bspw. Umbauarbeiten erfolgen. Dies sind operationsunabhängige Informationen, die selbstverständlich jederzeit dem OP-Management zur Verfügung stehen müssen.

4.5 Bestimmung von OP-Nutzungsgraden

OP-Management beruht nicht nur darauf, die optimale Infrastruktur und die notwendigen Ressourcen für eine **effiziente OP-Saal-Nutzung** zur Verfügung zu stellen, im Tagesgeschäft die Abfolge von Operationen möglichst stringent zu gestalten und knappe Ressourcen nachvollziehbar und gerecht auf potenzielle Nutzer zu verteilen.

OP-Management heißt auch, die tatsächliche Nutzung der Ressourcen im Nachhinein zu betrachten und daraus die notwendigen prospektiven Schlüsse abzuleiten. Dies kann eventuelle Umverteilungen, Einsparungen oder Ausweitungen nach sich ziehen, aber auch die Einleitung struktureller, zukunftssichernder Veränderungen bewirken. Verzeichnet bspw. eine Klinik sinkende OP-Zahlen, hat dies nicht immer zwangsläufig Auswirkungen auf die notwendigen **OP-Kapazitäten,** denn ein gleichzeitiger Anstieg der OP-Dauer (weniger, aber komplexerer Eingriffe) könnte den Kapazitätseffekt aufheben. Verringert eine Klinik die Wechselzeiten zwischen zwei Operationen, entstehen zusätzliche OP-Kapazitäten. Diese müssen verifiziert und möglichen Nutzern zur Verfügung gestellt werden.

Die jahrelange Beschäftigung mit der Thematik zeigt, dass es nicht darauf ankommen kann, die Nutzung der OP-Kapazitäten mit hochkomplexen Datenstrukturen oder nicht durchschaubaren Zahlenketten zu analysieren. Aus Sicht des Autors reichen wenige, verständliche und plausibel aufbereitete Daten aus dem OP, um den OP-Manager in die Lage zu versetzen, die Ressourcennutzung gemeinsam mit den Nutzern zu bewerten und bei Bedarf neu zu bestimmen.

Das im Folgenden aufgezeigte Entscheidungstableau unterstützt das OP-Management bei den Fragestellungen

- wie viele OP-Säle werden von den einzelnen Nutzerkliniken tatsächlich benötigt und
- in welchem Maßen werden die zugeteilten Saalkapazitäten aktuell genutzt?

Wichtiger Ausgangspunkt für diese Fragestellungen ist Abstimmung mit den jeweiligen Nutzerkliniken, welcher **Auslastungsgrad** des OP-Bereiches vereinbart oder zumindest sukzessiv angestrebt wird.

Die nachfolgenden Betrachtungen beziehen sich generell nur auf die Kernzeit der OP-Saalnutzung, also den im Regeldienst betriebenen OP-Bereich.

4.5.1 Festlegung der Nutzungsgrade

Ein OP-Saal ist dann optimal ausgelastet, wenn bei schnellstmöglicher Prozessabfolge ein Maximum an Operationen in einem bestimmten Zeitraum – bspw. der Kernarbeitszeit – erfolgen kann.

Auslastungsgrade können anhand verschiedener Zeitparameter gemessen und bewertet werden. Am häufigsten berechnet und wohl auch am sinnvollsten ist die Bemessung des **Nutzungsgrades nach der Schnitt-Naht-Zeit** – also wie viele Schnitt-Naht-Minuten werden bei guter Organisation in einem bestimmten Zeitraum in einem OP-Saal geleistet. Die Schnitt-Naht-Zeit als Bemessungsgrundlage ist gerade bei vielen Chirurgen oder OP-Managern umstritten, bildet sie oft doch nicht das „echte" operative Geschehen am Patienten ab. Dennoch ist sie nach wie vor der verbindlichste Parameter, da die Schnitt-Naht-Zeit am deutlichsten definierbar und abgrenzbar erscheint.

Um u. a der oben geäußerten Kritik Rechnung zu tragen, aber auch im Hinblick einer Gesamtbetrachtung der Nutzung eines OP-Saals, können theoretisch neben der Schnitt-Naht-Auslastung zur Bewertung der Effizienz einer OP-Saal-Nutzung noch weitere Auslastungsgrade herangezogen werden:

- **Bruttozeit der Operateure:** Beginn der ersten Tätigkeit des Operateurs an oder für den Patienten im OP-Saal bis Ende der letzten Tätigkeit.
- **Bruttozeit der OP-Pflege:** Beginn der ersten Tätigkeit der OP-Pflege an oder für den Patienten im OP-Saal bis Ende der letzten Tätigkeit.
- **Narkosezeit:** Beginn der ersten Narkose-Einleitungsmaßnahme bis Ende der letzten Ausleitungsmaßnahme.
- **Narkosepräsenzzeit:** Beginn der ersten Tätigkeit des Anästhesisten an oder für den Patienten im OP-Saal bis Ende der letzten Tätigkeit.

Neben den Schnitt-Naht-Zeiten spielen die **Naht-Schnitt-Wechselzeiten** zur Darstellung der Nutzungsgrade eine wesentliche Rolle. Die Naht-Schnitt-Wechselzeit bezeichnet die Zeitphase zwischen dem Ende der letzten Naht eines Patienten und dem Beginn des ersten Schnitts des darauf folgenden Patienten. In diesem Zusammenhang wird zwischen „echten" Wechselzeiten (nach der vorherigen Operation erfolgt beabsichtigt die nächste Operation) und „unechten Wechselzeiten" (nach der vorherigen Operation ist ursprünglich keine weitere Operation vorgesehen) unterschieden. Auch macht es zeitlich oft einen Unterschied, ob ein Wechsel innerhalb einer Fachabteilung (intern) oder zwischen zwei Fachabteilungen (extern) stattfindet, wobei interne Wechsel i. d. R effizienter und weniger organisationslastig sind als externe Wechsel.

Analog der Betrachtung unterschiedlicher Auslastungsgrade können bei der Bewertung der Auslastung eines OP-Bereiches die Betrachtung der **Narkose-Wechselzeit** (Zeitphase zwischen dem Ende der Narkose-Ausleitung eines Patienten und dem Beginn Narkose-Einleitung des nächsten Patienten), die Betrachtung der **OP-Pflege-Wechselzeit**, der **Anästhesiepräsenz-Wechselzeit**, bis hin bspw. zur **Reinigungswechselzeit** ebenfalls eine Rolle spielen.

Neben der Bestimmung der Schnitt-Naht-Zeit und der Naht-Schnitt-Wechselzeit wird zur Bemessung der Auslastungsgrade noch die **verfügbare Minutenkapazität** pro OP-Saal und Tag benötigt. Diese berechnet sich aus der vorgegeben Arbeitszeit abzüglich eines Zeitansatzes für die Vor- und Nachbereitung eines OP-Tages (nicht einer Operation!).

4.5.2 Bemessung der optimalen Auslastungsgrade

Unter der Prämisse, dass die verfügbare Minutenkapazität pro Tag und OP-Saal mit 450 Min. angesetzt wird (510 Min. bei einer Arbeitszeit von 07:30 bis 16:00 Uhr abzgl. 60 Min. Zeitansatz für Tagesvor- und -nachbereitung), kann nun das folgende Tableau für Operationen unterschiedlichster Schnitt-Naht-Dauer und den dazugehörigen Wechselzeiten (optimaler Wechsel + Defizitwert des Wechsels) erstellt werden.

Genutzte Brutto-Zeit S/N + Wechsel z. B. 07:30 - 16:00	OP-Dauer Schnitt-Naht in Min.	Optimaler Wechsel Naht/Schnitt in Min.	Defizitwert für Personal, Bau etc. in Min.	Mögliche Operationen Anzahl	Mögl. Schnitt-Naht-Auslastungsgrad in %
450	10	15	10	12,86	**28,57**
450	15	15	10	11,25	**37,50**
450	20	15	10	10,00	**44,44**
450	25	20	10	8,18	**45,45**
450	30	20	10	7,50	**50,00**
450	45	25	10	5,63	**56,25**
450	60	30	10	4,50	**60,00**
450	75	40	10	3,60	**60,00**
450	90	40	10	3,21	**64,29**
450	120	40	10	2,65	**70,59**
450	150	45	10	2,20	**73,17**
450	180	45	10	1,91	**76,60**
450	200	50	10	1,73	**76,92**

Abb. 12: Auslastungsgrade mit Defizitwerten

Abbildung 12 zeigt die mögliche Anzahl der durchführbaren Operationen und der damit optimal erreichbaren Auslastungsgrade im Verhältnis zu der durchschnittlichen Dauer einer Operation, den optimalen Wechselzeiten und einem Defizitwert für nicht optimale Wechselabfolgen. Konkret bedeutet dies hier, dass bspw. bei einer durchschnittlichen Operation mit einer Schnitt-Naht-Zeit von 45 Min. und einer defizitären Wechselzeit von 35 Min. in einem OP-Saal 5,63 Operationen abgeleistet werden können, bei einer Auslastung von 56,25 %.

Signifikant – aber natürlich nicht wirklich neu – ist, dass Auslastungsgrade immer im Zusammenhang mit der Länge einer Operation gesehen werden müssen und die prozessuale Wertigkeit der Wechselzeit mit der Länge der Schnitt-Naht-Zeit abnimmt.

Das aufgezeigte Tableau bietet viele Möglichkeiten Einflussgrößen zu variieren. Wie bspw. in Abbildung 13 dargestellt, kann untersucht werden, welche Auswirkungen eine Optimierung der Wechselzeit (Defizitwert wird auf 0 gesetzt) auf das Leistungsvolumen eines OP-Saales hat.

Genutzte Brutto-Zeit S/N + Wechsel z. B. 07:30 – 16:00	OP-Dauer Schnitt-Naht in Min.	Optimaler Wechsel Naht/Schnitt in Min.	Defizitwert für Personal, Bau etc. in Min.	Mögliche Operationen Anzahl	Mögl. Schnitt-Naht-Auslastungsgrad in %
450	10	15	0	18,00	**40,00**
450	15	15	0	15,00	**50,00**
450	20	15	0	12,86	**57,14**
450	25	20	0	10,00	**55,56**
450	30	20	0	9,00	**60,00**
450	45	25	0	6,43	**64,29**
450	60	30	0	5,00	**66,67**
450	75	40	0	3,91	**65,22**
450	90	40	0	3,46	**69,23**
450	120	40	0	2,81	**75,00**
450	150	45	0	2,31	**76,92**
450	180	45	0	2,00	**80,00**
450	200	50	0	1,80	**80,00**
				7,12	64,62

Abb. 13: Optimale Auslastungsgrade

Im Vergleich zum in Abbildung 12 aufgezeigten Beispiel einer durchschnittlichen Operationsdauer von 45 Min. mit einer Wechselzeit von 35 Min. zeigt sich, dass die Verringerung der Wechselzeit um nur 10 Min. nun 9 Operationen ermöglicht (davor waren es 5,83) und der Auslastungsgrad deutlich auf 64,29 % (davor 56,25 %) steigt.

Die Bemessung der optimalen Auslastungsgrade dienen dem OP-Management dazu, im Vorfeld mit den Klinikvertretern Kennzahlen zu vereinbaren, um u. a. hieraus dann die benötige Anzahl an OP-Sälen bestimmen zu können.

4.5.3 Bestimmung der benötigten OP-Saal-Kapazitäten in Abhängigkeit vom Nutzungsgrad

Ausgangspunkt der Berechnung der benötigten OP-Saal-Kapazitäten ist der angestrebte Schnitt-Naht-Nutzungsgrad der jeweiligen Klinik. Dieser wird ins Verhältnis gesetzt zu der Anzahl der Operationen und der durchschnittlicher OP-Dauer der jeweiligen Klinik.

Aus diesen Angaben lassen sich das Gesamt-Schnitt-Naht-Volumen sowie das Gesamt-Wechselzeit-Volumen jeder einzelnen Klinik ableiten. Die Summe dieser beiden Volumen ergibt das Gesamt-OP-Volumen. Unter Annahme einer genutzten Brutto-Zeit (hier von 450 Min.) und einer Jahresvorhaltung (hier von 250 Arbeitstagen im Jahr) lässt sich nun die die benötigte OP-Saal-Kapazität pro Jahr errechnen.

In Abbildung 14 benötigt bspw. die Traumatologie bei 1.796 Operationen pro Jahr mit einer durchschnittlichen Länge von 73,29 Min. täglich 1,83 OP-Säle, wenn die Schnitt-Naht-Auslastungsquote von 64,00 % erreicht wird. Insgesamt müssen für alle Kliniken in diesem Beispiel 6,59 OP-Säle vorgehalten werden.

Wie auch bei der Berechnung der optimalen Auslastungsgrade lassen sich in diesem Tableau durch die Veränderung der Parameter unterschiedlichste Entwicklungsszenarien darstellen. Abbildung 15 zeigt z. B. auf, welche Auswirkungen es hätte, wenn bei allen Kliniken der angestrebte Auslastungsgrad (etwa durch eine Verschlechterung der Organisation) um 5 % sinken würde.

Klinik	Angestrebte S-/N-Auslastung in %	Anzahl Operationen pro Jahr	OP-Dauer Schnitt/Naht in Min.	Gesamt Schnitt-Naht-Volumen in Min.	Gesamt Wechselzeit-Volumen in Min.	Gesamt OP-Volumen in Min.	Benötigte OP-Saal-Kapazität bei 250 AT/Jahr
Chir	58,00	2.364	65,45	154.723,80	112.041,37	266.765,17	**2,37**
Trauma	64,00	1.796	73,29	131.628,84	74.041,22	205.670,06	**1,83**
NeuroChir	73,00	687	101,01	69.393,87	25.666,23	95.060,10	**0,84**
Gyn	61,00	611	37,80	23.095,80	14.766,17	37.861,97	**0,34**
Uro	48,00	455	42,50	19.337,50	20.948,96	40.286,46	**0,36**
HNO	39,00	1.898	19,73	37.447,54	58.571,79	96.019,33	**0,85**
n.n.							
n.n.							
				435.627,35	**306.035,74**	**741.663,09**	**6,59**

Abb. 14: Benötigte OP-Saalkapazität bei optimaler Auslastung

Klinik	Angestrebte S-/N-Auslastung in %	Anzahl Operationen pro Jahr	OP-Dauer Schnitt/Naht in Min.	Gesamt Schnitt-Naht-Volumen in Min.	Gesamt Wechselzeit-Volumen in Min.	Gesamt OP-Volumen in Min.	Benötigte OP-Saal-Kapazität bei 250 AT/Jahr
Chir	53,00	2.364	65,45	154.723,80	137.207,90	291.931,70	**2,59**
Trauma	59,00	1.796	73,29	131.628,84	91.470,89	223.099,73	**1,98**
NeuroChir	68,00	687	101,01	69.393,87	32.655,94	102.049,81	**0,91**
Gyn	54,00	611	37,80	23.095,80	19.674,20	42.770,00	**0,38**
Uro	43,00	455	42,50	19.337,50	25.633,43	44.970,93	**0,40**
HNO	34,00	1.898	19,73	37.447,54	72.692,28	110.139,82	**0,98**
n.n.							
n.n.							
				435.627,35	**377.807,14**	**813.434,49**	**7,24**

Abb. 15: Benötigte OP-Saalkapazität bei geminderter Auslastung

Die Traumatologie wiederum würde bei gleicher OP-Anzahl und somit Produktivität täglich 0,15 (von 1,83 auf 1,98 OP-Säle) mehr an OP-Saal-Kapazität benötigen. Insgesamt würde die Beanspruchung von OP-Saal-Kapazitäten um 0,65 OP-Säle (von 6,59 auf 7,24 OP-Säle) steigen.

Für das OP-Management von Interesse in diesem Tableau ist auch die Berechnung der Kapazitätsquoten bei Veränderung der OP-Anzahl oder der OP-Dauer. Verkürzt sich bspw. die durchschnittliche OP-Dauer der Chirurgie um 10 Min. auf nunmehr 55,45 Min., benötigt diese Klinik nicht mehr 2,59 OP-Säle, sondern nur noch 2,01 OP-Säle, oder verringert sich die OP-Zahl der HNO-Klinik von 1.898 auf 1.355, so werden nur noch 0,61 OP-Säle benötigt, statt vorher 0,85.

4.5.4 Bestimmung der benötigten Wochentags-Kapazitäten pro Klinik in Abhängigkeit vom Nutzungsgrad

Eine weitere wichtige, auf den Abbildungen 14 und 15 aufbauende Betrachtung für das OP-Management ist die steuerbare Nutzung der Wochentage. Nicht selten ist ein OP-Bereich an Montagen und Freitagen schlecht ausgelastet und dafür findet an den restlichen Wochentagen eine überdimensionierte Beanspruchung statt. Diese Steuerung beginnt bei den einzelnen Nutzer-Kliniken.

Abbildung 16 zeigt beispielhaft die benötigten OP-Säle der Chirurgie bei gleich bleibendem Nutzungsgrad und gleicher OP-Dauer. Die Anzahl der Operationen pro Wochentag variiert, eine Gleichverteilung der OP-Säle für diese Klinik über die Wochentage ist nicht gegeben.

Interessant für die Vorhaltung an OP-Sälen ist nun aber, welche Veränderungen sich für die benötigte OP-Saal-Kapazität ergeben, wenn z. B. die angestrebten Auslastungsquoten pro Wochentag unterschiedlich angesetzt werden, oder die durchschnittliche Länge der Operationen in Hinblick auf die Wochentage variiert. Abbildung 17 zeigt ein solches Beispiel auf.

Fachrichtung Chirurgie Wochentag	Angestrebte S-/N-Auslastung in %	Anzahl Operationen pro Jahr	OP-Dauer Schnitt/Naht in Min.	Gesamt N-/S-Volumen in Min.	Gesamt Wechselzeit-Volumen in Min.	Gesamt OP-Volumen in Min.	Benötigte OP-Saal-Kapazität bei 50 AT/Jahr
Mo	58,00	392	65,45	25.656,40	18.578,77	44.235,17	**1,97**
Di	58,00	458	65,45	29.976,10	21.706,83	51.682,93	**2,30**
Mi	58,00	512	65,45	33.510,40	24.266,15	57.776,55	**2,57**
Do	58,00	603	65,45	39.466,35	28.579,08	68.045,43	**3,02**
Fr	58,00	399	65,45	26.114,55	18.910,54	45.025,09	**2,00**
Sa	0,00	0	0,00	0,00			
So	0,00	0	0,00	0,00			

Abb. 16: Benötigte OP-Saalkapazität pro Wochentag

Fachrichtung Chirurgie Wochentag	Angestrebte S-/N-Auslastung in %	Anzahl Operationen pro Jahr	OP-Dauer Schnitt/Naht in Min.	Gesamt N-/S-Volumen in Min.	Gesamt Wechselzeit-Volumen in Min.	Gesamt OP-Volumen in Min.	Benötigte OP-Saal-Kapazität bei 50 AT/Jahr
Mo	58,00	392	65,45	25.656,40	18.578,77	44.235,17	1,97
Di	53,00	649	35,02	22.727,98	20.155,00	42.882,98	1,91
Mi	58,00	512	65,45	33.510,40	24.266,15	57.776,55	2,57
Do	63,00	412	82,70	34.072,40	20.010,77	54.083,17	2,40
Fr	58,00	399	65,45	26.114,55	18.910,54	45.025,09	2,00
Sa	0,00	0	0,00	0,00			
So	0,00	0	0,00	0,00			

Abb. 17: Benötigte OP-Saalkapazität pro Wochentag (optimiert)

Beschließt hier die Chirurgie gemeinsam mit dem OP-Management bspw. an Dienstagen mehr (aber dafür kürzere Operationen) durchzuführen, und an Donnerstagen längere Operationen mit einer geringeren Quantität, so hat dies Auswirkungen zum einen auf die Schnitt-Naht-Auslastungsquote, zum anderen natürlich auch auf die notwendige Vorhaltung von OP-Saal-Kapazitäten pro Wochentag.

In Abbildung 17 wurde die Auslastungsquote an Dienstagen um 5 % gesenkt (die Schnitt-Naht-Dauer ist an diesem Wochentag verkürzt) und an Donnerstagen um 5 % erhöht (die Schnitt-Naht-Dauer ist an diesem Wochentag erhöht), um eine gleichmäßigere Wochentagsverteilung zu erreichen.

5 Das OP-Tagesmanagement und dessen Organisation

Das **OP-Tagesmanagement** ist die Kernsäule der OP-Organisation und somit Hauptaufgabe des OP-Managements. Zu verstehen ist hierunter die gesamte organisatorische Abwicklung des OP-Tages und der daraus entstehenden Aufgaben.

In etwa verglichen werden kann das OP-Tagesmanagement mit der Ablauforganisation eines Flughafens: Hier kommen unterschiedlich große Flugzeuge (Operationsanforderungen) aus ganz verschiedenen Richtungen (Stationen) auf einer zentralen Landebahn (OP-Schleuse) an, werden zu den unterschiedlichen Terminals (OP-Saal) geleitet, dort mit Hilfe unterschiedlichsten Personals betankt, beladen, gereinigt (Operation) und starten schließlich von der Startbahn (OP-Schleuse) zu ihren Zielen (Aufwachraum, Stationen) in aller Welt. Auch hier gibt es Notlandungen (Notfalloperationen) oder Betankungsprobleme (Operationsverzögerungen).

Drei wesentliche organisatorische Schritte sind es, die das **OP-Tagesmanagement** vom OP-Management abverlangt:

- Schritt *I*:
  - Koordination der Tätigkeiten und Anforderungen innerhalb einer Operation
- Schritt *II*:
  - Koordination der Tätigkeiten und Anforderungen für einen OP-Saal innerhalb eines OP-Programms
- Schritt *III*:
  - Koordination der Tätigkeiten und Anforderungen für mehrere OP-Säle (Zentral-OP)

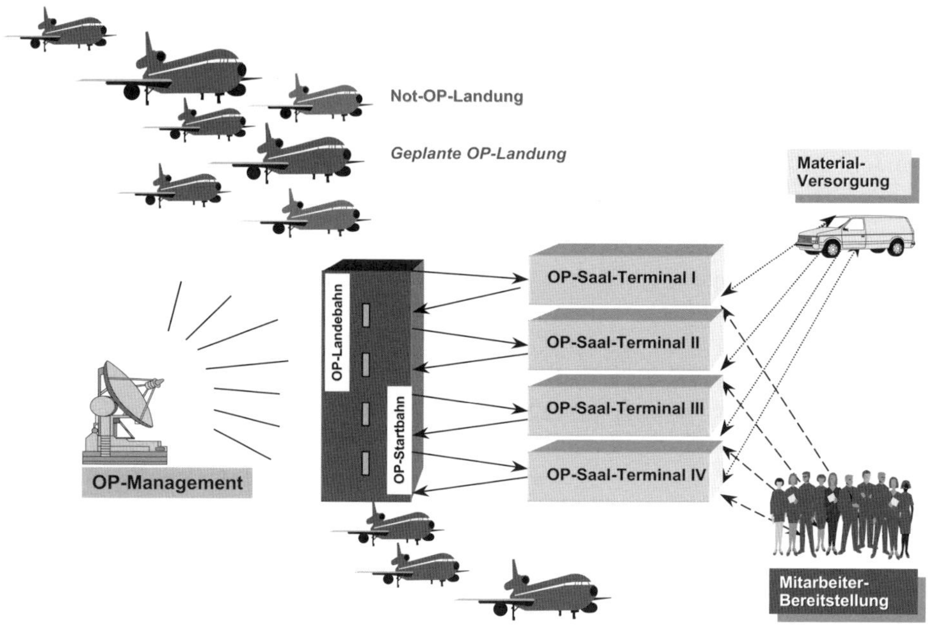

Abb. 18: OP-Tagesmanagement im Vergleich zum Flughafen

Diese Schritte sind in sich soweit abhängig, als sie aufeinander aufbauen. Wenn die Koordination innerhalb einer Operation nicht geleistet wird, können mehrere Operationen hintereinander nicht effektiv koordiniert werden. Wenn die Koordination der Operationen innerhalb eines OP-Saales nicht funktioniert, ist es unmöglich, die Gesamtkoordination aller OP-Säle zu betreiben.

5.1 Die Koordination der Tätigkeiten und Anforderungen innerhalb einer Operation

Die **Koordination der Tätigkeiten und Anforderungen innerhalb einer Operation** ist Ausgangspunkt einer jeden OP-Organisation. Neben dem notwendigen Patientenmanagement lässt sie sich in drei Bereiche,

- die zeitgerechte Ausrichtung der Vorbereitungstätigkeiten aller an einer Operation beteiligten Abteilungen und Mitarbeiter,
- die zeitgerechte Bereitstellung aller benötigten Instrumente, Gerätschaften und Materialien und
- die zeitoptimale Strukturierung der Nachsorgetätigkeiten zu einer Operation,

unterteilen.

Ausgangspunkt dieser Überlegungen ist, dass das OP-Management die organisatorische Qualität der Tätigkeiten innerhalb der Schnitt-Naht-Phase einer Operation nur in Einzelfällen (z. B. Schnellschnittabwicklung, OP-Komplikationen) beeinflussen kann. Die Verantwortung der Abläufe in dieser Phase obliegt dem OP-Team, bestehend aus Operateur, der Instrumentierpflege oder dem Anästhesisten.

Die Vermeidung organisatorischer oder qualitativer Desorientierung innerhalb der Schnitt-Naht-Phase ist also nicht originäre Aufgabe des OP-Managements, wohl aber diese zu erkennen und darauf zu drängen, diese durch interne, abteilungsbezogene Maßnahmen abzustellen.

Aufgabe des OP-Managements ist es aber, dafür Sorge zu tragen, dass die vorbereitenden Tätigkeiten zu einer Operation von allen beteiligten Bereichen und Mitarbeitern zu einem fest fixierten **Erst-Schnitt-Zeitpunkt einer Operation** erfolgt sind und diese Vorbereitungsphase zu überwachen. In diesem Zusammenhang wird erneut die Wichtigkeit der, bereits in der OP-Planung erhobenen, Forderung nach der Definition eines eindeutigen OP-Begriffs und der Standardisierung der sich hieraus ergebenden Maßnahmen deutlich. Auch die Forderung nach Eintragung beispielsweise der geplanten Narkoseart erhält hier einen hohen Stellenwert.

Kennt das OP-Management die Anforderungen an die Operation, kann es einschätzen, welcher Vorbereitungsaufwand notwendig ist und die notwendigen Mitarbeiter rechtzeitig einsetzen oder zu ihrer Vorbereitungstätigkeit abrufen. Gleiches gilt für die Bereitstellung von Geräten oder Materialien. Kennt es die Anforderungen nicht, geschieht das, was eines der Kernübel der OP-Organisation ist: Die tatsächliche Erst-Schnitt-Zeit der Operation ist dem Zufall überlassen, Mitarbeiter, die ihre Vorbereitungstätigkeit erst erbringen können, wenn vorgeschaltete Tätigkeiten abgeschlossen sind, erscheinen zwar zum vorgegebenen Zeitpunkt, sind aber zur Untätigkeit „verdonnert" und wenden sich im Zweifelsfalle wieder ab, um anderen Tätigkeiten nachgehen zu können.

Kernforderung an die Koordinationstätigkeit innerhalb einer Operation ist also, dass diese an dem Erst-Schnitt-Zeitpunkt einer Operation ausgerichtet sein muss und nicht am Beginn der ersten Vorbereitungstätigkeit. Unterstützt wird diese Anforderung durch die belegbare Erkenntnis, dass im Durchschnitt bei den meisten Operationen die Phase der Vor- und Nachbereitung länger ist als die eigentliche Schnitt-Naht-Phase, sodass hierin das eigentliche, vom OP-Management zu beeinflussende, Organisationspotenzial einer Operation liegt.

Ein großes Problem für die OP-Pflege und den Anästhesisten ist, dass die Optimierung der Abläufe innerhalb einer Operation eigentlich nur dann möglich ist, wenn **Überschneidungen der Tätigkeiten** für zwei hintereinander folgende Operationen bewerkstelligt werden können, was bedeutet, dass

- im Bereich der OP-Pflege bereits die Vorbereitungstätigkeiten zur nächsten Operation beginnen müssen, wenn die Nachbereitungstätigkeiten zu der vorhergehenden Operation noch nicht abgeschlossen sind oder
- **im Bereich der Anästhesie die Einleitung zur nächsten Narkose parallel zur** Ausleitung der vorher gehenden Narkose erfolgen muss.

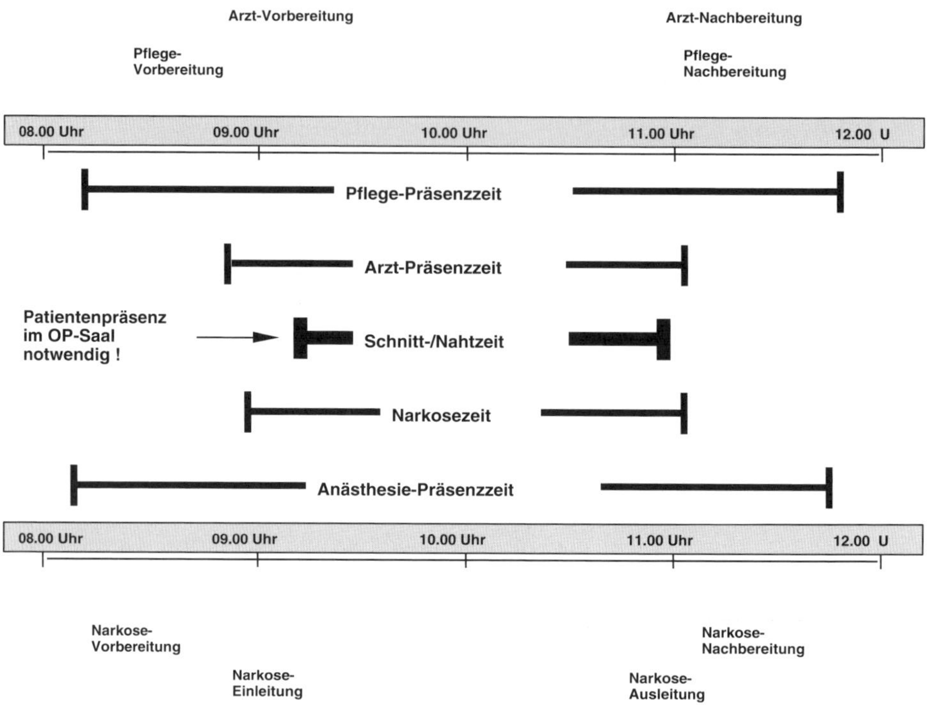

Abb. 19: Koordinations-Anforderung innerhalb einer Operation

Natürlich ist die Bewerkstelligung von **Überschneidungstätigkeiten** in erster Linie eine Frage der verfügbaren Mitarbeiter oder der räumlichen Gegebenheiten. Diese von der Krankenhausführung zu fordern, liegt in der Verantwortung der betroffenen Bereiche und hat nicht selten damit zu tun, inwieweit die Abteilungen in der Lage sind, nachzuweisen (interne Dokumentation), dass die Überschneidungstätigkeiten die Gesamt-OP-Organisation positiv beeinflussen (also dauerhaft Kosten einsparen). In diesem Nachweis kann das OP-Management unterstützend tätig werden und sicherlich seinen Einfluss geltend machen. Auch hat es die Möglichkeit, mit Hilfe des OP-Planes und der standardisierten Vorbereitungsprozesse

- vermeintliche oder tatsächlich benötigte **Überschneidungsphasen** zu erkennen und deren Abwicklung mit den betroffenen Bereichen im Vorfeld zu besprechen oder
- **Überschneidungsphasen** organisatorisch zu unterstützen, indem für diese besondere Personal- oder Raumkapazitäten vorgehalten werden.

Gerade das Erkennen und Fixieren von tatsächlich erforderlichen Überschneidungstätigkeiten im Vorfeld einer Operation hat bei der OP-Organisation einen erheblichen Stellenwert, da es in der Praxis nicht selten vorkommt, dass unter großem organisatorischen oder personellem Aufwand Überschneidungstätigkeiten vorgenommen werden, die letztlich gar nicht nötig waren, da der Aufwand oder der Verzug der Vorbereitungstätigkeiten der anderen Bereiche weit mehr zeitliche Spielräume zugelassen hätte als angenommen.

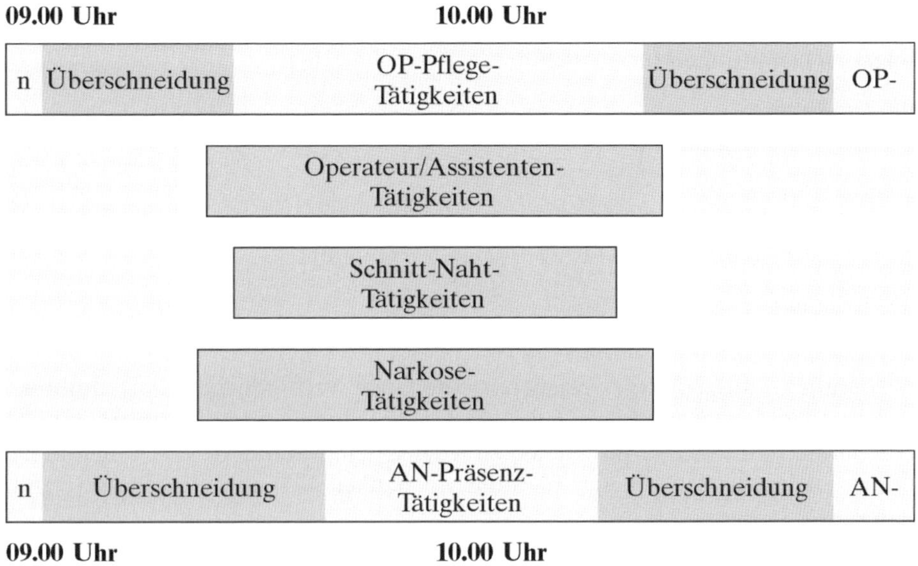

Abb. 20: Tätigkeitsüberschneidungen zwischen zwei Operationen

5.2 Die Koordination der Tätigkeiten und Anforderungen für einen OP-Saal innerhalb eines OP-Programms

Die **Koordination der Tätigkeiten und Anforderungen für einen OP-Saal innerhalb eines OP-Programmes** beinhaltet für das OP-Management die Aufgabe, die Abfolge der Operationen und der damit verbundenen Mitarbeitertätigkeiten und Materialverbräuche so zu gestalten, dass eine **optimale Nutzung** (Auslastung) der OP-Saal-Kapazitäten erreicht wird. Eckpfeiler dieser Tätigkeiten sind:

- Organisation eines pünktlichen, festfixierten OP-Tages-Beginns
- Optimierung der Wechselzeiten
- Erreichen eines pünktlichen OP-Tag-Endes

Alle drei Bereiche gelten erfahrungsgemäß als „Achilles-Ferse“ vorgefundener OP-Organisationen und sind Ursache für **Auslastungsmissstände** oder die Anordnung **unnötiger Überstunden**. Aber auch viele Konflikte zwischen den Bereichen und deren Mitarbeitern rühren aus einer Emotionalisierung dieser Organisationsanforderungen, was bekanntermaßen nicht selten in gegenseitigen Schuldzuweisungen endet, ohne das Problem wirklich an der Wurzel zu packen.

Das Problem bei der Wurzel zu packen, heißt als erstes für das OP-Management, klare Definitionen zu schaffen, was überhaupt unter pünktlichem **OP-Tag-Beginn** oder **OP-Tag-Ende** zu verstehen ist und wie die Länge von **Wechselzeiten** definiert und den einzelnen Bereichen zugeordnet wird.

Folgende Definitionen haben sich in der Praxis bewährt:

OP-Tag-Beginn:
Zeitpunkt des Beginns des ersten Hautschnittes einer Operation.

OP-Kern-Wechselzeit:
Zeitraum zwischen Ende der letzten Hautnaht der vorherigen Operation und Beginn des ersten Hautschnitts der folgenden Operation.

OP-Tag-Ende:
Ende der letzten Nachbereitungstätigkeit zu einer Operation.

Wiederum vorausgesetzt, es existieren eindeutige, verbindliche OP-Definitionen und das OP-Management oder jede einzelne Abteilung kennt die Ausprägung der Vor- und Nachbereitungstätigkeiten zu jeder Operation und den dazu benötigten Zeitbedarf, hat das OP-Management die Möglichkeit, den pünktlichen OP-Beginn dadurch zu steuern,

- indem es bei der OP-Planung den OP-Tag-Beginn gemeinsam mit allen Beteiligten festlegt und
- den Mitarbeitern der jeweiligen Abteilungen individuell mitteilt (und diese dann auch überwacht), wann diese ihre Vorbereitungstätigkeiten im OP-Bereich aufzunehmen haben, um einen pünktlichen OP-Beginn zu gewährleisten.

Dokumentiert werden sollte vom OP-Management dann, welcher Bereich es nicht schafft, seine Vorbereitungstätigkeiten zum festgelegten ersten Haut-Schnitt-Zeitpunkt zu erbringen, um die notwendigen Schlussfolgerungen daraus ziehen zu können.

Auch bei der Gewährleistung eines pünktlichen Endes des OP-Tages kann das OP-Management organisatorisch unterstützend tätig werden,

- indem es bereits bei der OP-Planung die letzte Operation so festlegt, dass ein pünktlicher Abschluss der Nachbereitungstätigkeiten (sei es seitens der Operateure, der Anästhesie oder der OP-Pflege) gewährleistet ist oder
- bei der Aufnahme zusätzlicher oder der Verschiebung bereits geplanter Operationen den Aufwand der Nachbereitung berücksichtigt.

Die **Koordination und Optimierung der OP-Wechselzeiten** ist sicherlich das schwierigste Unterfangen. Die wichtigste und prägendste Erfahrung in der Praxis ist, dass, in dem Maße, wie sich der aufgestellte OP-Plan eines Tages verändert, auch der Schwierigkeitsgrad der Organisation von optimalen Wechselzeiten steigt.

Somit ist die **Stabilität der OP-Planung** sicherlich ein erster Schritt, der geeignet ist, Wechselzeiten nachhaltig zu verbessern.

Als zweiten wichtigen Schritt muss das OP-Management die **Wechselzeit-Tätigkeiten** herausfiltern,

- die nicht unbedingt zeitnah in der zur Verfügung stehenden Zeit geleistet müssen, sondern zu Beginn oder Ende des OP-Programmes erfolgen können (z. B. Packen von Sieben) oder
- die zwar zeitnah geleistet werden müssen, aber an einem anderen Ort erfolgen können (z. B. Narkoseausleitung im Ausleitraum und nicht im OP-Saal),

um die Wechselzeit-Tätigkeiten auf das tatsächlich im OP-Saal notwendige Maß zu verringern.

Sind diese Voraussetzungen gegeben, ist der nächste Schritt die Festlegung der Kernwechselzeit bereits in der OP-Planung. Aufgrund der bekannten Vor- und Nachbereitungszeiten der einzelnen Bereiche pro Operationstyp, lässt sich pro OP-Wechsel eine vermeintliche Wechselzeit ausrechnen. Diese kann, je nach individueller Veränderung in der OP-Planbesprechung, als vorgegebene Wechselzeit pro OP-Wechsel innerhalb eines OP-Saales vorgeschlagen werden.

	OP-Typ A Nachbereitung:	**OP-Typ B Vorbereitung:**	**Wechselaufwand:**
OP-Pflege im OP-Saal:	20 Minuten	25 Minuten	45 Minuten
Operateur im OP-Saal:	12 Minuten	10 Minuten	22 Minuten
Anästhesie im OP-Saal:	10 Minuten	10 Minuten	20 Minuten
Aufwand für OP-Saal-Reinigung:	–	15 Minuten	15 Minuten

Abb. 21: Beispielrechnung

Aus dieser beispielhaften Aufstellung ergeben sich eine Mindestwechselzeit von 15 Minuten (Aufwand für die OP-Saal-Reinigung) und eine Höchstwechselzeit von 45 Minuten (Aufwand der OP-Pflege). Die Höchstwechselzeit wiederum kann nur dadurch verkürzt werden, dass sich im Rahmen der OP-Plan-Besprechung die OP-Pflege bereit erklärt, bei diesem OP-Wechsel überlappend zu arbeiten, sprich: durch die Bereitstellung zusätzlichen OP-Pflege-Personals ihre und somit auch die Kern-Wechselzeit zu verkürzen.

Die Festlegung der **Kern-Wechselzeiten** in der beschriebenen Form hat aber nicht nur den Vorteil für das OP-Management, die Abfolge der einzelnen Operationen besser koordinieren zu können und verlässlichere Informationen über die tatsächliche Auslastungsmöglichkeit eines OP-Saales zu erhalten. Sie gestattet den Mitarbeitern der einzelnen Abteilungen oder dem OP-Management auch, den Zeitpunkt zu erkennen, an dem die jeweiligen Vorbereitungstätigkeiten für die nächste Operation aufgenommen werden müssen und somit bereits im Vorfeld bekannte Zeitlücken mit anderen Tätigkeiten zu schließen.

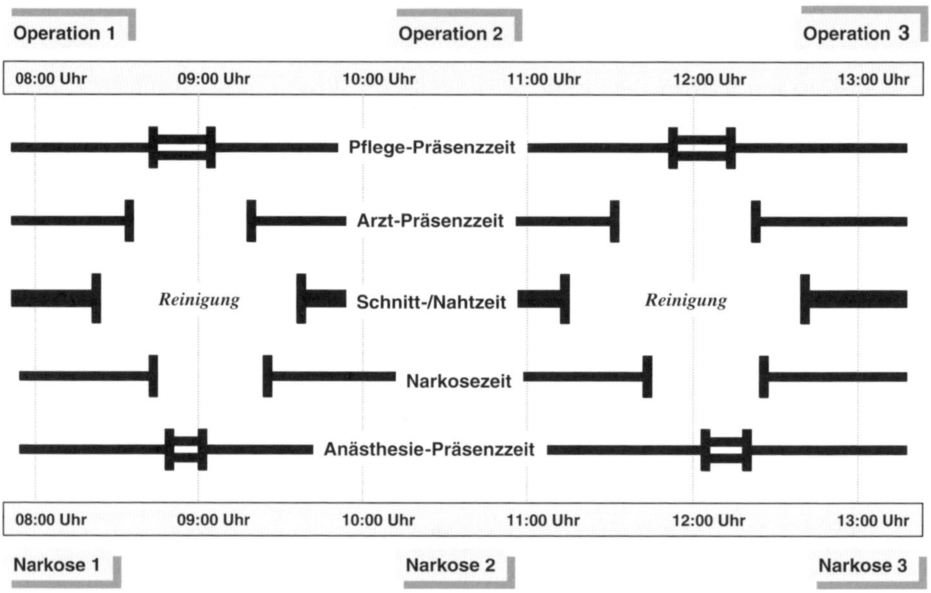

Abb. 22: Koordination-Anforderung für einen OP-Saal innerhalb eines OP-Programmes

5.3 Die Koordination der Tätigkeiten und Anforderungen für mehrere OP-Säle

Die **Koordination der Tätigkeiten und Anforderungen für mehrere OP-Säle** basiert im Kern auf den Aufgaben, die sich aus der Koordination der Operationen innerhalb eines OP-Saales ergeben. Hinzu kommt letztlich als wesentliches Merkmal, dass die Wechselbeziehung der Organisationsabfolgen der einzelnen OP-Säle vom OP-Management zu einer **effektiven Gesamt-Organisation aller OP-Säle** zusammengefasst werden müssen.

Hauptziele dieser Koordinationstätigkeiten sind es,

- eine gleichmäßige oder optimale Auslastung der OP-Säle,
- eine effiziente Einsatzplanung der vorhandenen Mitarbeiter und Materialien und
- die Vermeidung der Überforderung von „Engpass-Bereichen“

während eines OP-Tages zu erreichen.

Das Ziel der **gleichmäßigen OP-Saal-Auslastung** ist vom OP-Management im Kern nur dann anzusteuern, wenn aufgrund des OP-Planes die maximale Nutzung der gesamten OP-Kapazitäten vorgesehen ist, was bei schlechter Steuerung bedeuten kann, dass ein OP-Saal zu nur 70 % ausgelastet ist, während im anderen OP-Saal Überstunden geleistet werden müssen (z. B. 130 % Routine-Programm-Auslastung). Bei nicht maximaler Nutzungsplanung sollte das Ziel der Koordination sein, möglichst viele OP-Säle zu 100 % auszulasten und die verbleibenden nicht oder nur im verbliebenen Rest-Prozent-Bereich zu nutzen (**optimale OP-Saal-Auslastung**).

Ausgangspunkt dieser (durchaus kontrovers diskutierbaren) Überlegung ist, dass

- die Koordination mehrerer OP-Säle für das OP-Management natürlich in dem Maße einfacher wird, wie die Anzahl der zu koordinierenden OP-Säle abnimmt,
- diese Vorgehensweise die Integration von Notfall-Operationen vereinfacht (da diese automatisch in den OP-Saal gelegt werden können, der gar nicht oder nur zur submaximalen Nutzung vorgesehen ist),
- die Mitarbeiter und Abteilungen auch bei kleinerem OP-Programm angehalten werden, die gleiche Leitungseffizienz in ihrem betreffenden OP-Saal an den Tag zu legen, wie bei einem alle Kapazitäten beanspruchenden OP-Programm und
- (mehr ein psychologischer Effekt) die Maßgabe, OP-Säle von vorneherein zu 100 % auszulasten, auf Dauer die Frage nach den tatsächlich benötigten OP-Saal-Kapazitäten zu beantworten hilft.

Die **effiziente Einsatzplanung** der vorhandenen Mitarbeiter und Materialien beginnt wiederum im Rahmen der OP-Planung, innerhalb der das OP-Management feststellen und planen muss,

- wie viele und welche Mitarbeiter insgesamt benötigt werden (Summe aus direkt dem OP-Saal zugeordneten Mitarbeiter, die OP-Säle partiell unterstützenden Mitarbeitern (z. B. 2. Springer) und in Sekundärbereichen (z. B. Aufwachraum, OP-Schleuse) beschäftigten Mitarbeitern, und
- welche Materialien zu welchem Zeitpunkt in den unterschiedlichen OP-Sälen zur Verfügung gestellt werden müssen.

Ist bereits mit Hilfe der OP-Planung sichergestellt, dass die benötigten Mitarbeiter und Materialien auch tatsächlich am Folgetag vorhanden sind, hängt deren Koordinationsmöglichkeiten im Wesentlichen davon ab, inwieweit das OP-Management über die Möglichkeit einer zentralen Steuerung der Abläufe verfügt. Die Anforderungen an diese zentrale Steuerung wie

- Entscheidungskompetenz,
- Informationshoheit oder
- Einbettung in die Gesamthierarchie des OP-Bereiches

und deren Wirkungsweisen sind im Kapitel 8.6 beschrieben und sollen hier nicht weiter ausgeführt werden.

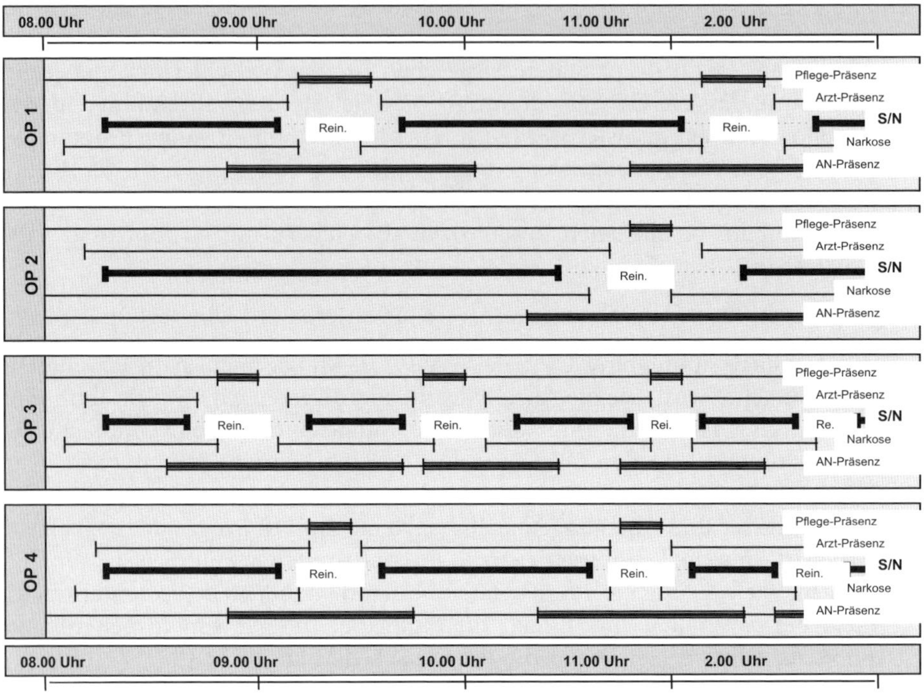

Abb. 23: Koordination-Anforderungen für mehrere OP-Säle (Zentral-OP)

Die **Vermeidung der Überforderung von „Engpass-Bereichen"** indes verdient eine spezielle Erwähnung, da es in der Praxis häufig gerade die Überlastung dieser Engpass-Bereiche ist, die eine fatale Wirkung auf die gesamte OP-Organisation haben. Als Engpass-Bereiche werden die Stellen im OP-Bereich bezeichnet, deren Nutzung nicht parallel erfolgen kann, sondern die quasi ein Nadelöhr in der Patientenversorgung oder Materialbereitstellung darstellen.

Ein klassischer OP-interner Engpass-Bereich ist die **OP-Schleuse** oder der **Sterilisator**, ein klassischer OP-externer bspw. die **Aufzugskapazität** eines Krankenhauses. Einen negativen Einfluss auf die OP-Organisation bekommen Engpass-Bereiche dann, wenn sie nicht im Vorfeld als solche erkannt und die Organisation nach ihnen ausgerichtet wird (z. B. alle Patienten zum Beginn eines OP-Tages werden um 8:00 Uhr in den OP-Saal bestellt, es entsteht ein Stau an der OP-Schleuse. Die Mitarbeiter der OP-Schleuse sind überfordert, der tatsächliche OP-Beginn der Operation verzögert sich, obwohl alle benötigten Mitarbeiter in diesem Saal bereits präsent sind).

Eine wichtige Aufgabe des OP-Managements ist es somit,

- **OP-externe und -interne Engpassbereiche** zu erkennen und
- diese in die OP-Planung oder Koordination der Abläufe mehrerer OP-Säle so einzubeziehen, dass ihr negativer Einfluss auf die OP-Organisationsabläufe minimiert wird.

5.4 Die Integration von Notfall-Operationen in den OP-Tagesablauf

Die Frage nach der **Integration der Notfall-Operation** in den Tagesablauf eines OP-Bereiches ist sicherlich die umstrittenste und schwierigste für das OP-Tagesmanagement. Dies liegt nicht unbedingt nur daran, dass es oft großer Anstrengungen bedarf, Notfall-Operationen in den Tages-Plan einzuschieben, ohne den geplanten Organisationsfluss entscheidend zu behindern, sondern, dass der Begriff Notfall-Operation in den meisten Fällen sehr weit ausgelegt wird. Nicht selten wird er dazu genutzt, zusätzliche OP-Kapazitäten zu erhalten oder abteilungsinterne OP-Plan-Defizite zu kaschieren (beobachtet werden kann bspw., dass im Vergleich der Notfall-OP-Quote zwischen Krankenhäusern mit gleichem oder ähnlichen Leistungsspektrum, gleicher Bettenanzahl und -auslastung, eine Spannbreite von 10 % bis zu 50 % festzustellen ist, wobei der Organisationsgrad des OP-Bereiches einen positiven Einfluss auf die Notfall-OP-Quote hat).

So ist eine massive Veränderung des ursprünglichen OP-Planes aufgrund von Notfallanforderungen keine Seltenheit. Die Auswirkungen sind entweder massive Überstundenanforderungen an die beteiligten Mitarbeiter oder das Absetzen bereits geplanter Operationen.

Aber nicht nur der „Missbrauch" des Begriffes Notfall-OP und die dadurch bedingte zusätzliche Anforderung von OP-Kapazitäten macht die Notfall-OP zu einem organisationshemmenden Faktor. Auch die unzureichende Qualität der Informationen zu dieser Operation, die bei deren Anforderung im OP-Bereich abgesetzt wird, stellt das OP-Management vor hohe Anforderungen.

Häufig „schwirren" Gerüchte über tatsächliche oder vermeintliche Notfall-Nachmeldungen im OP-Saal umher, und es gibt keine Anlaufstelle, die hierzu befragt werden kann. Maßnahmen werden auf Verdacht eingeleitet oder Personal wird bereitgehalten, ohne den wirklichen Zeitpunkt oder den Umfang der Leistungsanforderung zu kennen.

Somit ergibt sich für das OP-Management die Aufgabe,

- die Verwendung des Begriffes **Notfall-OP** so zu spezifizieren und mit den Fachabteilungen abzustimmen, dass tatsächlich auch nur die „echten" Notfall-Anforderungen zur Nachmeldungen in den geplanten OP-Tag integriert werden müssen und

- die **Vorgaben der Nachmeldung** derart zu strukturieren, dass eine wirkungsvolle und verlässliche Integration in die geplanten Abläufe möglich ist.

Bewährt hat sich bspw. ein Schema, in dem Nachmeldungs-Operationen klassifiziert werden und somit vom OP-Management besser in den OP-Plan integriert werden können.

• Stufe 1:	sofort	Notfall unterbricht Programm im OP-Saal mit Abbruch der Operation oder ggf. Abarbeitung im Einleitungsraum
• Stufe 2:	Notfall	Notfall unterbricht das laufende OP-Programm im nächst freiwerdenden OP-Saal unabhängig der Abteilung
• Stufe 3:	dringlich	Notfall unterbricht das laufende OP-Programm innerhalb der nächsten 4 Stunden
• Stufe 4:	Nachmeldung	im Anschluss an einen freiwerdenden OP-Saal nach Beendigung des Elektiv-Programms
• Stufe 5:	nächster Tag	frühestmöglich am nächsten Tag (auch ohne originäre OP-Kapazitäten)

Voraussetzung für die Integration der Nachmeldung ist die Benennung der Notfallstufe, wobei dies nur die Stufen 2 – 5 betrifft. Die Stufe 1 (echter, vitaler Notfall) sollte natürlich von allen administrativen Anforderungen befreit sein, da es hier ja ein sofortiges Eingreifen notwendig ist, um das Leben des Patienten zu retten.

Die Definition, was eine „echte Notfall-OP" (Stufe 1) ist, gestaltet sich äußerst diffizil und muss oft auch von Fall zu Fall abgewogen werden. Und selbst, wenn eine derartige Definition gefunden wurde, ist es immer noch (und so muss es auch bleiben) die Entscheidung des Operateurs, was dieser als Notfall-Operation einstuft oder nicht.

Grundvoraussetzung für das Ansetzen einer **Notfall-Operation** ist im Allgemeinen, dass

- sich der Patient in einem akuten, lebensbedrohlichen Zustand befindet,
- dieser durch die Verweigerung der Operation in diesen Zustand hineingerät oder
- irreversible Schäden auftreten können, wenn keine sofortige Operation erfolgt.

Ist der akute, lebensgefährliche Zustand des Patienten noch einigermaßen objektiv darstellbar, so unterliegen die beiden weiteren Voraussetzungen oft einer sehr subjektiven Einschätzung, die wiederum alleine vom operierenden Arzt zu erfolgen hat, da sie von diesem letztendlich auch verantwortet werden muss.

Aus diesem Grund hat sich in der Praxis ein **Kriterienkatalog**, der zur Abprüfung dient, ob eine echte Notfall-OP vorliegt oder nicht, als nicht sehr effektiv erwiesen, die Rate der Notfall-OPs dauerhaft zu senken.

Zum einen kann dieser Katalog durch eine spezielle, einzelfallbezogene Argumentation immer wieder aus den Angeln gehoben werden. Auch besteht in der Hektik des OP-Alltages keine Möglichkeit, diese Argumentation umfassend und abschließend zu diskutieren. Zum anderen ist das OP-Management unmöglich in der Lage, die Verantwortung für die Nichtaufnahme einer vermeintlichen Notfall-OP zu übernehmen, falls dies dann doch tatsächlich eine Notfall-Indikation war.

Was die Notfallstufen betrifft, hat es sich bewährt, diesen Notfallstufen von den jeweiligen Kliniken die häufigsten Operationen zuordnen zu lassen, bei denen die Notfallstufe i. d. R. auftritt und eventuelle Ausnahmestufen festzulegen.

Beispiel Zuordnung Notfallstufen
Stufe 1
- Polytrauma mit versorgungspflichtigen Läsionen
- Instabile Beckenfraktur
- Drittgradig offene Fraktur
- ...

Stufe 2
- Mehrfachverletzung/multiple Frakturen → Stufe 1, wenn klinische Verschlechterung
- Ausgedehnte Weichteilverletzung mit Substanzverlust → Stufe 1, wenn hämody. wirksame Blutung
- ...

Stufe 3
- Per-/Suprakondyläre Humerusfraktur → Stufe 2, wenn Durchblutungsstörung
- Fixierte frische TEP-Luxation → Stufe 2, wenn neurologische Symptome
- ...

Vorteil dieser Auflistungen ist es zum einen, dass die jeweiligen Kliniken die vorhandenen Notfallstufen stärker verinnerlichen und somit akzeptierter mit diesen arbeiten. Zum anderen unterstützt dieser Katalog die Arbeit des OP-Managements, wenn es am Ende des OP-Tages darum geht, die noch vorhandenen Operationen in die dann geringeren OP-Saal-Kapazitäten (z. B. anstatt 8 OP-Sälen ab 16:00 Uhr nur noch 2 OP-Säle) zu reihen.

Die Auswertung der auftretenden Notfallstufen im Hinblick auf die Fragen

- wie hoch ist das notfallbezogene OP-Aufkommen der einzelnen Kliniken,
- wann (Tag, Uhrzeit) wurden welche Notfallstufe von den jeweiligen Kliniken gemeldet oder
- wie lange hat es gedauert bis (schnellsten, im Durchschnitt oder längsten) die OP erfolgen konnte

gibt dem OP-Management nicht nur Informationen über eventuell notwendige Notfallreserven (z. B. Vorhaltung Notfalltische, Kapazitätsbeschränkungen bei der OP-Planung), sondern spiegeln auch das Notfallverhalten der einzelnen Kliniken wider (z. B. verstärktes Auftreten an bestimmten Wochentagen, bei bestimmten Operateuren). Erfahrungsgemäß hilft die Offenlegung des OP-Managements über das Notfallverhalten die Rate der (fragwürdigen) Notfälle oder Nachmeldungen zu senken und stabilisiert die Abarbeitung der geplanten Operationen im Tagesablauf.

Eine weitere Möglichkeit, die Rate der Notfall-Operationen zu senken, ist, diese für die anfordernde Fachabteilung insofern unattraktiv zu machen, da sie im Rahmen der OP-Organisation den Stellenwert erhält, den eine **außergewöhnliche Leistung in jedem Dienstleistungsprozess** innehat:

- sie bewirkt die Streichung geplanter Leistungen bei vollausgeschöpften Ressourcen,
- sie beeinflusst bei häufigem Vorkommen die Planungskapazitäten,
- sie verursacht höhere Kosten als die geplante Leistung.

Auf den OP-Bereich übertragen bedeutet dies, dass es sowohl ein **Leistungsargument**, als auch ein **Kostenargument** gibt, dass negative Auswirkungen auf die Leistungsfähigkeit des OP-Saales und somit auf die nutzenden Fachabteilungen hat, wenn nicht notfallrelevante Leistungen als Notfall-OP dem OP-Bereich abgefordert werden.

Das Kostenargument wird verstärkt dann zu Tage treten, wenn die tatsächlichen Kosten einer Operation ermittelt und in Form einer innerbetrieblichen Leistungsverrechnung dem jeweiligen Leistungsanforderer in Rechnung gestellt werden. Dies bedeutet dann, dass in dem Maße wie die Kosten einer Operation steigen, die Möglichkeit, Leistungen vom OP-Bereich abzufordern sinken, da die jeweilige Fachabteilung nur über ein festgeschriebenes Budget verfügt. Das Kostenargument kann heute (auch ohne innerbetriebliche Leistungsverrechnung) bereits sichtbar gemacht werden, indem das OP-Management die **Mehrkosten einer Notfall-OP** analysiert, dokumentiert und den jeweiligen Fachabteilungen zur Verfügung stellt.

Typische Mehrkosten einer Notfall-Operation sind:

- **Vorhaltungskosten** (z. B. müssen zusätzliche Ressourcen vorgehalten oder beschafft werden),
- **Organisationskosten** (z. B. entsteht ein OP-interner und -externer zusätzlicher Organisationsaufwand),
- **Ausfallkosten** (z. B. können ursprünglich erforderliche und bereitgestellte Ressourcen nicht eingesetzt werden),
- **Leistungsprozesskosten** (z. B. haben Notfall-OPs oft hohe Warte- und Organisationszeiten, da optimale Einsatzplanungen nicht geleistet werden und notwendige Voraussetzungen erst intraoperativ geschaffen werden können),
- **Doppelleistungskosten** (z. B. müssen oft durch die notfallbedingte Verschiebung bereits geplanter Operationen Leistungen (Labor etc.) für die verschobene Operation nochmals erbracht werden).

Das Leistungsargument ist in dem Maße stichhaltig, wie die OP-Kapazitäten bereits durch die OP-Planung voll ausgelastet sind und jede zusätzliche Operation eine Ausdehnung der durch Arbeitszeiten, Verfügbarkeiten an Mitarbeitern oder OP-Saal-Kontingenten festgeschriebenen OP-Kapazitäten überschreitet.

Sind OP-Kapazitäten nicht voll ausgelastet, wird durch jede Notfall-OP die Erhöhung des Auslastungsgrades erreicht und somit gibt es kaum Argumente gegen die zusätzliche Beanspruchung von Notfall-OPs. Entscheidend für das OP-Management ist lediglich, diese in den vorgeplanten Organisationsablauf so zu integrieren, dass die Mehrkosten dieser Notfall-OPs so gering wie möglich gehalten und die geplanten Abläufe möglichst wenig berührt werden.

Sind die OP-Kapazitäten dagegen bereits voll ausgelastet, ist es Aufgabe des OP-Managements, der indirekten Kapazitätsausweitung durch Notfall-OPs in der Weise entgegenzusteuern, dass im ersten Schritt die zusätzlich benötigten Kapazitäten dargestellt werden und im zweiten Schritt eine Streichung bereits geplanter OP-Kapazitäten in gleichem Umfang erfolgt. Dies bedeutet nichts anderes, als die anfordernde Fachabteilung vor die Wahl zu stellen, entweder den Notfallcharakter der zusätzlichen Operation zu überdenken, oder bereits geplante Operationen – quasi im Austausch für die Notfall-OP – abzusetzen.

Gerade diese Vorgehensweise ist aber nur dann möglich, wenn das OP-Management

- exakte Informationen zur der Notfall-OP erhält,
- mit Kompetenzen ausgestattet ist, notwendige Veränderungen des OP-Planes selbstständig vorzunehmen und
- die entsprechenden Maßnahmen einleiten zu können.

Ist dies nicht der Fall, wird das OP-Management einer seiner wesentlichen Funktionen beraubt und es erleidet einen „**Autoritätsverlust**“, der auch auf viele andere Aufgabenstellungen des OP-Managements negativ auswirkt.

Die Frage, ob Notfall-Operationen wirkungsvoll in einen bestehenden OP-Plan integriert werden können, hängt entscheidend davon ab, inwieweit deren Nachmeldung und Einbettung einem verbindlichen Prozedere unterworfen werden. Neben der Maßgabe, in welchen Stufen, wo und in welchem Umfang die Notfall-OP anzumelden ist, spielt hierbei die Überprüfung der Realisierbarkeit und die Schaffung der Voraussetzungen, die Notfall-OP auch durchführen zu können, eine entscheidende Rolle. Ebenfalls wichtig ist die verlässliche Information aller direkt und indirekt Beteiligten über die hervorgerufenen OP-Plan-Änderungen.

Wichtigste Vorgabe aber muss es sein, dass alle im Zusammenhang mit einer Notfall-OP auflaufenden Informationen und Veränderungen an einer **zentralen OP-Steuerstelle** zusammenlaufen und nur dort jederzeit von jedem Mitarbeiter abgerufen werden können.

Ablaufvoraussetzungen zur Integration von Notfall-OPs:

- *Notfallannahme:*
  - an Steuerstelle
  - über Piepser

- *Notfallidentifikation:*
  - Notfallbezeichnung (Diagnose/Therapie)
  - Notfallstufe (vital akut, akut, aufgesch. dringlich etc.)
  - Patientendaten (Geschlecht, Alter, Aufenthaltsort etc.)
- *Operationsvorgaben:*
  - vorhandene Patientenunterlagen
  - noch benötigte Patientenunterlagen
  - vorhandene Anästhesieabklärung
  - benötigter OP-Saal (Präferenzen)
  - benötigte Ressourcen (Materialien, Geräte etc.)
- *Personelle Vorgaben:*
  - benötigtes Operationsteam (Arztteam, Pflegeteam)
  - benötigtes Narkoseteam
  - benötigte zusätzl. Mitarbeiter (Hebamme, Kardiotechniker)
- *Postoperative Vorgaben:*
  - benötigte Folgeleistungen (Funktionsbereiche)
  - benötigter Patientenaufenthalt (Stations-/Intensivbett etc.)
  - benötigte Ressourcen (Sitzwache, Überwachungsgeräte)
- *OP-Abklärung:*
  - maximaler Erfüllungszeitpunkt der Operationsvorgaben
  - maximaler Erfüllungszeitpunkt der personellen Vorgaben und Alternativen
  - Abklärung der postoperat. Vorgaben
- *Anfordererrückkopplung:*
  - Anfordererinformation über mögliche Ort-/Zeitalternativen
  - Festlegung der OP-Zeit
  - Festlegung des OP-Ortes
  - Festlegung des Mitarbeiterteams
- *Akut-Benachrichtigung:*
  - Benachrichtigung der betroffenen Mitarbeiter
  - Benachrichtigung des derzeitigen Patientenbetreuungsbereiches
  - Benachrichtigung benötigter Funktionsabteilungen
  - Anforderung benötigter Unterlagen
- *Planumstrukturierung:*
  - Neuordnung der geplant vorhandenen Operationen
  - Verschiebung geplanter Operationen (Zeit/Ort)
  - Aussetzung geplanter Operationen
  - Absetzung geplanter Operationen
  - Erstellung eines aktuellen OP-Planes

- *Allg. Benachrichtigung:*
  - Benachrichtigung der betroffenen Mitarbeiter
  - Benachrichtigung der betroffenen Patientenbetreuungsbereiche
  - Benachrichtigung betroffener Funktionsbereiche
- *Durchführungsüberwachung:*
  - (siehe Patienten-Organisation, Kap. 5.5)
- *Notfall-Dokumentation:*
  - Art des Notfalles (Notfallstufe)
  - Notfall-Anforderer
  - Uhrzeit der Notfallmeldung
  - Uhrzeit der Leistungserbringung
  - Notfallkriterien erfüllt?

5.5 Die Patienten-Organisation

Unter dem Begriff **Patienten-Organisation** im engen Sinne ist zu verstehen, dafür Sorge zu tragen, dass ein Patient für eine Operation rechtzeitig von seinem jeweiligen Aufenthaltsort in den OP-Saal gelangt, um dort die notwendigen vorbereitenden Maßnahmen ergreifen zu können. Ebenso, dass dieser Patient zeitnah nach Beendigung der Operation wieder aus dem OP-Bereich abgeholt wird, um seinem weiteren Aufenthaltsort zugeführt zu werden.

Aber noch eine andere, zentrale Forderung ist an die Patienten-Organisation zu stellen, nämlich die Prämisse, dass der Zeitraum zwischen

- Patientenankunft und
- Patientenabgabe,

also der **Patienten-Aufenthalt** im OP-Bereich, so kurz wie möglich zu gestalten ist. Dieses Ansinnen ergibt sich nicht nur aus einer gewissen Fürsorgepflicht gegenüber dem Patienten, sondern auch aus der Tatsache, dass jeder Patient, der sich unnötigerweise im OP-Bereich aufhält, sowohl Raum-, als auch Mitarbeiterkapazitäten bindet, die an anderer Stelle dann wiederum fehlen.

Die Verknüpfung der Forderung nach rechtzeitiger Patientenankunft bzw. -abgabe und minimalster Aufenthaltszeit des Patienten bedeutet, dass das OP-Management dafür sorgen muss, dass der Patient zeitgenau an die **Schleuse des OP-Traktes** gebracht und ebenso zeitgenau von dieser wieder abgeholt wird. Diese Aufgabe erfordert aber nicht nur die Kenntnis der Uhrzeit, zu der die Vorbereitungsmaßnahmen beginnen müssen, um einen exakten **Erst-Schnitt-Zeitpunkt** zu erreichen, sondern auch das Wissen um die Länge der Transportzeit des Patienten, da sich aus der Formel *geforderte Ankunftszeit an der OP-Schleuse + Länge der Transportzeit* der vermeintliche Zeitpunkt des Patienten-Abrufes ergibt. Gleiches gilt analog für den Abruf des Patienten aus dem OP-Bereich, wobei sich hier die Frage nur dann in der Schärfe stellt, wenn der Patienten nach Beendigung der Operation nicht in den Aufwachraum verlegt wird.

Die zeitgenaue Überstellung oder Abholung des Patienten ist aber auch eine Tätigkeit, die vom Organisationsgrad des Aufenthaltsbereiches (meist die Station) des jeweiligen Patienten abhängt. Ist beispielsweise die Station schlecht organisiert und das Stationstelefon nicht regelmäßig besetzt oder werden dort Informationen nur ungenügend weitergegeben, ist das OP-Management machtlos. Aus diesem Grund ist eine enge Zusammenarbeit zwischen verbringendem Bereich und dem OP-Management unbedingt notwendig, was z. B. bedeuten kann, dass ein spezielles OP-Telefon auf Station eingerichtet wird, oder dass aller Anforderungen, die aus dem OP-Bereich kommen, dort bevorzugt behandelt werden.

Die Organisation und Struktur der verbringenden Abteilung spielt auch bei einer weiteren Anforderung an die Patienten- Organisation eine gewichtige Rolle. Das OP-Management hat verantwortlich Sorge dafür zu tragen, dass bei Übernahme des Patienten an der OP-Schleuse

- alle OP-extern möglichen vorbereitenden Maßnahmen am Patienten (Rasieren, Gebiss entfernen etc.) erfolgt sind und
- alle zur Operation benötigten Unterlagen (Laborbefunde, Röntgenbilder etc.)

zur Verfügung stehen. Dasselbe gilt natürlich umgekehrt bei Abgabe des Patienten an den entsprechenden Bereich.

Gerade das Nachtelefonieren nach fehlenden Unterlagen oder die Erbringung von nicht OP-relevanten Vorbereitungsleistungen erfordern vom OP-Personal einen unnötigen Zeitaufwand und erschweren die OP-Organisation. Als äußerst praktikabel hat es sich erwiesen, im Rahmen des OP-Managements diese Defizite zu dokumentieren, um dauerhaft eine verbesserte Feinabstimmung mit den jeweils betroffenen Bereichen erzielen zu können. Auch können so genannte „Patientenchecklisten“ helfen, die auf Station im Vorfeld einer Operation ausgefüllt werden und alle notwendigen Parameter enthalten, die abgearbeitet oder kontrolliert werden müssen, bevor der Patient an die OP-Schleuse gebracht wird.

	Handzeichen eintragen			
	durch-geführt	nicht notwen-dig	nicht vorhan-den	nicht voll-ständig
Identität (Name, Geburtsdatum) überprüft				
Schmuck entfernt				
Zahnprothesen entfernt				
Nagellack entfernt				
OP-Haube aufgesetzt				
Hörgerät erforderlich und mitgegeben				
Brille erforderlich und mitgegeben				
Betatupfer eingelegt				
Seite der geplanten Operation erfragt				
Operationsgebiet enthaart und gereinigt				
Blasenkatheter liegt				
Antithrombosestrumpf				
sauberes Flügelhemd angelegt				
Tagesmedikation gegeben				
Prämedikation gegeben				
vollständige Krankenakte und Kurve beigelegt				
Etiketten mitgegeben				
aktuelle Röntgenbilder beigelegt				
Bett mit Patientennamen gekennzeichnet				
Medikamente mitgegeben:				
Medikamente mitgegeben: sonstige Hilfsmittel (z. B. Lagerungsmittel) mitgegeben:				
Datum:	Unterschrift:			

Abb. 24: Beispiel: Checkliste „Patientenvorbereitung zur Operation“

Wichtig bei der Erstellung einer Patientencheckliste ist es festzulegen, welche Berufsgruppe (Stationspflege, Operateur, Anästhesist) für das korrekte Ausfüllen der Vorgaben verantwortlich ist, was geschieht, wenn die Checkliste nicht ordnungsgemäß abgearbeitet wurde (bspw. wird dann der Patient eventuell gar nicht erst in den OP-Bereich verbracht), oder auch, wo die Checkliste nach ihrem Gebrauch verbleibt. Bewährt hat es sich – gerade um verschiedene Checklisten im Rahmen des perioperativen Prozesses zu vermeiden – die Checkliste in die Dokumentation des „Team Time Outs“ zu integrieren

Eine mögliche Vorgehensweise bei der Organisation des Patientenabrufes oder der Patientenabgabe könnten folgende Abläufe sein:

Anforderungen an den Patientenabruf:

- *Patientenabruf:*
  - Festlegung des Abrufzeitpunktes nach
    - OP-Ende vorheriger Operation,
    - Narkoseende der vorherigen Narkose,
    - Lage des Patientenaufenthaltsortes,
    - benötigter OP-Vorbereitung (Narkose, Zusatzleistungen etc.) und
    - Schleusenkapazität (Warteraumkapazität).
  - Abruf des Patienten mit Dokumentation des
    - Abrufzeitpunktes,
    - Abrufentgegennehmers,
    - Abrufortes und
    - Patientenzustands.
- *Abrufkontrolle:*
  - Festlegung des Nachfragezeitpunktes und
  - Abrufkontrolle mit Dokumentation des
    - Nachfragezeitpunktes und
    - Verspätungsgrundes.
- *Patientenübernahme:*
  - Organisation der Patientenübernahme:
    - Bereitstellung der Einschleusmitarbeiter,
    - Sicherstellung der benötigten Schleusenkapazität,
    - Sicherstellung der Patientenübergabe an Anästhesie/OP-Pflege,
    - Begrüßung durch den operierenden Arzt,
    - Bereitstellung des benötigten OP-Tisches und
    - Kontrolle der ordnungsgemäßen Transportlagerung.
  - Sicherstellung der Dokumentation der
    - Patientenankunftszeit an der Schleuse,
    - Einschleusmitarbeiter und
    - Einschleusmitarbeiter-Zeitbindung.
- *Patienten-Check:*
  - Überprüfung der OP-Planangaben,
  - Überprüfung der vorhandenen Patientenunterlagen auf Vollständigkeit,
  - Nachfordern fehlender Patientenunterlagen,
  - Rückgabe unnötiger Patientenunterlagen an Patientenüberbringer,
  - Kontrolle der bereits durchgeführten Vorbereitungsmaßnahmen auf Station,
  - Erbringung und Dokumentation fehlender Vorbereitungsmaßnahmen.
- *Patientenverteilung:*
  - Sicherstellung und Überwachung der Patientenweiterleitung in

    - vorgesehenen Einleitungsbereich,
    - vorgesehenen OP-Saal oder in
    - Wartezone.

  - Vermeidung unnötiger Patientenbelastung durch
    - Lärm,
    - Hektik,
    - unbedachte Äußerungen und
    - entgegenkommende bereits operierte Patienten.

Anforderungen an die Patientenübergabe:

- *Patientenabgabe:*
  - Festlegung der Abholbenachrichtigung nach
    - OP-Ende Operation,
    - Ende der Narkose,
    - Freigabe durch den Aufwachraum,
    - Lage des vorgesehenen Patientenaufenthaltsortes und
    - Schleusenkapazität (Warteraumkapazität).
  - Abholbenachrichtigung an den Verbringungsort mit Dokumentation des
    - Benachrichtigungszeitpunktes,
    - Benachrichtigungsentgegennehmers,
    - Bestimmungsortes des Patienten und
    - Patientenzustands.
- *Abholkontrolle:*
  - Festlegung des Nachfragezeitpunktes und
  - Abholkontrolle mit Dokumentation des
    - Nachfragezeitpunktes und
    - Verspätungsgrundes.
- *Patientenübergabe:*
  - Organisation der Patientenübergabe:
    - Bereitstellung der Ausschleusmitarbeiter,
    - Sicherstellung der benötigten Schleusenkapazität,
    - Entsorgung/Wiederaufbereitung des OP-Tisches.
  - Sicherstellung der Dokumentation der
    - Patientenabholzeit an der Schleuse,
    - Ausschleusmitarbeiter und
    - Ausschleusmitarbeiter-Zeitbindung.
- *Patienten-Check:*
  - Überprüfung der mitgegebenen Patientenunterlagen auf Vollständigkeit,
  - Ausfüllen fehlender Patientenunterlagen,
  - Kontrolle von Verbänden, Drainagen etc.

6 Materialwirtschaft und Logistik

Die **Materialwirtschaft** und deren Steuerung nimmt insofern einen wichtigen Platz innerhalb des OP-Managements ein, da der Sachkostenanteil im OP-Bereich – aufgrund etwa teurer Implantate – im Verhältnis zum Personalkostenanteil als deutlich höher zu bewerten ist als etwa auf einer bettenführenden Station.

Ursächlich für die gestiegene Wertigkeit der Sachkosten sind die **kostenträgerbezogenen** (DRGs etc.) **Vergütungsformen** der Operationsleistung. Die Materialkosten einer Operation in einem Krankenhaus sind bestens mit den Materialkosten anderer Krankenhäuser zu vergleichen, was sich hervorragend dazu eignet, den Kostendruck seitens der Krankenkassen auf das einzelne Krankenhaus stetig zu erhöhen. Auch lassen die aktuell vorgesehenen Vergütungsänderungen darauf schließen, dass der Druck auf die Sachkosten deutlich zunehmen wird.

Somit muss, gerade für die materialintensive OP-Leistung, nach neuen Wegen gesucht werden, die **Materialkosten** operationsbezogen zu senken, was eine **zentrale Material- und Lagerwirtschaft** auf Dauer nicht leisten kann, da sie

- weder die fachliche Kompetenz besitzt (und besitzen kann), die Einsatznotwendigkeit von Materialien zu einer bestimmten Operation zu bewerten,
- noch über die logistischen Voraussetzungen verfügt, neue Materialbeschaffungswege mit der Industrie (z. B. „just in time"-Belieferung) zu koordinieren und tagtäglich zu organisieren.

Schon aufgrund der wachsenden **Budgetverantwortung** des OP-Managements werden sich die Tätigkeiten der zentralen Materialwirtschaft auf Dauer auf die kaufmännische Abwicklung der Materialströme beschränken. Die klassischen Aufgaben der Materialwirtschaft wie

- der Einkauf von Materialien,
- die Marktbeobachtung und interne Fachberatung,
- die Materialsortimentsführung,
- die Materialbestandsführung,
- die Lagerhaltung,
- die Belieferungsorganisation und
- die Entsorgung von Materialien

werden entweder auf die einzelnen Nutzerbereiche des Krankenhauses oder auf die beliefernde Industrie (Materialbestandsführung, Lagerhaltung, Belieferungsorganisation, Materialentsorgung) übertragen werden.

Letztlich lassen sich drei wesentliche Aufgaben der Materialwirtschaft auch für den OP-Bereich ableiten. Das sogenannte „Supply Chain", der strategische Einkauf und die Standardisierung. Unter dem Begriff „Supply Chain" werden alle Aktivitäten verstanden, die die Logistikketten von Anbieter bis zum Verbraucher betreffen – also wie und zu welchen Kosten gelangt ein Produkt vom Hersteller zum Endverbraucher. Der strategische Einkauf beschreibt die Maßnahmen der Lieferantenreduzierung und der Mengenbündelung der Verbraucher, um somit Kosten- und Verfügbarkeitsvorteile zu generieren. Die Standardisierung findet auf der Prozessebene (wie können gleiche oder ähnliche Prozesse geschaffen werden, um Materialverbräuche zu senken) oder auf Produktebene (wie können gleiche Produkte verwendet werden, um bspw. die Lagerhaltungskosten zu senken) statt.

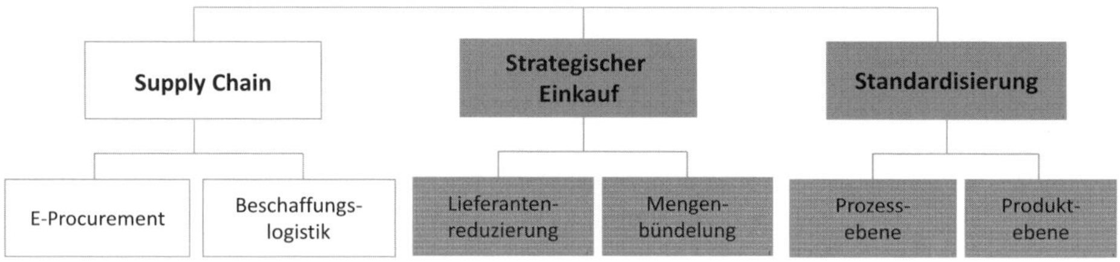

Abb. 25: Aufgaben der Materialwirtschaft

Die Entwicklung der Materialwirtschaft in den OP-Bereichen ist mit der Automobilindustrie vergleichbar, die früher ihre benötigten Zuliefermaterialien (Reifen, Motoren etc.) selbst auf Lager gehalten hat, um sie dann in die Autos einzubauen (Stand Krankenhaus heute), im nächsten Schritt die Zulieferfirmen veranlasst hat, diese Materialien direkt zum Einbau in das Auto zeitnah ans Band zu liefern (just in time) und heute bereits dazu übergeht, dass die Materialien von denjenigen eingebaut werden, die diese liefern.

Die Tätigkeitsmerkmale der einzelnen Aufgaben der Materialwirtschaft im OP-Bereich sind im Folgenden stichwortartig beschrieben, wobei es sehr stark von der Größe und dem Umsatzvolumen der einzelnen OP-Abteilung abhängt, inwieweit es lohnend ist, sich in diese, teilweise originären Aufgaben der klassischen Materialwirtschaft „einzumischen".

Eine Aufgabe des OP-Managements ist aber, sich mit den allgemeinen Anforderungen an eine Materialwirtschaft vertraut zu machen und festzulegen, welche Aufgabenverteilung zwischen

- dem OP-Management,
- der zentralen Materialwirtschaft des Krankenhauses und
- der Industrie oder den Zuliefern

zukünftig für die OP-Abteilung am effizientesten ist. Interessant in diesem Zusammenhang ist die verstärkt aufkommende Diskussion, die Materialversorgung eines Krankenhauses, bzw. OP-Bereiches mit Hilfe externer Anbieter zu bewerkstelligen, wobei der Begriff Logistik eine große Rolle spielt. Gemeinhin werden unter dem Begriff Logistik „die Gesamtheit aller Aktivitäten eines Unternehmens, die

- der Beschaffung,
- der Lagerung und
- dem Transport

von Materialien und Zwischenprodukten dienen“ verstanden, was nichts anderes bedeutet, dass benötigtes Material zu einer Operation zur richtigen Zeit, am richtigen Ort, in der richtigen Menge und in der richtigen Qualität dem Leistungsbereich zur Verfügung steht.

Der Markt an sogenannten Logistikanbietern – gerade auch für den OP-Bereich – ist ständig wachsend, wobei unterschieden werden muss zwischen

- den Einkaufsdienstleistern, die den Einkauf von verschiedenen Krankenhäusern zusammenführen und durch höhere Abnahmemengen versuchen, günstigere Preise von den Herstellern zu erzielen (Einkaufsgemeinschaften),
- den reinen Logistikdienstleistern, die den Transport und die Bündelung der Ware vom Hersteller zum Krankenhaus (oder auch in den OP-Bereich) als ihre Dienstleistung ansehen oder
- den Einkaufs- und Logistikdienstleistern, die quasi die gesamte Materialwirtschaft von der Produktauswahl über die Preisverhandlungen bis zur Verbringung der Ware und der Bestückung der Lagerorte übernehmen.

6.1 Der Einkauf

Funktion:

Bereitstellung der für die Operation benötigten Materialien in der richtigen Menge und Qualität zur rechten Zeit zum vergleichsweise niedrigsten Preis.

Aufgabe:

- Aufnahme der angeforderten Materialien der Abteilungen
- Angebotseinholung vom aufgeforderten Lieferanten nach
  - Preis
  - Menge
  - Lieferkonditionen

- Marktselektion nach Alternativprodukten/-lieferanten
- (Falls notwendig) Rückkopplung mit anfordernder Abteilung mit Bewertung der vorgefundenen Konditionen und Möglichkeiten
- Preis-/Konditionsverhandlungen mit dem gewünschten Lieferanten
- Erteilung einer Bestellung an den Lieferanten
- Übernahme der eingehenden Lieferungen durch Warenannahme und Prüfung der mengenmäßigen Übereinstimmung mit Bestellung und Lieferschein
- Feststellung der Brauchbarkeit durch Wareneingangsprüfung
- Fristgerechte Mahnung, Wandlung oder Stornierung von fehlerhaften oder ungenügenden Leistungen

- Übermittlung der Preise/Mengen und Materialidentifikation an die Buchhaltung/Finanzabteilung/Controllingabteilung zur Weiterverarbeitung

Probleme:

- Richtige Mischung aus Zentralisation und Dezentralisation des Einkaufs
- Richtige Mischung aus vorsichtiger Lagerbestandspolitik und spekulativen Einkaufspraktiken
- Auswahl der Lieferanten nach Leistungsfähigkeit
- Verhältnis Einkaufsvorteil zu Einkaufskosten

6.2 Die Marktbeobachtung/Abteilungsberatung

Funktion:

Bereitstellung von Informationen aus dem Anbietermarkt über Produktarten, -entwicklungen und -tendenzen für das OP-Management zur wirtschaftlichen Optimierung der Einkaufsstrategien.

Aufgabe:

- Kenntnis des Anbietermarktes und dessen Entwicklung in Bezug auf
  - Stellung des Anbieters im Markt
  - Neuordnung des Anbietermarktes
  - Marktverhalten des Anbieter
  - Entwicklung von Produkttechnologien/-innovationen
- Vorhaltung und Aktualisierung von Produktinformationen unterschiedlichster Anbieter in Bezug auf
  - Preis
  - Menge
  - Lieferkonditionen
- Informationsbeschaffung über Preise und Preispolitik des Anbieters gegenüber räumlich oder fachlich benachbarten Krankenhäusern
- Informationsbeschaffung über bestehende oder erwartete gesetzliche Vorgaben in Bezug auf
  - Produktanwendungen
  - Ausschreibungsvorgaben
- Beratung der Klinikleitung oder der Abteilungen bei der Anschaffung neuer Produkte oder bei der Substitution bestehender Produkte
- Besuch von Fachmessen oder Anbieterveranstaltungen

Probleme:

- Mangelnde Akzeptanz der administrativen Bereiche aufgrund fehlender med. Fachkompetenz

- Größe des Anbietermarktes und Schnelligkeit der Produktzyklen
- Vergleichbarkeit der eingeholten Informationen
- Verbreitung des Fachwissens in die klinischen Bereiche
- Erst-Informationsquelle der Anbieter *nicht* im Bereich der Materialwirtschaft

6.3 Die Materialsortimentsführung

Funktion:

Bereitstellung eines aktuellen, eindeutigen und vollständigen OP-relevanten Materialkataloges zur optimalen Steuerung der Materialentnahme und Kostenbegrenzung der Materialvorhaltung

Aufgabe:

- Aufbau und Pflege einer flächendeckenden Materialkatalogstruktur zur Darstellung der abrufbaren Materialien
- Integration aller bereits vorhandenen oder neu aufgenommenen Materialien in die vorgegebenen Materialkatalogstrukturen
- Integration sogenannter durchlaufender Posten in die vorgegebenen Strukturen
- Bereinigung des Materialkataloges von
  - doppelt aufgenommenen Produkten
  - Komplementärprodukten (soweit medizinisch vertretbar)
  - nicht mehr verwendeten Produkten, da nicht mehr im Markt
  - nicht mehr verwendeten Produkten, da nicht mehr benötigt
- Vorgabenerstellung für
  - die Streichung vorhandener Produkte aus dem Katalog
  - Aufnahme neuer Produkte in die
  - direkte Aufnahme,
  - Aufnahme zu Testzwecken und
  - fixperiodische Aufnahme
- Verarbeitung des Materialkataloges in mitarbeiterrelevanter Form
- Überwachung des Materialkataloges

Probleme:

- Aufspüren aller im Krankenhaus verwendeten Produkte und Überwachung
- Definition von überflüssigen Komplementärprodukten und Akzeptanz
- Disziplin bei der Definition und Aufnahme neuer Produkte
- Differenz zwischen „Benötigungszeitpunkt“ und formalistischem „Aufnahme-Weg“

6.4 Die Materialbestandsführung

Funktion:

Bereitstellung eines aus medizinischer und organisatorischer Sicht optimalen Bestands an Materialien zur Versorgung der OP-Säle

Aufgabe:

- Vorausberechnung des benötigten Materials zur Sicherung der rationellen Materialversorgung der Abteilungen
- Definition von Mindestbestandsgrößen zur Wiederbestellung benötigter Materialkontingente unter Berücksichtigung der
  - Kosten-/Mengengrößen
  - Verfügbarkeit durch den Lieferanten und
  - internen Belieferungswege und -strukturen im Krankenhaus
- Integration aller möglichen Lagerorte bei der Abfrage nach Mindestbestandsgrößen
- Definition von direkten Bestellgrößen nach
  - vermeintlichem Operationsaufkommen
  - Produkthaltbarkeit und Lagerungsanforderungen
  - Lagerhaltungskapazitäten
  - Produkt-Einsatzzyklen bei möglicher Wiederaufbereitung und
  - möglichen Budgetvorgaben
- Definition von Höchstbestandsgrößen (alternativ zu direkten Bestellgrößen)
- Information über „Notfallbestandskapazitäten“ und deren Nutzung (z. B. Nachbarkrankenhäuser, Apotheken etc.)
- Überwachung bzw. Fortschreibung des Materialbestandes und Jahresabgrenzung (Inventur)

Probleme:

- Zentralisierung der Information über Bestandsgrößen verschiedener Lagerorte
- Errechnung des Mindestbestands aufgrund des Anforderungsverhalten der unterschiedlichen Abteilungen
- Materialbestandsverwaltung im Hinblick auf Produkthaltbarkeitsvorgaben
- Mindestbestandsvorgaben im Zusammenspiel mit der direkten Anlieferung der Lieferanten in die anfordernden Abteilungen

6.5 Die Lagerwirtschaft

Funktion:

Vorhaltung von zentralen oder dezentralen OP-Lagerorten zur effizienten Bereitstellung benötigter Materialien für die Operation

Aufgabe:

- Definition von Lagerorten und Zuteilung der zu lagernden Materialien nach
  - Eingangslager
  - Hauptlager
  - Nebenlager
  - Zwischenlager
  - Bereitstellungslager
  - Versandlager
  - Konsignationslager
- Definition der Lagergröße aufgrund von
  - OP-Saalgröße
  - Sortimentsumfang
  - Umsatzhäufigkeit
  - Aktualität des Materialbedarfs
  - Schwankungen in Leistungsablauf und -dauer
- Aufbau einer einheitlichen Lagerstruktur und -organisation nach
  - Sortimentsablage
  - Auffindung vorhandener Produkte
  - Bestückungsorganisation
  - Entnahmeorganisation
- Sicherstellung von gegebenen Lagerungsvoraussetzungen wie z. B.
  - Temperaturvorgaben
  - Sterilität
  - Licht- und Luftgegebenheiten
- Führen eines Lagerplanes (wo liegt was seit wann)
- Organisation der Lagerzugangs- und Entnahmeberechtigungen
- Sicherstellung der Entsorgung nicht mehr lagerhaltungsfähiger Produkte
- Budgetierung der Lager- und Lagerhaltungskosten

6.6 Die Belieferung (intern)/Lieferorganisation

Funktion:

Aufnahme, Zusammenstellung und zeitgerechte Verbringung der angeforderten Materialien aus zentralen Lagerbereichen oder vom Lieferanten in den OP-Bereich.

Aufgabe:

- Organisation der Auftragsannahme mittels
  - Anforderungsbelegen
  - Online-Anforderung
  - Routine-Intervall-Anforderung

- Organisation der Auftragserstellung anhand
  - allgemeiner Materiallisten (aus Abteilung)
  - abteilungsbezogener Materiallisten (aus Abteilung)
  - leistungsbezogener Materiallisten (aus Abteilung)
  - direkter Mengenkontrolle vor Ort
- Gewährleistung der ordnungsgemäßen Bestückung von Materiallieferungen
- Definition und Umsetzung von
  - Belieferungszeiten
  - Belieferungswegen
  - Belieferungsvoraussetzungen
- Konzeption und Umsetzung von Notfall-Lieferungen im Zusammenhang mit
  - Lagerort
  - Produktpalette
  - Annahme- und Lieferzeitpunkt
- Organisation der Belieferungs- und Annahmebestätigung durch die belieferten Bereiche
- Dokumentation der Entnahmegrößen und Meldung an Einkauf/Finanzbuchhaltung oder Controlling

Probleme:

- Sicherstellung der allgemeingültigen Material-Definition
- Aufbau abteilungs- bzw. leistungsbezogener Anforderungslisten
- zeitnahe und vollständige Belieferung
- Optimierung der Belieferungswege
- eindeutige und verlässliche Kommunikationswege bei Materialengpässen
- zeitnahe Information der Bereiche bei Materialänderungen (Änderungsjournal)

6.7 Die Material-Entsorgung

Funktion:

Bereinigung des zentralen und dezentralen OP-relevanten Materialbestands von, für die Operationen nicht mehr verwendbaren, Produkten und Entsorgung der durch die Operation entstandenen Produktabfälle

Aufgabe:

- Klassifikation der verwendeten Produkte und der daraus entstehenden Produktabfälle nach abfallentsorgungstechnischen Vorgaben
- Einbringen entsorgungstechnischer Aspekte bei der Beschaffung von Produkten
- Sicherstellung der ordnungsgemäßen Zwischenlagerung von nicht mehr verwendeten Produkten oder der Produktabfälle

- Überwachung und Dokumentation der ordnungsgemäßen Entsorgung durch
  - hauseigene Entsorgungsvorrichtungen
  - zentrale Entsorgungsvorrichtungen
  - Fremdfirmenvergabe
- Aufstellung und Budgetierung der Entsorgungskosten pro
  - OP-Material
  - Klassifikationseinheit
  - Abteilung
- Teilnahme an Weiterbildungsmaßnahmen zur Umsetzung gesetzlicher Vorgaben
- Mitarbeiterschulung und Konzeptionen zur Müllvermeidung

Probleme:

- mangelnde Akzeptanz bei betroffenen Abteilungen
- große Interpretationsspielräume der eindeutigen Einordnung nach Klassifikationen
- kaum Möglichkeiten der Kosten-/Nutzenbewertung
- schwierige Know-how-Vorhaltung vor Ort aufgrund undurchsichtiger Verordnungen und Gesetze
- mangelndes Interesse der Industrie

6.7.1 Müll-Klassifikationen zur Entsorgung im Krankenhaus

A-Müll: Abfälle ohne Anforderungen aus infektionspräventiver oder umwelthygienischer Sicht (ca. 1.150 g bis 3.000 g pro Tag)

- Entsorgung
- Wiederverwertung:
  - Deponie
  - Recycling
  - Verbrennung
  - Weiterverwendung

B-Müll: Abfälle mit besonderen Anforderungen aus infektionspräventiver Sicht (ca. 1.150 g bis 3.000 g pro Tag)

- Entsorgung
- Wiederverwertung:
  - Deponie
  - keine
  - Verbrennung

C-Müll: Infektiöse, ansteckungsgefährliche oder stark ansteckungsgefährliche Abfälle (ca. 17 g bis 250 g pro Bett und Tag)

- Entsorgung nach thermischer Desinfektion
- Wiederverwertung:
  - Deponie
  - keine
  - Verbrennung

D-Müll: Abfälle mit besonderen Anforderungen aus umwelthygienischer Sicht (ca. 500 g bis 3.000 g pro Bett und Tag)

- Entsorgung
- Wiederverwertung
  - Rücknahme der Lieferanten
  - keine
  - Spezielle Aufbereitung/Entsorgung

E-Müll: Medizinische Abfälle nur mit Anforderungen aus ethischer Sicht

- Entsorgung
- Wiederverwertung
  - Bestattung
  - keine
  - Verbrennung

Die Erfahrung zeigt, dass die Optimierung des Materialflusses wesentlich dazu beitragen kann, Organisationsabläufe im OP-Bereich zu verbessern. Im Rahmen der oben aufgeführten materialwirtschaftlichen Zusammenhänge, ist für das OP-Management die Bereinigung des Materialkataloges und die Standardisierung des Materialeinsatzes die wesentliche Voraussetzung, Logistik-Konzepte erstellen zu können, die sowohl Kosten einsparen, als auch Abläufe verbessern helfen.

Folgende Maßnahmen haben sich bewährt:

1. Schritt: **Standardisierung** der Abläufe pro Operation oder Teilleistung (nach 20/80-Regel)
Stichwort: hausinterner Leistungskatalog …

2. Schritt: **Bereinigung** des OP-Materialkataloges
Stichwort: Doppelnennungen, Komplementärprodukte, Ladenhüter, Durchläufer …

3. Schritt: **Bereinigung** des Zulieferer-Kataloges
Stichwort: Möglichkeit des Abschlusses von Rahmenverträgen …

4. Schritt: **Standardisierung** der Materialverbräuche pro Operation oder Teilleistung (nach 20/80-Regel)
Stichwort: Qualitätssicherung …

5. Schritt: **Anpassung** der Lagergröße und -orte an neu entstandene Vorhaltungskapazitäten
Stichwort: Lagerhaltungskosten zu reinen Kosten der Logistik …

6. Schritt: **Standardisierung** der Lagerhaltung und Bestellvorgänge (möglichst EDV-gestützt) *Stichwort: Anordnung der Produkte, Bestellwesen nach Leistungsplanung …*

7. Schritt: **Standardisierung** der Lagerbestückung und -entnahme für sogenannte „Commodity-Produkte“ (austauschbare, kostengünstige Produkte)
Stichwort: Einsatz von Versorgungsassistenten …

8. Schritt: **Standardisierung** der Lagerbestückung und -entnahme für kostenintensive Einzelprodukte
Stichwort: Konsignationslager …

9. Schritt: **Aufbau** einer OP-internen Material-Kommission und eines Material-Controllings *Stichwort: Budgetverwaltung, Kosten-/Leistungsbewertung, Kapitationsverträge …*

7 Die OP-Dokumentation

Die Frage der **OP-Dokumentation** ist ein weites Feld und in vielen Bereichen noch offen. Einen wirklich wichtigen, eingreifenden, für alle Krankenhäuser verbindlichen Schub hat die Dokumentation bis zum Jahr 2004 eigentlich nur durch die Aufnahme des **OPS-301** in die **Leistungs- und Kalkulationsaufstellung** (LKA) getan. Der LKA war die Aufstellung aller Krankenhausdaten, die – im Rahmen der Bundespflegesatz-Verordnung (BPflV) – jährlich von den Krankenkassen den Krankenhäusern abverlangt wurde, um Krankenhausbudgets auszuhandeln bzw. für das nächste Jahr festzulegen. Heute ist die Dokumentation von OPS-301-Schlüsseln im Rahmen des DRG-System – wie bereits beschrieben – überlebenswichtig, weil sie die mögliche Erlösgestaltung des Krankenhauses maßgeblich beeinflusst.

Natürlich beschränkt sich die OP-Dokumentation nicht nur auf den OPS-301, sondern umfasst weit mehr. Doch dies ist sowohl im Umfang, als auch im Inhalt in großem Maße den einzelnen Krankenhäusern überlassen, wobei hier zu unterscheiden ist zwischen dem

- **medizinischem Interesse** an der OP-Dokumentation und dem
- **administrativen Interesse** an der OP-Dokumentation.

War das administrative Interesse an der OP-Dokumentation bisher schon lange relativ groß, weil hierdurch betriebswirtschaftliche und rechtliche Anforderungen erfüllt werden konnten, so ist das medizinische Interesse an der OP-Dokumentation noch nicht so ausgeprägt. Sie steigt in dem Maße, wie EDV-technische Möglichkeiten zunehmen,

- echte Kommunikationssysteme aufzubauen,
- Befunde (Röntgenbilder etc.) und OP-Verläufe (Videosequenzen etc.) optisch darzustellen und in Datenträgerformat vorzuhalten oder
- vorhandene Geräte mit EDV-Anlagen zu koppeln.

Aus diesem Grunde ist in vielen OP-Sälen eine gewisse Ungleichbehandlung der medizinischen und der administrativen EDV-Interessen zu beobachten. Der oft geäußerte Vorwurf der Ärzte und des Pflegepersonals, dass die Administration, der die Verteilung der Gelder unterliegt, eher den Ausbau von EDV-Verwaltungssystemen fördert, als den von medizinischen Systemen, ist somit nicht ganz von der Hand zu weisen. Zur Ehrenrettung der Verwaltungen muss allerdings gesagt werden, dass viele auf dem Markt angebotene medizinische EDV-Systeme noch zu teuer oder nicht ausgereift sind, oder in keiner Kosten-/Nutzenrelation stehen.

Unterschieden werden sollte die **OP-Dokumentation** in

- **primäre** OP-Dokumentation,
- **interne fachabteilungs-** oder **bereichsspezifische** OP-Dokumentation und
- **administrative** OP-Dokumentation,

die zwar alle irgendwie miteinander zusammenhängen, jedoch leider in der Praxis meist nebeneinander her und ohne wirkliche Zusammenhänge betrieben werden.

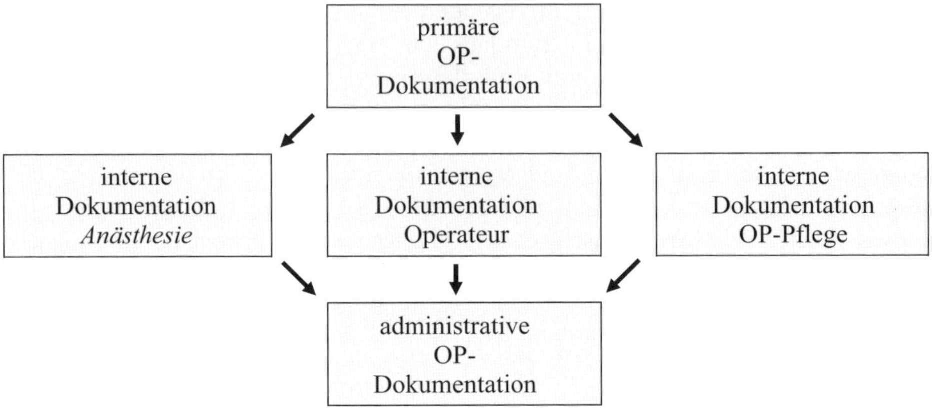

Abb. 26: Zusammenhang der OP-Dokumentationsformen

7.1 Die primäre OP-Dokumentation

Als **primäre OP-Dokumentation** ist die klassische, bisher in jedem Krankenhaus betriebene Dokumentation von Kern-OP-Daten oder -Verläufen anzusehen, die zum Aufbau von OP-Statistiken oder bei anhängigen Gerichtsverfahren benötigt wird.

Sie setzt sich zusammen aus

- dem **OP-Plan**,
- dem **OP-Buch** und
- dem **OP-Bericht**

und hält i. d. R. den Zeitpunkt, den Ort, die Operationsart, die Operationsmethode und die Verantwortlichen einer Operation fest.

Dass ein **OP-Buch** geführt werden oder ein patientenbezogener **OP-Bericht** vorliegen muss, ergibt sich aus diversen Gerichtsentscheidungen. Wie aber die inhaltliche Ausgesmktaltung dieser Dokumentationen zu erfolgen hat, ist nirgends allgemeinverbindlich geregelt und obliegt der Verantwortung eines jeden Krankenhauses und seiner Mitarbeiter.

So ist gerade die Qualität der geführten OP-Bücher in den Krankenhäusern sehr unterschiedlich und umstritten. Sie werden oft wenig aussagekräftig, unvollständig oder nicht zeitaktuell geführt und geben im Ernstfall keinerlei Aufschluss über das tatsächliche OP-Geschehen.

Solange keine verbindliche offizielle Regel zur OP-Buchschreibung vorliegt, ist es Aufgabe des OP-Managements, diese hausintern zu schaffen und durchzusetzen. Die **Mindestanforderungen an ein OP-Buch** sind, dass

- dieses zeitnah und lesbar zu führen ist,
- es in dem betreffenden OP-Saal zur Einsicht vorliegen sollte,
- es die verbindliche Unterschrift pro Operation des verantwortlichen Dokumenteurs trägt,
- es die Angaben
  - OP-Tag,
  - OP-Saal,
  - den OP-Zeitraum (Schnitt-Naht-Zeit),
  - die katalogisierte Operationsart (hausinterner Katalog, OPS-301),
  - den Operateur und dessen ersten Assistenten,
  - die Narkoseform,
  - den Anästhesisten und
  - die verantwortliche OP-Pflege

  beinhalten muss.

Der Umfang und die Qualität des OP-Berichtes liegen allein in der Verantwortung des Operateurs, können und sollen vom OP-Management also nicht beeinflusst werden. Auffallend jedoch ist, dass es Operateure gibt, die pro Patient wahre „Romane“ schreiben, währenddessen andere wiederum ihre OP-Berichte in knapper und standardisierter Form abfassen.

In jedem Fall ist es für das OP-Management sinnvoll, im Zweifelsfalle auf geschriebene OP-Berichte zurückgreifen zu können, was sich organisatorisch jedoch nur bewerkstelligen lässt, wenn diese sofort innerhalb eines **OP-EDV-Systems** (am besten gleich im OP-Saal im Anschluss an die Operation) geschrieben und dort abgelegt werden.

7.2 Die interne fachabteilungs- oder bereichsspezifische Dokumentation

Die **interne fachabteilungs- oder bereichsspezifische OP-Dokumentation** ist sehr unterschiedlich ausgeprägt. Abhängig ist diese von den individuellen Anforderungen der Leitungen der Bereiche oder den Vorgaben der diversen Standesvertretungen oder Dachorganisationen. Hier sind zz. zwei polarisierende Strömungen zu beobachten:

- Die einen, die in einer wahren „Dokumentationswut“ eine Unzahl von Daten dokumentieren, ohne genau zu wissen, was sie mit den Daten im Endeffekt anfangen sollen (die berühmten „Datenfriedhöfe“)

- und die anderen, die in einer generellen Ablehnung jeder Dokumentationsanforderung nur das unbedingt Notwendigste tun, ohne einen eigenen Sinn in der fundierten Dokumentation zu erkennen.

Die umfangreichste interne Fachbereichsdokumentation, die zz. im OP-Bereich anzutreffen ist, ist immer noch die freiwillige Dokumentation des DGAI-Kerndatensatzes (Deutsche Gesellschaft für Anästhesie und Intensivmedizin) der Anästhesisten. Wie bereits beschrieben gibt es im Rahmen der BQS inzwischen Berichtsbögen für die verschiedenen Leistungsarten bzw. Operationen, wobei hier die Dokumentation tatsächlich und ausschließlich op-relevanter Daten eine sehr untergeordnete Rolle spielt.

Dem OP-Management kann es letztlich egal sein, welche interne Dokumentationstiefe in den jeweiligen Fachabteilungen betrieben wird. Es muss nur darauf achten, dass

- es die Informationen bekommt, die benötigt werden, um die OP-Organisation zu steuern und das Leistungsvolumen des OP-Bereiches insgesamt fundiert darstellen zu können und dass
- abteilungs- oder bereichsinterne Dokumentationsaufwendungen nicht störend in die Organisation des OP-Alltages eingreifen (was bspw. der 20-minütige Zeitaufwand für die Dokumentation einer 5-minütigen Operation täte).

7.3 Externe Dokumentationsanforderungen und deren Auswirkung

Tatsächliche, aus der Gesetzgebung resultierende, Anforderungen an die OP-Dokumentation gibt es wenige. Die Kernanforderung steht im § 301 im Sozialgesetzbuch V (SGB V), in dem es heißt:

§ 301
Krankenhäuser

(1) Die nach *§ 108* zugelassenen Krankenhäuser sind verpflichtet, den Krankenkassen bei Krankenhausbehandlung folgende Angaben im Wege elektronischer Datenübertragung oder maschinell verwertbar auf Datenträgern zu übermitteln:

1. Datum und Art der im jeweiligen Krankenhaus durchgeführten Operationen und sonstigen Prozeduren,

(2) Die Operationen und sonstigen Prozeduren sind nach dem vom Deutschen Institut für medizinische Dokumentation und Information im Auftrag des Bundesministeriums für Gesundheit und Soziale Sicherung herausgegebenen Schlüssel zu verschlüsseln; Das Bundesministerium für Gesundheit und Soziale Sicherung gibt den Zeitpunkt der

Inkraftsetzung der jeweiligen Fassung des Diagnosenschlüssels nach Satz 1 sowie des Prozedurenschlüssels nach Satz 2 im Bundesanzeiger bekannt;

Eine weitere Dokumentationsanforderung findet sich im Krankenhausentgeltgesetz (KHEntgG), in dem in § 21 die Übermittlung und Nutzung von DRG-Daten gefordert wird:

§ 21
Übermittlung und Nutzung von Daten

(2) Zu übermitteln sind folgende Daten:

2. je Krankenhausfall einen Datensatz mit folgenden Leistungsdaten

f) Haupt- und Nebendiagnosen sowie Datum und Art der durchgeführten Operationen und Prozeduren nach den jeweils gültigen Fassungen der Schlüssel nach

Periodisch zusammengefasst und den Krankenkassen zur Verfügung gestellt werden musste bis 2003 die Anzahl der dokumentierten OPS-301-Schlüssel in der sogenannten L5-Statistik (Teil der aus der Bundespflegesatzverordnung (BPflV) hervorgehenden Leistungs- und Kalkulationsaufstellung (LKA) des Krankenhauses). Hier erfolgte die Auflistung der OP-Schlüssel der leitenden Eingriffe und deren Anzahl sowie die Anzahl der zum leitenden Eingriff erfolgten Zusatz-Operationen (ohne Bezeichnung des Schlüssels), unterteilt nach der Altersklasse der Patienten.

Unter **leitendem Eingriff** wurde der Eingriff verstanden, der bei der Operation im Vordergrund steht, falls an einem Patienten innerhalb einer Operation mehrere OPS-301-Schlüssel dokumentiert werden (Bei Mehrfachverletzungen oder Polytraumen gilt die Ausnahme, dass auch **mehrere leitende Eingriffe** dokumentiert werden können). Mit Einführung der DRGs wurde die L5-Statistik obsolet und muss somit von den Krankenhäusern nicht mehr geführt werden.

Interessant ist bei den externen Anforderungen an die OP-Dokumentation zu wissen, dass weder aus dem SGB V, dem KHEntgG, noch aus dem KHG die Verpflichtung hervorgeht, die OP-Diagnose dokumentieren zu müssen. Hier ist lediglich von der Aufnahme oder der Verlegungs- bzw. der Entlassungsdiagnose die Rede, die dann ja auch für die Einordnung in den DRG-Katalog entscheidend ist.

Da aber in den meisten Fällen die OP-Diagnose mit der Entlassungsdiagnose übereinstimmt, ist es sinnvoll, die OP-Diagnose dem Arzt, der die Entlassungsdiagnose des Patienten bestimmen muss, als Vorschlag zur Verfügung zu stellen.

7.4 Interne Dokumentationsanforderungen zur betriebswirtschaftlichen Steuerung

Die Vorgabe unterschiedlicher Erlöse für unterschiedliche Leistungen im Rahmen der Abrechnung von DRGs und ambulanten Operationen, zwingt die Leistungserbringer zum einen zu einer qualitativ hochwertigen und zeitnahen Dokumentation von Diagnosen (auf Basis des ICD) und Therapien (auf Basis des OPS-301 oder des EBM), um die Einordnung in die unterschiedlichen Abrechnungsformen vornehmen zu können.

Zum anderen werden Fragen des erzielten **Deckungsbeitrages pro Leistung** (das heißt, inwieweit gibt es eine positive oder negative Differenz zwischen den vorgegebenen Erlösen und den tatsächlich verursachten Kosten einer OP-Leistung) darüber entscheiden, ob und in welchem Umfang ein Anbieter diese Leistung weiter anbieten will und kann, oder ob diese Leistung von den Krankenkassen überhaupt noch vergütet werden wird. Die Qualität der Leistungsdarstellung in der Dokumentation von Diagnosen und Therapien und die Steuerung und Optimierung der ge- und verbrauchten Ressourcen für eine Operation sind das wesentliche Element des OP-Managements.

Gerade die anteilig hohen Personalkosten bei einer Operation zwingen zu einer detaillierten, personen- und funktionsgebundenen Dokumentation von OP- und Anästhesiezeiten.

Hierbei reicht es in Zukunft nicht mehr aus, eine Schnitt-Naht-Zeit und zusätzlich eine OP-Rüstzeit darzustellen, sondern es muss die tatsächliche Bindungszeit pro Mitarbeiter aufgezeigt werden. Und dies nicht nur in der Schnitt-Naht-Phase einer Operation, sondern in der tatsächlichen Anwesenheitsphase einer Operation. Ein Mitarbeiter, der beispielsweise an einer 3-stündigen Operation nur 40 Minuten beteiligt war, kann nur nach seiner effektiven Bindungszeit kalkuliert werden. Eine pauschale Kalkulation nach dem Motto 3 Mitarbeiter à 3 Stunden Operationszeit führt zwangsläufig zur falschen, meist überhöhten Kalkulationsgrundlage.

Folgende Zeiten zur OP-Dokumentation werden als wichtig erachtet:

- **Arzt-Bruttozeit:** der erste Zeitpunkt, an dem ein an einer Operation beteiligter Arzt seine Tätigkeit zu dieser Operation aufnimmt bis zum letzten Zeitpunkt, an dem ein beteiligter Arzt seine Tätigkeit zu dieser Operation beendet.
- **Arztbindungszeit:** die Summe aller einzelnen Arztbindungsminuten während einer Operation.
- **Pflege-Bruttozeit:** der erste Zeitpunkt, an dem eine an dieser Operation beteiligte OP-Pflegekraft ihre Tätigkeit zu dieser Operation aufnimmt bis zum letzten Zeitpunkt, an dem eine beteiligte OP-Pflegekraft ihre Tätigkeit zu dieser Operation beendet.

- **Pflegebindungszeit:** die Summe aller einzelnen OP-Pflegebindungsminuten während einer Operation.
- **Schnitt-Naht-Zeit:** die Zeit des ersten Schnittes zu einer Operation bis zur Zeit der letzten Naht zu einer Operation.

Die Differenz aus der Arztbruttozeit und der Schnitt-Naht-Bindung ergibt den Zeitintervall, der zur Vor- und Nachbereitung einer Operation benötigt wird (wichtig für die OP-Planung und das OP-Tagesmanagement), die Differenz aus der Arztbindungszeit und der Schnitt-Naht-Bindung ergibt die tatsächlich benötigten Arzt-OP-Minuten (wichtig für die Nachkalkulation einer Operation). Gleiches gilt auch für die Mitarbeiter der OP-Pflege.

Nachzutragen ist noch, dass allein während der Schnitt-Naht-Bindung eines OP-Teams die Anwesenheit des Patienten vorausgesetzt werden muss.

Funktion	Name	von – bis
Operateur	Prof. Schneider	09:15–12:45 Uhr
1. Assistent	Dr. Meier	09:00–12:45 Uhr
2. Assistent	Dr. Schulze	09:00–13:15 Uhr
3. Assistent	AIP	09:00–13:15 Uhr

Arzt-Bruttozeit (erste Arztzeit 09:00 Uhr – letzte Arztzeit 13:15 Uhr • **255 Min.**

Arzt-Bindungszeit (Summe Arztminuten 210 + 225 + 255 + 255) • **945 Min.**

Funktion	Name	von – bis
Instr. Pflege	Susanne Müller	08:30–13:25 Uhr
Lag. Pflege	Udo Schulz	08:35–09:05 Uhr
1. Springer	Roswitha Rau	08:45–13:45 Uhr
2. Springer	Schülerin	09:00–10:00 Uhr

Pflege-Bruttozeit (erste Pflegezeit 08:30 Uhr – letzte Pflegezeit 13:45 Uhr) • **315 Min.**

Pflege-Bindungszeit (Summe Pflegeminuten 295 + 30 + 300 + 60) • **685 Min.**

Schnitt-/Nahtbindung	09:20–12:45 Uhr	• **205 Min.**

Arzt-Rüstzeit (Arztbruttozeit 255 Min./Schnitt-/Nahtbindung 205 Min.) • **050 Min.**

Pflege-Rüstzeit (Pflegebruttozeit 315 Min./Schnitt-/Nahtbindung 205 Min.) • **110 Min.**

Abb. 27: Beispieltableau der erfassungswürdigen Personalbindung zu einer Operation

Innerhalb dieser personenbezogenen Bindungszeiten werden während einer Operation – neben der eigentlichen Operationstätigkeit – unterschiedliche Tätigkeiten vorgenommen. Die Erfahrung zeigt, dass es genau diese Tätigkeiten sind, die viel Zeit und somit Kosten verursachen, deren prozessorientierte Steuerung aber auch das meiste Rationalisierungspotenzial enthält.

Innerhalb dieser **Zusatztätigkeiten** ist zu unterscheiden zwischen:

- **medizinisch bedingten Zusatztätigkeiten** (Histologieabgabe, Röntgen, Verbände etc.),
- **Bereitstellungsleistungen** (Instrumentenvor- und -aufbereitung, Gerätebereitstellung etc.),
- **Organisationsleistungen** (Patientenmanagement, Wartezeiten, Reinigungszeiten etc.),
- **Dokumentationsleistungen** (OP-Buch/OP-Bericht schreiben, Tupfer rein/raus etc.).

Gerade die Bereitstellungs-, die Organisations- und die Dokumentationsleistungen sind durch ein effizientes, zentrales OP-Management – beispielsweise unterstützt von einer fundierten OP-EDV-Applikation – in ihrer zeitlichen Ausprägung stark beeinflussbar und werden in vielen Fällen unterschätzt.

Bei genauerer Betrachtung aller Zusatzleistungen kann festgestellt werden, dass diese teilweise schwer zu dokumentieren sind, da ihr Erbringungszeitpunkt nicht unmittelbar mit dem tatsächlichen Operationszeitpunkt korreliert, das heißt, die Anforderung einer Zusatzleistung während einer Operation (z. B. Öffnung von zusätzlichen OP-Sieben) kann Kostenauswirkungen haben, die erst in einem großen zeitlichen Abstand zu dieser Operation auftreten (z. B. Packen und Sterilisieren des OP-Siebes). Auch gibt es Zusatzleistungen, die nicht im direkten Zusammenhang mit einer einzelnen Operation stehen (z. B. Reinigung der OP-Flure), aber anteilmäßig in die Kalkulation einfließen müssen.

Somit ist bei der Dokumentation von Zusatzleistungen und deren Zeit zu differenzieren zwischen:

- indirekt präoperativ erbrachten Zusatzleistungen,
- direkt präoperativ erbrachten Zusatzleistungen,
- intraoperativ erbrachten Zusatzleistungen,
- direkt postoperativ erbrachten Zusatzleistungen,
- indirekt postoperativ erbrachten Zusatzleistungen,
- Zusatzleistungen ohne direkten Operationsbezug.

Da eine Operation in der Regel integriert im Zusammenhang mit anderen Gesamt-Krankenhausleistungen erbracht wird, sind die Leistungserbringer im OP-Saal nicht selten abhängig von der Qualität und Quantität der Vorleistungen anderer Bereiche. Das heißt, dass jede im OP-Bereich erbrachte **OP-Zusatzleistung** als

- **originäre** OP-Zusatzleistung und
- **nicht originäre** OP-Zusatzleistung

gekennzeichnet werden sollte.

Gerade die Schlecht- oder Minderleistung von – der Operation vorgeschalteten – Leistungsstellen (z. B. Patient wird auf Station nicht ordnungsgemäß auf die Operation vorbereitet) verursacht Zeitaufwendungen und Kosten im OP-Saal, die von den Mitarbeitern dort geleistet werden müssen, von diesen aber nicht zu vertreten sind.

Als letzte zu benennende Zusatzleistungsart taucht in der Praxis immer wieder die sogenannte „**Planungsleistung**" auf. Die „Planungsleistung" ist die Leistung, die aufgrund der Beanspruchung von Planungskapazitäten von den Mitarbeitern im OP-Saal abgefordert wird, deren Umsetzung in eine tatsächliche, abrechenbare Leistung aber nicht erfolgt. Beispielsweise wird ein Patient in den OP-Plan aufgenommen, die OP-Pflege bereitet die Operation im OP-Saal vor, der Patient wird aber nicht operiert. Der OP-Pflege entstehen durch die Vorbereitung tatsächliche Personal- und Sachkosten. Eine Operation findet aber nicht statt. Die realisierten Kosten werden – aufgrund der fehlenden Möglichkeit der Operationszuordnung – nicht dokumentiert und können nicht zugeordnet werden.

Neben der zeitlichen Ausprägung, der Personalbindung einer Operation und den mit ihr verbundenen Zusatzleistungen, erlangt (zur Darstellung der Kosten einer Operation) die Dokumentation der ver- und gebrauchten Materialien einen großen Stellenwert. Zu unterscheiden bei der Materialbetrachtung dieser Bereiche ist:

- direkt zuordbarer Verbrauch an Materialien,
- direkt zuordbarer Gebrauch an Materialien,
- direkt zuordbarer Materialschwund,
- indirekt zuordbarer Gebrauch an Materialien.

Die Darstellung von Verbrauchsmaterialien pro Operation ist sicherlich die schwierigste Aufgabe, da sie in der Hektik des OP-Alltages und aufgrund der Fülle an benötigten Materialien in der Praxis schwer durchführbar scheint. Wichtigste Voraussetzung ist – und dies ist auch eine Aufgabe des OP-Managements –, dass die Dokumentation der Verbrauchsmaterialien auf Grundlage eines klar strukturierten und von überflüssigen oder von Komplementärprodukten befreiten **Materialkataloges** erfolgen kann.

Auch sollte überlegt werden, nur die kosten- oder mengenintensivsten Materialien zu einer Operation zu dokumentieren, da diese

- in der Regel mehr als 70 % der Gesamtsachkosten einer Operation ausmachen,
- die Gesamtkostenbetrachtung einer Operation wesentlich beeinflussen können und
- meist hohe Kapitalkosten der Lagerung verursachen und somit zukünftig stark leistungsbezogen vorgehalten oder geordert werden müssen.

Die Dokumentation von Gebrauchsmaterialien (wie Siebe, Container, Geräte etc.) pro Operation ist sinnvoll, da

- ihre Nutzung in jedem Falle Folgekosten der Wiederaufbereitung verursacht,
- Engpässe bei deren Bereitstellung einen nicht unerheblichen Einfluss auf die OP-Ablauforganisation hat und
- die Neubeschaffung oder der Zeitpunkt der Ersatzbeschaffung dieser Güter stark daran orientiert sein muss, inwieweit diese wirklich einer Nutzung zugeführt werden.

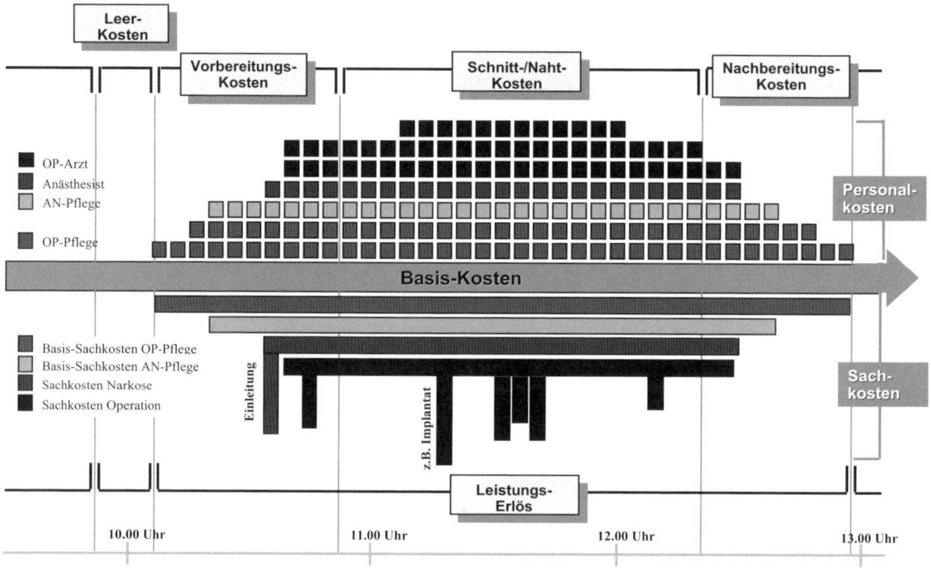

Abb. 28: Struktur einer Operation unter dem betriebswirtschaftlichen Steuerungsaspekt (Beispiel)

Nur die **exakte Dokumentation** der oben erwähnten Personal- und Sachkosten pro Operationstyp (Kostenträger) gibt dem OP-Management die Möglichkeit zur prospektiven Leistungsplanung, OP-Standards aufzubauen und anhand dieser,

- die Bereitstellung und Koordination benötigter Ressourcen zur Abwicklung des OP-Tagesprogrammes zur Verfügung zu stellen,
- das aktuelle OP-Programm (nächster Tag, nächste Woche ...) auf vorhandene Ressourcen abzustellen,
- die mittel- und langfristig benötigten Ressourcen anhand einer Jahresplanung der OP-Leistungen im Rahmen eines Gesamtbudget einzufordern und
- die tatsächliche Rentabilität einer OP-Leistung im Rahmen der DRG-Abrechnung sowie des ambulanten Operierens aufzuzeigen.

8 Die OP-Aufbauorganisation als Managementgrundlage

Die **OP-Aufbauorganisation** ist die Grundlage eines jeden OP-Managements. Ihre Qualität und Akzeptanz bestimmt die Möglichkeiten, den OP-Tag mit seinen Abläufen und Anforderungen in geordneten Bahnen steuern und somit bewältigen zu können.

Unter dem Begriff OP-Aufbauorganisation sind alle die Maßnahmen (oder auch Regeln) zu verstehen, die dem OP-Bereich und seinen Mitarbeitern eine Struktur vorgeben, in dessen Rahmen alles Handeln dann erfolgt.

Typische aufbauorganisatorische Maßnahmen im OP-Bereich sind bspw. die Erstellung eines OP-Organigramms, um die Unter- oder Überordnungsbeziehungen der jeweiligen Mitarbeiter darzustellen, oder die Definition von Stellenbeschreibungen, um die Tätigkeitsmerkmale der Funktionsträger innerhalb des **Organigramms** darzustellen.

Auch die Definition und Ausgestaltung verschiedener Hierarchie-Ebenen innerhalb und zwischen den am OP-Geschehen beteiligten Mitarbeitern bildet eine aufbauorganisatorische Maßnahme.

8.1 Die OP-Hierarchie als Indikator der organisatorischen Leistungsfähigkeit

Wie in jedem Bereich des Krankenhauses sind auch in der OP-Abteilung unterschiedliche **Hierarchie-Ebenen** vorzufinden, auf denen die Entscheidungen gefällt werden. Geprägt sind solche Entscheidungen von der Persönlichkeit einzelner Mitarbeiter, von der Hierarchie-Einstufung der Mitarbeiter in der Gesamthierarchie des Krankenhauses und von der Stärke der jeweiligen – den OP-Bereich nutzenden – Kliniken oder Abteilungen. Da derartige Hierarchiemuster aber in der Regel eher zufällig entstehen (und nicht selten wieder verschwinden), sind sie zur verlässlichen OP-Steuerung meist untauglich.

Entscheidungskonflikte werden nicht innerhalb einer Hierarchie-Ebene ausgetragen, da diese für den Mitarbeiter kaum auszumachen oder gar nicht vorhanden sind. Es steht bei Dissens auch keine nächst höhere Hierarchie-Stufe zur Entscheidungsfindung zur Verfügung. Ebenso gibt es keine für alle erkennbare Hierarchie-Ebene, die eine Entscheidung endgültig und zeitnah fällt und diese dann in ihren Konsequenzen auch verantwortet.

Ursache dieser Situation ist sicherlich, dass im OP-Saal Mitarbeiter aus vier Bereichen,

- der schneidenden Bereiche,
- der Anästhesie,
- der OP-Pflege und
- der Anästhesie-Pflege,

mit teilweise unterschiedlichen Interessen operationsbezogen eng zusammenarbeiten müssen, wobei jeder Mitarbeiter wiederum für sich in die Hierarchie seiner Abteilung eingebunden ist. Fragestellungen wie, welche Anordnung kann ein Oberarzt einer schneidenden Klinik zur Steuerung des OP-Geschehens einer OP-Schwester geben, oder inwieweit ist ein Anästhesist überhaupt befugt, selbstständig Operationen abzusetzen, unterliegen keiner allgemeinverbindlichen Regel, sondern können nur von Fall zu Fall und von Person zu Person beantwortet werden.

Grundvoraussetzung für den Aufbau eines funktionsfähigen OP-Managements ist die Installation von – für den Mitarbeiter – erkennbaren und verbindlichen **OP-Hierarchie-Ebenen**, in denen Entscheidungen gefällt und durchgesetzt werden können. Entscheidend ist, dass jeder Mitarbeiter weiß, in welcher Ebene er sich befindet und welche nächst höhere Ebene anzurufen ist, falls Probleme innerhalb seiner Hierarchie-Ebene nicht gelöst werden können.

I *Krankenhausführungsebene* – Krankenhausgeschäftsführung	Fungiert als letzte Entscheidungsinstanz bei Fragestellungen, die das gesamte Krankenhaus betreffen.
Entscheidungskompetenz ⇩	
II *Externe OP-Führungsebene* – Ärztlicher Direktor und – Pflegedienstleitung.	Entscheidet bei prinzipiellen Fragestellungen und gibt Weisung an OP-Führungsebene weiter.
Entscheidungskompetenz ⇩	
III *OP-Führungsebene* – Ärztlicher OP-Leiter, – Chefarzt Anästhesie und – OP-Pflegeleitung.	Entscheidet bei akuten Problemen und gibt Weisung an OP-Steuerungsebene zur Umsetzung weiter.
Entscheidungskompetenz ⇩	
IV *OP-Steuerungsebene* – Leitender Anästhesie-Oberarzt und – OP-Steuerstelle.	Plant OP-Programm bzw. OP-Programm-Änderung. Koordiniert weisungsbefugt den täglichen OP-Ablauf.
Entscheidungskompetenz ⇩	
V *Basis-Ebene* – Ärztliche schneidende Mitarbeiter, – Anästhesisten, – Pflegemitarbeiter und – Sonstige Mitarbeiter (Reinigungspersonal etc.)	Setzt Entscheidungen der OP-Steuerungsebene um.

Abb. 29: Beispiel für unterschiedliche Hierarchiestufen zum OP-Management

8.2 Das OP-Organigramm als Grundlage der Organisationsstrukturen

Die Erstellung eines OP-Organigramms erweist sich als sinnvolle und notwendige aufbauorganisatorische Maßnahme. Zum einen schreibt es Organisationsstrukturen und Anordnungswege für den einzelnen Mitarbeiter fest, zum anderen gibt es jedem Mitarbeiter Auskunft darüber,

- auf welcher Hierarchiestufe er sich innerhalb seiner Abteilung zum aktuellen Zeitpunkt befindet,
- welches seine Aufgaben innerhalb des OP-Ablaufes sind (gepaart mit einer Stellenbeschreibung) und
- welche Aufstiegschancen er innerhalb des OP-Bereiches hat.

Gerade in Zeiten epochaler struktureller Veränderung bietet ein Organigramm die Möglichkeit,

- zusätzliche Betätigungsanforderungen aufzuzeigen,
- Stäbe für den Gesamt-OP-Bereich betreffende Aufgaben (wir werden in Zukunft hoch qualifizierte Mitarbeiter zur Abwicklung EDV-technischer Anforderungen direkt im OP-Saal brauchen) einzusetzen und an verschiedene Linienebenen anzugliedern und
- die Verantwortungsbereiche der einzelnen Mitarbeiter klar zu formulieren.

Ein derartiges Organigramm macht dann jedoch dauerhaft nur einen Sinn, wenn es Bestandteil eines Organigramms für alle Hierarchie- und Verantwortungsebenen des gesamten Krankenhauses ist.

Beim Aufbau von Organigrammen wird unterschieden zwischen:

- **Linienorganisation**:
  - straffe Form der Organisationsaufteilung,
  - von oberster bis zur untersten Betriebsinstanz führt ein einheitlicher und klarer Befehlsweg,
  - jeder Betriebsangehörige hat nur einen direkten Vorgesetzten.
- **Stabsstellenorganisation**:
  - abgeschlossene und ausgelagerte Abteilung,
  - alle Abteilungen sind direkt einer Hierarchieebene unterstellt,
  - Abteilungen sind mit gleichgestellten Spezialisten besetzt,
  - Abteilung hat keine Anordnungsbefugnis,
  - klare Zielvorgaben seitens der oberen Hierarchie.
- **Stablinienorganisation**:
  - verbesserte Form der reinen Linienorganisation,
  - einheitlicher und durchgängiger Weg wird beibehalten,
  - Leistungsstelle kann auf jeder Hierarchieebene Stabsstelle zugeordnet werden.

- **Matrixorganisation**:
  - verbindet Bereichs- und Verrichtungstätigkeit in einer Matrix,
  - Verantwortlicher für Bereich oder Aufgabe lässt sich detailliert aufzeigen,
  - Entscheidungsweg und -kompetenz ist oft unklar.

Die Organigramm-Gestaltung im Rahmen des OP-Managements vollzieht sich generell in 2 Stufen. In der ersten Stufe wird festgelegt, wo das OP-Management innerhalb der Gesamthierarchie des Krankenhauses angesiedelt ist. Die zweite Stufe klärt die Aufbauorganisation des OP-Managements an sich und deren eventuellen Entwicklungsmöglichkeiten.

Die Frage, wo das OP-Management innerhalb eines Krankenhauses angesiedelt sein soll, wird unterschiedlich diskutiert. Fest steht, dass die Wertigkeit, die dem OP-Management von allen Beteiligten zugemessen wird, natürlich davon abhängt, auf welcher Hierarchiestufe eine Verankerung stattfindet. I. d. R. wird das OP-Management direkt der Geschäftsführung oder – wie in der Abbildung dargestellt – dem ärztlichen Direktor unterstellt. Bei beiden Ansätzen gibt es nicht den guten oder den schlechten Weg, wichtig ist alleine, wie stark die jeweils vorsetzte Hierarchieebene wirklich im Krankenhaus agieren kann oder will. Eine schwache, nicht durchsetzungsfähige Geschäftsführung wird niemals ein starkes OP-Management initiieren können, Gleiches gilt für den ärztlichen Direktor. Hier erweist es sich oft zusätzlich noch als Schwächung, wenn dieser nicht aus einem operativen Fach stammt und somit das Geschehen im OP-Bereich nicht wirklich kennt bzw. beurteilen kann.

Die Anordnung des OP-Managements direkt an der Führungsspitze eines Krankenhauses hat natürlich den Charme, dass diese einen intensiven Zugriff auf das OP-Management erhält und somit vorhandene Entwicklungen zeitnah mitbekommt bzw. notwendige Entscheidungen direkt treffen kann. Nachteil dieser Lösung ist erfahrungsgemäß aber häufiger eine gewisse „Vereinsamung" des OP-Managements, weil dieses extrem abhängig vom Engagement der Führungsspitze ist und letztlich keine eigene „Hausmacht" in Form von zugeordneten Mitarbeitern oder einer übertragenen Budgetverantwortung besitzt.

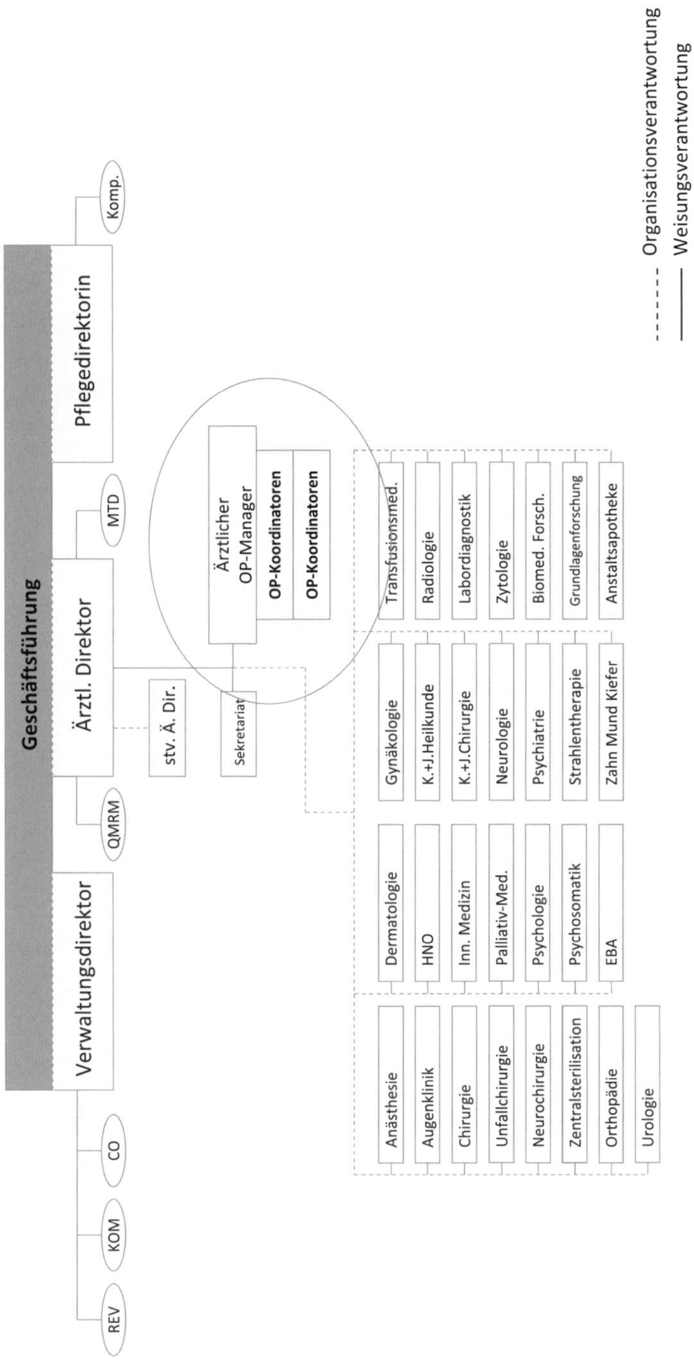

Abb. 30: OP-Management angesiedelt beim Ärztlichen Direktor

Viele Krankenhausführungen siedeln das OP-Management alternativ bei der Klinik für Anästhesie und Intensivmedizin an (s. Abb. 30). Vorteil dieser Lösung ist, dass für das OP-Management nicht extra eine Hierarchie-Linie installiert werden muss, sondern eine bereits vorhandene genutzt werden kann. Dies gestaltet bspw. eventuelle Vertretungsregelungen wesentlich einfacher. Ferner ist die Anästhesie kraft Aufgabe bereits in die gesamten OP-Abläufe eingebunden und hat i. d. R. auch ein hohes Interesse an einer guten OP-Organisation.

Nachteil ist, dass der Anästhesist als OP-Manager natürlich Partei ist und in dem Maße, wie er auch die Kollegen der eigenen Klinik im Rahmen des OP-Managements und in Bezug auf die gesamten OP-Abläufe auf Defizite hinweisen bzw. diese beheben muss, nicht selten in der eigenen Klinik isoliert wird. Er dient somit zwei Herren, die eventuell unterschiedliche Interessen verfolgen. Erfahrungsgemäß ist das Funktionieren dieser Lösung extrem abhängig von der internen Führungsstärke des Chefarztes der Anästhesie, von einem kollegialen und wertschätzenden Verhältnis zwischen der Anästhesie und den operativen Kliniken und von dem Bildungshorizont des OP-Managers aus der Anästhesie in Bezug auf neutrales OP-Management, betriebswirtschaftliche Zusammenhänge und Anforderungen an die Struktur- und Prozessqualität.

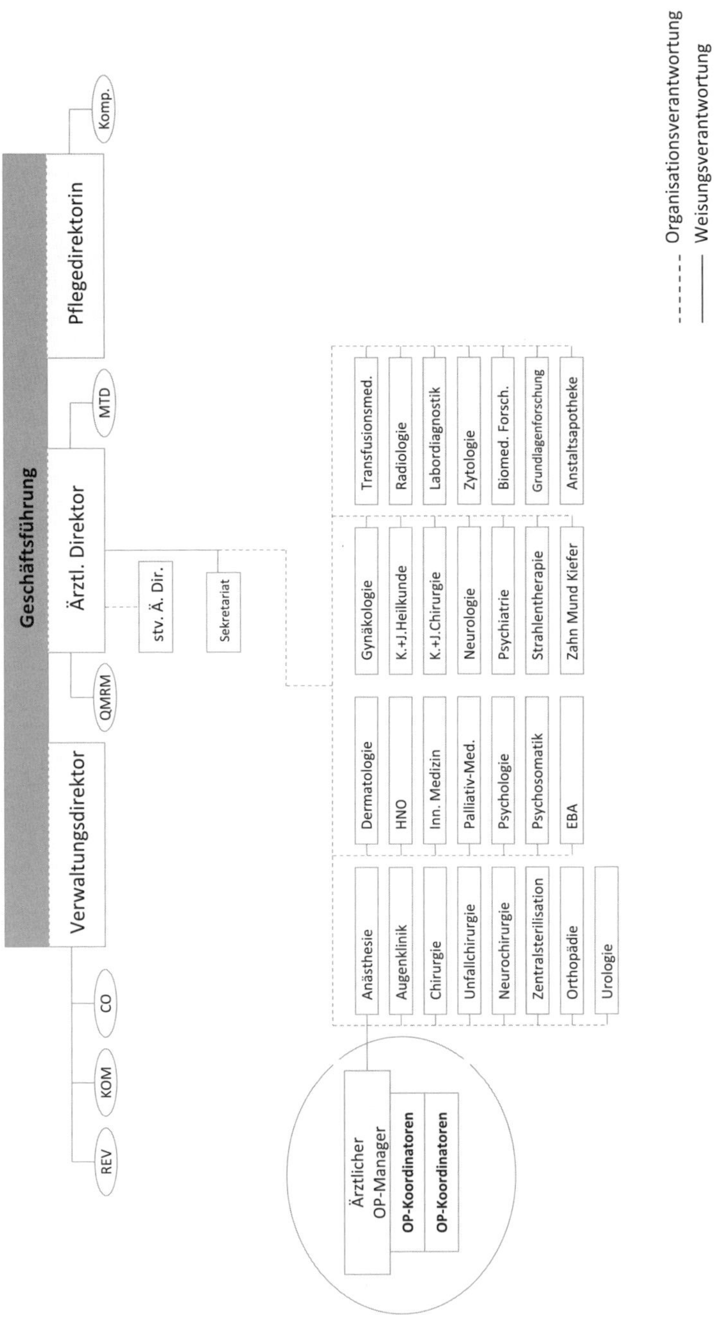

Abb. 31: OP-Management angesiedelt an der Klinik für Anästhesie und Intensivmedizin

Der Königsweg für die Anordnung eines OP-Managements dürfte in dessen Eingliederung in eine Linie „perioperative Medizin" liegen. Größere Krankenhäuser fassen aktuell bereits ihre Kliniken in unterschiedliche Linien (auch Zentren oder Departements) zusammen (z. B. „innere Medizin", „Chirurgie" etc.) und stellen an die Spitze dieser Linien ein Team aus Ärztlichem Leiter, Pflegedienstleitung und (eventuell) betriebswirtschaftlicher Kompetenz. Im Rahmen diese Struktur ist eine Linie „perioperative Medizin" sicherlich sinnvoll, weil hiermit die Gelegenheit gegeben ist, prozessverwandte Leistungsbereiche wie Anästhesie, Intensivstationen, zentrale Notfallaufnahme oder die ZSVA unter einer organisatorischen Gesamtführung zu betreiben und bspw. eventuelle Schnittstellenprobleme im Rahmen der perioperativen Prozesse zu entschärfen. Im Bereich der Intensiv-Stationen macht ein solches Konstrukt nachhaltig natürlich nur Sinn, wenn die Organisationshoheit dieser Stationen auch tatsächlich in die Linie „perioperative Medizin" verschoben wird und nicht in den chirurgischen Kliniken verbleibt.

In dem beschriebenen Konstrukt wäre das OP-Management theoretisch am besten aufgehoben, da die diese Line zum einen garantiert, dass der OP-Manager bestimmte Fragen schneller und effizienter mit den für das OP-Management wichtigen Leistungsstellen oder Abteilungen abklären kann. Zum anderen besitzt der OP-Manager gerade bei großen Krankenhäusern über die Linienführung und deren hohen Wertigkeit innerhalb der Gesamtorganisation des Krankenhauses einen direkten Draht in die oberste Klinikleitung und kann sich somit für die Belange des OP-Bereichs ein gutes Gehör verschaffen.

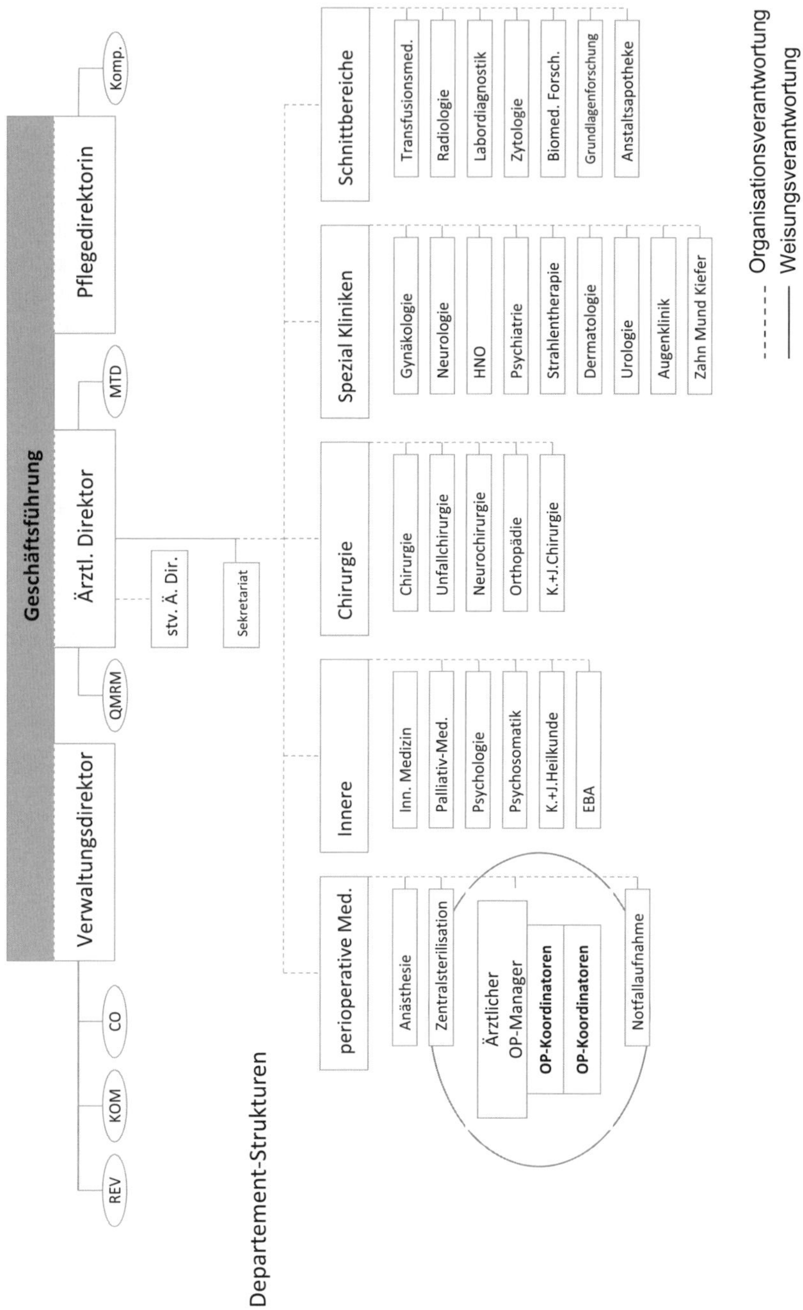

Abb. 32: OP-Management angesiedelt an der Linie perioperative Medizin

Die Aufbauorganisation des OP-Managements selbst wird in einem quasi OP-internen Organigramm festgelegt, wobei in der gängigen Organisationsentwicklung dieses Bereiches meist erst einmal ein Start-Organigramm generiert wird, das den aktuellen Status Quo aufzeigt. Prinzipiell wichtig ist es bei dieser Organigramm-Erstellung, hinter die jeweiligen Funktionen sogenannte Funktionsbeschreibungen mit den zugeteilten Tätigkeiten oder Kompetenzen zu legen, um von Beginn an das Organigramm auch im Alltag und in eventuellen Konfliktsituationen leben zu können. Dazu gehört es auch, zwischen einer festgelegten Weisungs- und Organisationsbefugnis zu unterscheiden.

Der OP-Manager hat i. d. R. eine Organisationsbefugnis, die er gegenüber allen im OP-Bereich agierenden Mitarbeitern durchsetzt. Die Organisationsbefugnis besagt, dass der OP-Manager selbstständig organisatorische Veränderungen vornehmen kann, wenn diesen bspw. keine medizinischen Gründe entgegenstehen und die Änderungen im Sinne eines effizienteren Einsatzes der verfügbaren Ressourcen erfolgen. Ein Beispiel für eine derartige Organisationsbefugnis wäre die Kompetenz, Veränderungen an der Reihenfolge des OP-Plans vorzunehmen, wenn dies organisatorisch sinnvoll ist.

Die Weisungsbefugnis besagt, dass der Weisungsbefugte die (bspw. auch haftungsrechtliche) Verantwortung für seine Weisung gegenüber dem Wohle des Patienten oder den nachgeordneten Mitarbeitern übernimmt. In dem Beispiel der OP-Planung bedeutet dies, dass der planende Operateur die Organisationsbefugnis des OP-Managers außer Kraft setzen kann, wenn die Änderung der OP-Planreihung z. B. einem Patienten physisch oder psychisch schadet. Somit steht die Weisungsbefugnis natürlich immer über der Organisationsbefugnis und kann auch – gerade vom Operateur – als eine Art Waffe gegen das OP-Management genutzt werden.

Inwieweit dies geschieht, hängt von dem gemeinsamen Willen aller Beteiligten ab, das OP-Management als echtes Instrument zur Organisationsverbesserung einzusetzen und nicht als Prellbock individueller, singulärer Interessen zu missbrauchen. Somit hat die Möglichkeit für den OP-Manager, eine tatsächlich spürbare Organisationsbefugnis ausüben zu können, natürlich immer auch einen unternehmenskulturellen Aspekt.

Das interne Organigramm zeigt das Hierarchieverhältnis der agierenden Personen oder Funktionen im Rahmen des operativen OP-Managements auf. Dargestellt werden die Zuordnungen zwischen OP-Manager und OP-Koordinatoren, die teilnehmenden Funktionen im Koordinationsteam, die Verantwortungsbereiche (wie OP-Bereiche, OP-Säle etc.) oder auch die organisatorische Anbindung in Bezug auf die Weisungsbefugnis der einzelnen Berufsgruppen. I. d. R. untersteht dem OP-Manager zu Beginn der Einführung eines OP-Managements keine Berufsgruppe. Die OP- und Anästhesiepflege ist weiterhin der Pflegedirektion oder einer Pflegedienstleitung unterstellt (s. Abb. 33)

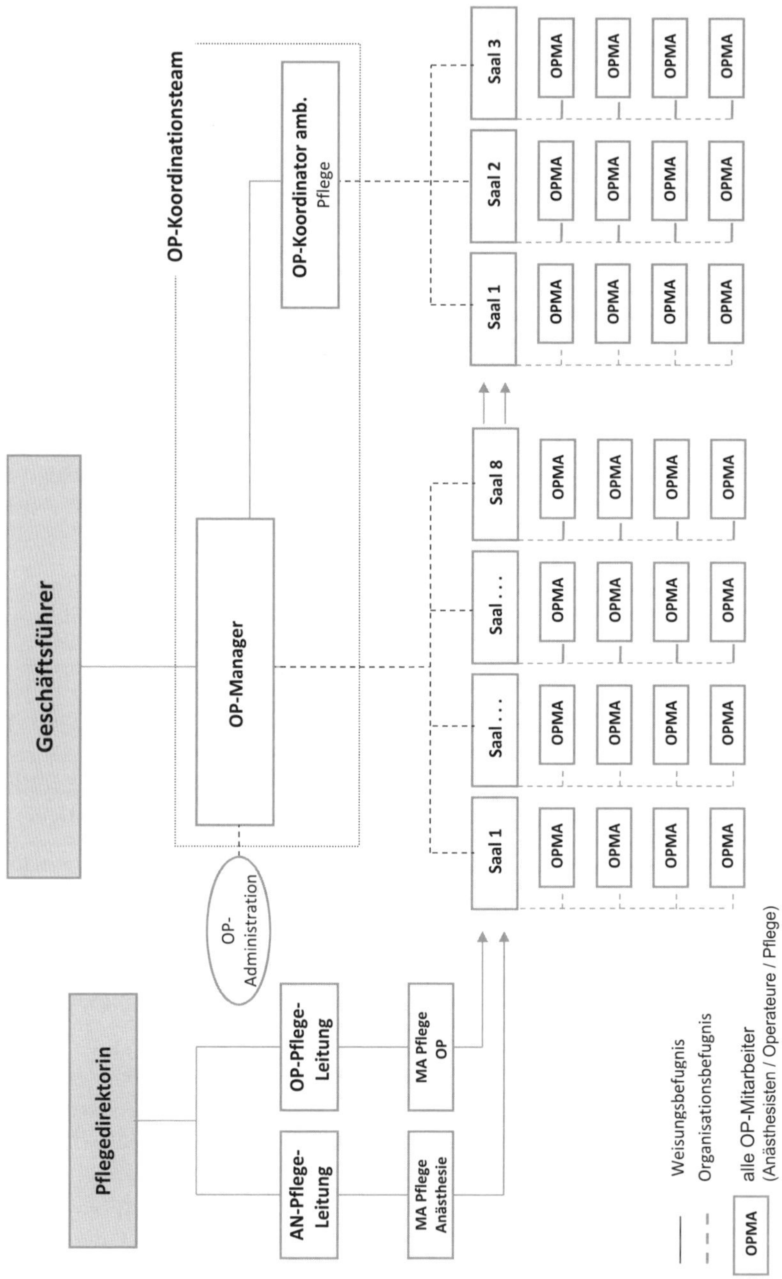

Abb. 33: Internes OP-Organigramm als Ausgang für notwendige Organisationsentwicklungen

Pflegeleitung und die Anästhesie-Pflegeleitung zu einer OP-Gesamtleitung zusammenzufassen (s. Abb. 34). Dieser Schritt ist zwar in Bezug auf die Akzeptanz der beiden pflegerischen Berufsgruppen oft ein schwieriges Unterfangen, hat jedoch zwei wesentliche Vorteile. Zum einen wird die Zusammenarbeit beider Berufsgruppen im Hinblick auf die Übernahme eventueller Tätigkeiten aus der anderen Berufsgruppe gestärkt, zum anderen hat der OP-Manager bei pflegerelevanten Fragestellungen nur noch einen Ansprechpartner, was den Kommunikationsaufwand gerade im operativen Tagesgeschäft wesentlich senkt.

Die organisatorische Zusammenführung von OP- und Anästhesiepflege sollte von der Pflegedirektion ausgehen und auch von dieser – als Linienvorgesetzter – initiiert werden. In diesem Prozess spielt das OP-Management keine Rolle, es sollte sich auch möglichst nicht daran beteiligen. Bei Bedarf kann es jedoch eine beratende Funktion einnehmen.

Als letzten hierarchierelevanten Schritt könnte nun die Überlegung erfolgen, die gesamte OP- und Anästhesiepflege dem OP-Manager zu unterstellen. Dieser Schritt kommt in vielen Krankenhäusern natürlich einem Erdbeben gleich, da er die Pflegedirektion einer wesentlichen und wichtigen Säule beraubt und die Pflegekräfte im OP-Bereich dies oft aus der Angst heraus, dass ihre Interessen in der Hierarchiezuordnung zum OP-Manager nicht mehr ausreichend vertreten werden, vehement ablehnen.

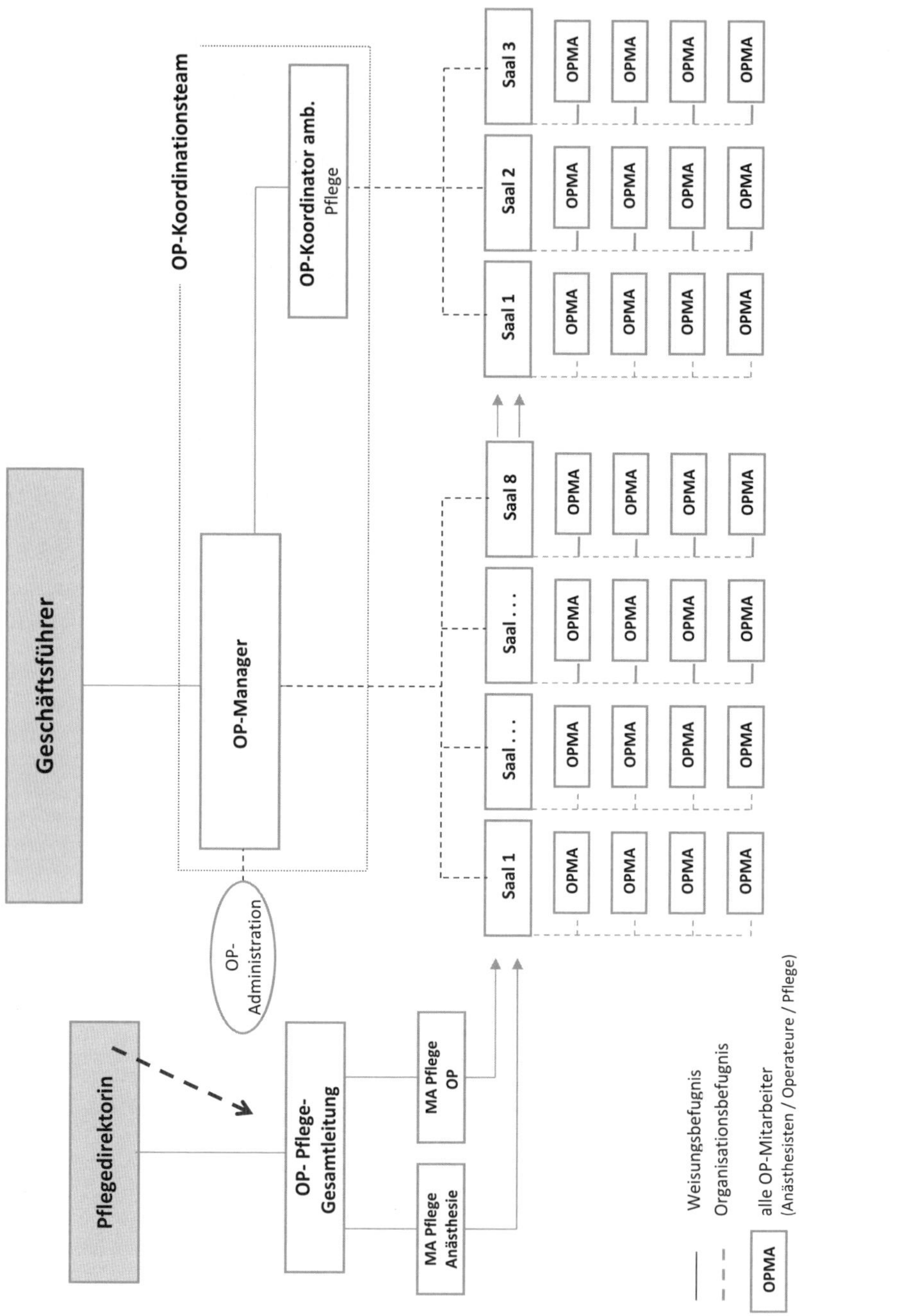

Abb. 34: Internes OP-Organigramm mit Gesamtleitung OP-Pflege

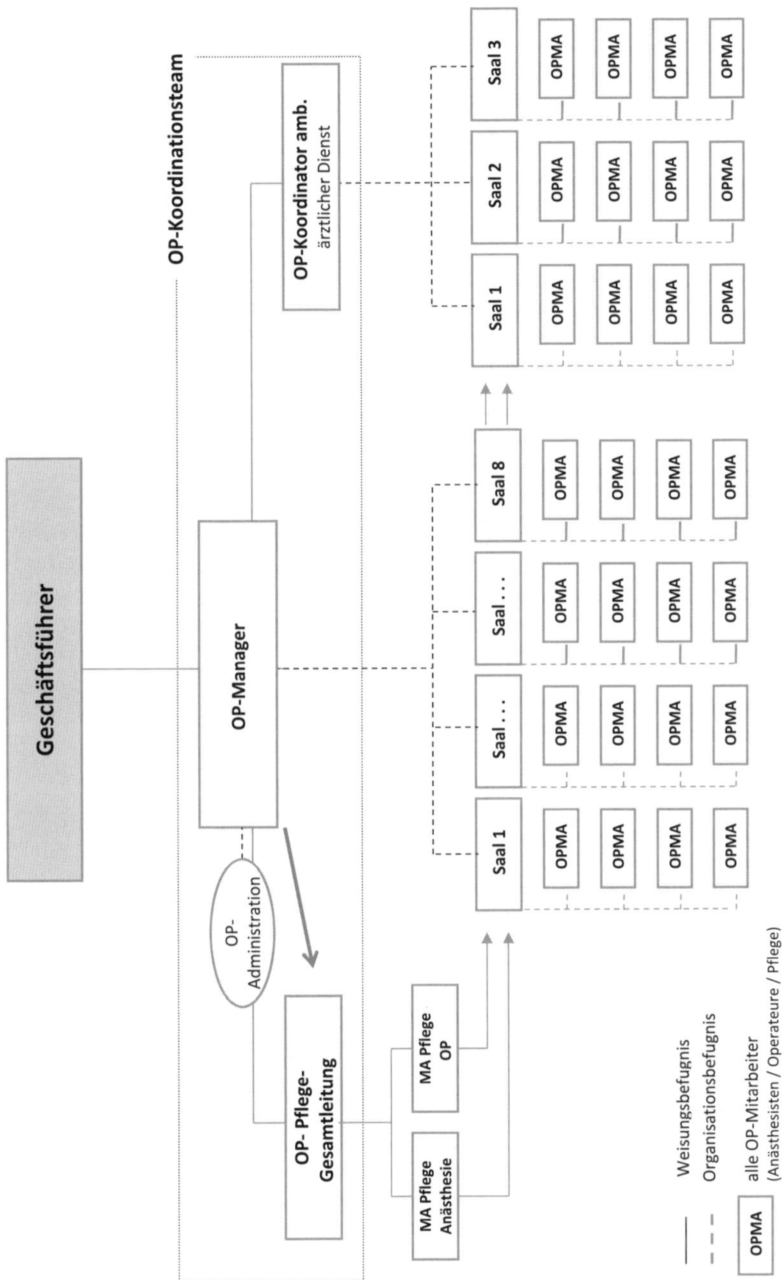

Abb. 35: Internes OP-Organigramm mit Personalverantwortung für die OP- und Anästhesiepflege

Für den OP-Manager ist dies eine gute und konsequente Lösung. Auf der einen Seite wird er innerhalb des Krankenhauses durch die Zuordnung von Personalverantwortung gestärkt. Auf der anderen Seite erhält er nun eine tatsächliche Weisungsbefugnis (an Stelle der bisherigen, schwächeren Organisationsbefugnis) gegenüber einer sehr wichtigen und für die Abläufe relevanten Berufsgruppe im OP.

Erfahrungsgemäß hängt das Gelingen dieses Prozessschrittes primär davon ab, dass die Pflegedirektion diesen Schritt als notwendig bzw. sinnvoll erachtet und ihn selbst mitinitiiert. Weiterhin es ist wichtig, dass die vorher installierte Gesamtleitung OP-Pflege das Vertrauen der nachgeordneten Mitarbeiter genießt und somit die Ängste der mangelnden Vertretung abgebaut werden konnten. Und als letztes liegt es natürlich an der fachlichen und sozialen Kompetenz des OP-Managers, diese Berufsgruppe tatsächlich auch führen zu können bzw. führen zu wollen.

8.3 Die OP-Stellenbeschreibung

Ein Organigramm entfaltet dann seinen Nutzen, wenn es von – in das Organigramm einzuordnenden – **Stellenbeschreibungen** „unterfüttert" wird. Stellenbeschreibungen werden eigentlich heute von jedem größeren Dienstleistungsunternehmen zur Betriebssteuerung genutzt. Nur im Krankenhaus können sie (wenn überhaupt) nur auf obersten Führungsebenen vorgefunden werden.

Stellenbeschreibungen erhalten dann einen enormen Wert, wenn sie in Bereichen aufgebaut werden, in denen Fragen

- der Qualität der Mitarbeiter (geringe Austauschbarkeit),
- der Quantität auf dem Arbeitsmarkt (wenig hochqualifizierte Stellennachfrager vorhanden),
- eines starken Kostendrucks (wie stehen die Kosten eines Mitarbeiters im Verhältnis zum Nutzen) und
- einer hohe Anpassungsflexibilität (veränderte Anforderungen)

eine wichtige Rolle spielen. Dies trifft in vollem Maße auf den OP-Bereich zu.

Wenn OP-bezogene Stellenbeschreibungen nicht nur einmal aufgebaut werden und dann in einem Ordner verschwinden, sondern permanent angepasst und fortgeschrieben werden, bieten sie die Möglichkeit

- des permanenten Hinterfragens der Stellenrelevanz,
- der Erleichterung der Bewerberauswahl (vielleicht auch Grundlage des Arbeitsvertrages),
- der Motivationsverbesserung des Mitarbeiters durch klare Inhaltsvorgaben,
- der besseren Bewertung des Stelleninhabers,
- der Analyse der Kosten-/Leistungsrelation der Stelle und
- der Anpassung der Stellenvergütung an veränderte Aufgaben.

Klar definiert werden sollte der strukturelle Aufbau einer Stellenbeschreibung. Und dies ist keine Aufgabe des OP-Managements, sondern liegt in der Verantwortung der Krankenhausführung. Aufgabe des OP-Managements ist es jedoch, diese Stellenbeschreibungsstruktur von der Krankenhausleitung einzufordern und diese mit OP-bezogenen Inhalten zu füllen.

Beispiel einer **Stellenbeschreibungsstruktur und -inhalt**: OP-Manager (Bereich OP-Pflege):

Administrative Kennzeichen:

- Stellen-Nr.: 125
- Organisations-Nr.: 47.12
- Kostenstellenzuordnung: 930.23
- Ersterstellung: 15.7.1995
- Fortschreibung: 31.12.1995
- Fortschreibung: 31.12.1996
- Aktueller Stand: 30.6.1997

Funktionsbeschreibung:

- Unterstellungshierachie:
  - Krankenhausgeschäftsführung
  - Pflegedirektor(in)
- Weisungsbefugnis:
  - OP-Fachleitungen (Zentral-OP)
  - AN-Fachleitung (Zentral-OP)
  - OP-Fachleitung (Dezentral-OPs)
  - AN-Fachleitung (Dezentral-OPs)
- Dotierung:
  - BAT 3 (bei Stellenübernahme)
  - BAT 2a (Bewährungsaufstieg)

Qualifikationskennzeichen:

- Grundqualifikation:
  - Krankenpflegeausbildung (3 Jahre)
  - OP-/AN-Fachweiterbildung
- Zusatzqualifikation:
  - FH-Studium (KH-Management)
  - Berufsbegleitend (OP-Manager)
  - Nachweis von Fach-Seminaren (z. B.):
    - Krankenhaus-EDV
    - Krankenhaus-BWL
    - Mitarbeiterführung
    - Gesprächsführung

- Berufserfahrung:
  - 5 Jahre OP-/AN-Fachleitung
  - 2 Jahre OP-Fachleitung in vergl. KH
  - Selbstständige Durchführung von:
    - Weiterbildungsmaßnahmen
    - Vorträgen/Seminaren
- Soziale Kompetenz:
  - Teamfähig, belastbar, diplomatisch
  - Durchsetzungsvermögen, eloquent
  - Bereitschaft zur Weiterbildung

Aufgabenbeschreibung:

- OP-Planung:
  - Aufnahme und Bearbeitung der mittelfristigen OP-Reservierung
  - Teilnahme an der OP-Planbesprechung/Plan-Optimierung
  - Überprüfung der OP-Planwünsche auf Vollständigkeit
  - Benachrichtigung der Fachabteilungen/Station/Ambulanzen über endgültigen OP-Plan-Inhalt
  - Entgegennahme von Nachmeldungs-OPs und Integration in OP-Plan
- Koordination des OP-Tages:
  - Koordination Patienteneinbestellung/-rücktransport
  - Koordination der Mitarbeiterbereitstellung/-information zur Operation
  - Koordination der Bereitstellung von Sieben, Materialien und med. Geräten zur Operation
  - Entgegennahme von Notfall-Operationen und deren Integration
  - Ansprechpartner für alle Organisations-Fragestellungen OP-interner Mitarbeiter
  - Ansprechpartner für alle Organisations-Fragestellungen OP-externer Mitarbeiter
- OP-Dokumentation:
  - Überprüfung der OP-Bücher auf aktuelle Vollständigkeit
  - Überprüfung der Pflege-Dokumentation auf aktuelle Vollständigkeit
  - Auswertung und Plausibilierung von:
    - OP-Leistungsstatistiken (via EDV)
    - OP-Auslastungsstatistiken (via EDV)
    - Personalbindungsstatistiken (via EDV)
    - Materialge-/-verbrauchsstatistiken (via EDV)
  - Aufstellung eines OP-Jahresberichts (Entwicklung/Aussichten)
- Personalmangement:
  - Dienstplan-Erstellung
  - Urlaubsplanung

  - Koordination und Sicherstellung der Personalweiterbildung
  - Einstellung/Entlassung von Personal
  - Erstellen von mittel- und langfristigen Personalstrategien
  - Durchführung von Mitarbeiterbewertungen
  - Vorbereitung und Moderation monatlicher Mitarbeiterbesprechungen zur Organisationsverbesserung (pflege-intern)
  - Vorbereitung und Moderation von Quartalsbesprechungen zur Organisationsverbesserung (bereichsübergreifend)

- Materialmanagement:
  - Führen des OP-internen Kataloges (Verbrauchsmaterialien)
  - Führen des OP-internen Kataloges (Gebrauchsmaterialien)
  - Teilnahme an Besprechungen der Materialkommission
  - Materialeinkauf-/-bestellung von „Routine"-Materialien
  - Teilnahme an Preisverhandlungen mit den Anbietern
  - Wareneingangsprüfung
  - Überwachung der Lagerkontingente und -vorhaltung
  - Inventur-Erstellung

- Kostenmanagement:
  - Mitarbeit bei der Budgeterstellung (Gesamt-OP)
  - Überwachung Personalkostenbudget (OP-Pflege)
  - Überwachung Sachkostenbudget (Gesamt-OP)
  - Mitarbeit bei der Nachkalkulation SE/FP
  - Durchführung interner Wirtschaftlichkeitsberechnungen
  - Durchführung interner Schwachstellenanalysen

- Qualitätsmanagement:
  - Überwachung extern vorgegebener Qualitätssicherungsanforderungen
  - Aufbau und Überwachung interner Qualitätssicherungsstandards/-maßnahmen

Befugnisse[1]:

- Korrektur von Plan-Anforderungen:
  - bei verspäteter OP-Plan-Erstellung der Fachabteilungen
  - bei ungenügender OP-Planqualität der Fachabteilungen
  - bei Überplanung von OP-Saal-Kontingenten
  - bei Leistungen, die *nicht* in den OP-Bereich gehören

- Zuweisung veränderter OP-Saal-Kontingente:
  - bei aktuellen Engpässen in der Personal- oder Materialbereitstellung
  - bei Schließung einzelner OP-Säle
  - bei unvorhergesehenen OP-Komplikationen
  - bei Anforderungsänderungen aus Notfall-Nachmeldungen

1 Nur im gemeinsamen Einvernehmen mit dem ärztlichen OP-Manager.

- Absetzen von Operationen:
  - bei Überschreitung der OP-Kontingente durch Notfall-Nachmeldungen
  - bei Überschreitung der OP-Kontingente durch OP-Komplikationen
  - bei verspätetem OP-Beginn durch nachweisliches Verschulden eines beteiligten Mitarbeiterbereiches

Tendenzen der Aufgabenentwicklung:

- Vollständige Budgetverantwortung ab 1.1.2014
- Bei Umwandlung des Zentral-OPs in Profitcenter 1999 Aufstiegsmöglichkeit zum Profitcenter-GF

Leistungsbewertung:

- Bewertungsgrundlage:
  - Beurteilungsbogen 125 (Vorjahr)
  - Beurteilungsbogen 125 (aktuell)
- Bewertungszeitraum:
  - 1 x jährlich (zum 31.7. des Jahres)
  - Bewertungsgespräch (max. 60 Min.)
- Bewertungsgeber:
  - Pflegedirektor(in) (50 %)
  - OP-Manager (30 %)
  - Geschäftsführer (20 %)

8.4 Der Begriff der Kosten und dessen Auswirkung auf die OP-Leistung

Der Begriff der Kosten und die damit einhergehende **Kostenbewertung** einer Operation haben für das OP-Management naturgemäß einen zentralen Stellenwert. Wenn von Kosten gesprochen wird, ist es wichtig, die unterschiedlichen, in der Betriebswirtschaftslehre verwendeten Kostenbegriffe zu kennen. Nur so wird das OP-Management auf Dauer in die Lage versetzt, Kostenbewertungen zu analysieren und gegebenenfalls zu beeinflussen.

Unter Kosten einer Operation sind zunächst einmal alle materiellen und immateriellen Verbräuche zu verstehen, die in Anspruch genommen werden, um eine Operation zu erbringen. Materielle Verbräuche sind die, die sich direkt in eine Geldmenge umsetzen lassen (eine Prothese kostet x EUR, eine Arztminute y EUR), während immaterielle Kosten (Standort des OP-Saales, Image der Abteilung) nicht direkt mit einem Geldbetrag zu beziffern sind.

Im Rahmen der materiellen **Kosten** ist für die Beurteilung einer OP-Leistung zum einen folgende Unterscheidung wichtig:

- **fixe** Kosten: Kosten, die unabhängig davon entstehen, ob eine Operation überhaupt oder in welcher Häufigkeit diese erbracht wird (das OP-Personal erhält sein Gehalt, unabhängig davon, wie viele Operationen erbracht werden),
- **variable** Kosten: Kosten, die in Abhängigkeit der Häufigkeit einer Operation entstehen (je mehr Operationen erbracht werden, desto mehr Kosten für Prothesen, Abdeckmaterial etc. entstehen).

Zum anderen ist gerade im Bereich der Kostenträgerrechnung die Frage nach den

- **direkten** Kosten: Kosten, die direkt einer Operation zugeordnet werden können (z. B. Kosten der Pflegeminuten) und den
- **indirekten** Kosten: Kosten, die nur anteilig einer Operation zugeordnet werden können (z. B. Energiekosten)

von Bedeutung.

So kann der OP-Manager beispielsweise kurzfristig die fixen Personalkosten seiner OP-Abteilung nicht durch die Verkürzung von Vor-/Nachbereitungs- oder Wechselzeiten senken. Er kann lediglich die variablen Kosten pro Operation senken, indem durch seine Maßnahmen mehr Operationen mit dem gleichen Personalstamm durchgeführt werden können. Die Senkung der variablen Kosten macht sich nur dann wiederum positiv bemerkbar, wenn es pro Operation einen Erlös gibt (wie im Rahmen der DRGs) und wenn langfristig die fixen Personalkosten den Erlösen aus den Operationen angepasst werden können.

Der Begriff Erlös ist betriebswirtschaftlich als der Betrag definiert, der für die erbrachte Leistung auf dem Nachfragermarkt erzielt werden kann. Im Fall der Krankenhausleistung sind dies die Krankenkassen, da der eigentliche Nachfrager, der Patient, die Krankenhausleistung quasi über die Umleitung Krankenkasse nachfragt.

Weitere für die **Kostenkalkulation im OP-Bereich** wichtige Begriffe sind:

- **Ist**-Kosten: Menge der tatsächlich anfallenden Kosten pro Operation,
- **Soll**-Kosten: alle, der Menge nach vom tatsächlichen Verbrauch abweichenden Kosten (Plansoll-Kosten, Erfassungssoll-Kosten, Verteilungssoll-Kosten),
- **Optimal**-Kosten: die günstigsten Kosten unter Zugrundelegung einer bestimmten Menge an Operationen,
- **Minimal**-Kosten: die Optimal-Kosten bei kostenoptimaler Erbringung der Operation,
- **Plan**-Kosten: erwartete Kosten pro Operation oder Operations-Menge,
- **Normal**-Kosten: Sollkosten, die als Mittelwert aus schwankenden Ist-Kosten gebildet werden,
- **Opportunitätskosten**: in Geld oder Mengen ausgedrückten entgangenen Nutzen oder der Ertrag, der durch eine alternative Verwendung eines eingesetzten Gutes oder Produktionsfaktors erzielbar gewesen wäre.

Der Einfluss auf die Kosten der OP-Leistung ist nicht nur abhängig davon, inwieweit Mitarbeiter oder Materialien zu einer Operation optimal eingesetzt werden, sondern auch vom Anbietermarkt, von dem das Krankenhaus und der OP-Bereich seine Ressourcen bezieht. So kann der OP-Manager seine Leistungsprozesse noch so effizient gestalten, wenn die Kosten für die Ressourcen, die zur Erbringung einer Operation benötigt werden, zunehmen, steigen auch die Kosten der gesamten Operation.

Somit sind die Kosten einer Operation abhängig von:

- den Marktpreisen der eingesetzten Ressourcen wie:
  - Materialkosten
  - Lohnkosten
  - Lohn-Nebenkosten
  - der Anbieterstellung des Lieferanten (ein Monopolist kann seine Preise anders gestalten, als ein Anbieter mit großer Konkurrenz)
  - vom Innovationszyklus eines Produktes (je höher der Innovationszyklus eines Produktes ist, desto unkalkulierbarer ist sein Preis)
- den Lohnkosten:
  - von Tarif-Abschlüssen
  - vom Arbeitsmarkt-Angebot
  - von Qualifikationsanforderungen
- den technischen Bedingungen des Leistungsprozesses:
  - vom Ausstattungsgrad
  - vom Zustand des „Geräteparks“
  - vom Reinvestitionszyklus
- dem Organisationsgrad des Leistungsprozesses:
  - von der Organisationsstruktur,
  - von der Qualität der Mitarbeiter und
  - von baulichen Gegebenheiten
- der Anzahl der erbrachten Leistungen:
  - von der Leistungsnachfrage
  - von der Leistungsqualität
  - von der Leistungsdarstellung
- der Anzahl der eingesetzten Artikelmenge:
  - von der vorhandenen Artikelpalette
  - von der eingesetzten Artikelqualität
  - von den Marktpreisen der eingesetzten Artikel
  - von der Erlösstruktur für die Leitung

Aus dieser Aufstellung geht hervor, dass es Kostengrößen gibt, die vom OP-Management

- direkt und kurzfristig (Organisationskosten, Bestellverhalten, Anbieterselektion etc.),
- direkt und langfristig (Personalausstattung, Geräteausstattung, Leistungsmenge etc.) und
- überhaupt nicht (Tariferhöhungen, Marktpreise von Artikeln etc.)

beeinflusst werden können, wobei das OP-Management aufpassen muss, nicht die Verantwortung für die Steigerung von Kostengrößen gegenüber den Verwaltungen oder Krankenkassen übernehmen zu müssen, die es gar nicht beeinflussen kann.

Interessant und für das OP-Management wichtig ist, dass bei Betrachtung der Personalkosten – neben den bereits erwähnten **Lohnkosten** bzw. **Lohnnebenkosten** (die sogenannten Bestandskosten) – die **Aktionskosten** und die **Reaktionskosten** eine immer größere Rolle spielen. Unter Aktionskosten werden die Kosten verstanden, für die für die Beschaffung, die Entwicklung oder die Freistellung von Personal entstehen, also von dem Unternehmen gesteuert werden können. Unter Reaktionskosten werden die Kosten verstanden, die ein Unternehmen aufgrund von Kündigungen oder motivationsbedingter Schlechtarbeit nicht steuern kann.

Klassische Aktionskosten entstehen für:

Personalbeschaffung	**Personalentwicklung**	**Personalfreisetzung**
■ Personalmarketing - Anzeigenwerbung - Personalberater	■ Ausbildung - Trainee-Programme - Learning-by-Doing	■ Frühzeitige Pensionierung - betriebliche Altersversorgung - Vorruhestandsgeld
■ Personalauswahl - Beurteilungsgespräch - Auswahlverfahren - Reisekosten	■ Fortbildung - Fortbildungsaktivitäten - Literatur/Zeitschriften/Internet	■ Outplacement - Outplacement-Beratung - Outplacement-Programme
■ Personaleinstellung - Einstellungsuntersuchung - Umzugskosten	■ Weiterbildung - Seminare - Umschulungen	■ Kündigungen - Ausgleichzahlungen - Abfindungen

1. Teilaufgabe:
Entscheidung über Schwerpunktsetzung zwischen den 3 Managementfeldern

2. Teilaufgabe:
Strukturierung der Kosten innerhalb der Aktionsfelder (z.B. größerer Spielraum bei Ausgaben für PE, als für die anderen Aktionsfelder)

Abb. 36: Ansätze unterschiedlicher Personalkosten

Mehr denn je gilt es für jeden OP-Manager möglichst Reaktionskosten zu vermeiden. Dies wird ihm aber nur gelingen, wenn er in sein Personalbudget einen Anteil für die Aktionskosten einplant. Da aber in den meisten OP-Bereichen die Notwenigkeit von strukturierten Maßnahmen gerade im Bereich der **Personalentwicklung** nicht ernst genommen wird, steigen die Reaktionskosten teilweise dramatisch in die Höhe und beeinflussen letztlich die Personalbestandskosten negativ.

8.4.1 Die Kostenträgerrechnung im OP

Die **Kostenträgerrechnung** im OP-Bereich dient zur Beantwortung der Frage, für welche OP-Leistungen Kosten entstanden sind und wie hoch die Kosten für jede einzelne Operation waren. Ihr Ziel ist also die Ermittlung der Selbstkosten für eine OP-Leistung.

Große Bedeutung bekam die Kostenträgerrechnung für den OP-Bereich bereits durch die Einführung der **Sonderentgelte** und **Fallpauschalen**. Hier wurden vom Gesetzgeber Kostenträger (also Operationsarten) definiert, die nicht mehr aus dem allgemeinen Budgettopf des Krankenhauses mit den Krankenkassen abgerechnet werden, sondern einzeln und pro OP-Leistung (Leistungsbudget). Die Höhe des Erlöses dieser Kostenträger konnte das Krankenhaus nun nicht mehr frei aushandeln, sondern sie wurden analog den heutigen DRGs vorgegeben.

Aus dieser Tatsache lässt sich leicht erklären, dass die Dokumentation von **Personalzeiten** oder **Materialverbräuchen** bei einer Operation einen enormen Stellenwert erreicht hat und für die wirtschaftliche Existenz einer OP-Abteilung überlebenswichtig ist.

Es gibt unterschiedliche Kostenträgerarten, wobei der eigentliche Kostenträger letztlich immer der Patient ist.

Durch das DRG-System hat man sich für die Leistung als Kostenträger entschieden, primär wohl aus dem Grund, dass diese Kostenträger über alle Leistungserbringer vergleichbar sind, im Gegensatz zum Kostenträger Patient.

Kostenträgerart	Kostenträger-Nr.	Kostenträgerbezeichnung
Leistung	DRG-Anteil DRG OPS-301	Operationsart Gesamtbehandlungsart Operationsart
Leistungsort	OP1 C 020 C 020/15	OP-Saal 1 Chir. Station 20 Chir. Station Bett 15
Leistungsverursacher	Aufnahme-Nr. 74333s ID-Nr. HS300112s	H. Schneider (pro KH-Aufenthalt) H. Schneider (pro Gesamt-KH-Aufenthalte)

Abb. 37: Kostenträgerarten (Beispiel)

Betriebswirtschaftlich unterscheidet man bei der Kostenträgerrechnung weiterhin die

- **Vollkostenrechnung:** das heißt, es werden alle Kosten einer Operation direkt zugeordnet, und die
- **Teilkostenrechnung:** das heißt, es werden alle direkt zuordenbaren Kosten zzgl. Anteil an den Gemeinkosten einer Operation zugeordnet,

wobei die Vollkostenrechnung in der Praxis kaum möglich ist, da es beispielsweise ein unvertretbarer Aufwand wäre, Energiekosten eines gesamten OP-Traktes direkt pro OP-Minute zu messen und kostenmäßig darzustellen.

Wir haben es bei der Kostenbewertung einer Operation i. d. R. mit einer Teilkostenrechnung zu tun, was bedeutet, direkte Ver- und Gebräuche (Arzt-/Pflegeminute, Materialien) werden der einzelnen Operation zugeordnet, indirekte Verbräuche (Energie, Reinigungsmittel, Abschreibungen) werden der Operation anteilsmäßig zugeschlagen.

Die Kosten einer Operation können erhoben werden als

- **Vorkalkulation:** Verbräuche werden im Vorfeld prospektiv zugeordnet, was i. d. R. benötigt wird, um mit den Krankenkassen Personal- und Sachmittelbudgets für das nächste Jahr auszuhandeln oder als
- **Nachkalkulation:** Verbräuche werden im Nachhinein dem Leistungsbereich zugeordnet, was benötigt wird, um herauszufinden, ob die erfolgten Operationen kostendeckend waren oder ob und wo Einsparungen vorgenommen werden müssen.

Entscheidend für das OP-Management bei der Bewertung von – meist durch die Verwaltung durchgeführte – Kostenträgerkalkulation ist es, dass

- die vom Gesetzgeber oder den Krankenkassen als Kostenträger (DRGs, amb. Operationen) behandelten Operationen und deren aktuelle Vergütung bekannt sind,
- die jeweiligen direkten Kostenarten, die einer Operation bei der Kalkulation zugeschlagen werden, erkennbar und sachlich richtig sind und
- die indirekte Zuordnung der sonstigen allgemeinen Kosten zu einer Operation nachvollziehbar und gerecht verteilt ist.

8.4.2 Die Kostenartenrechnung im OP

Unter der **Kostenartenrechnung** wird im Allgemeinen die mengenmäßige Erfassung und Bewertung von Kostengütern verstanden. Dies bedeutet für den OP-Bereich, dass jeder ver- oder gebrauchte Artikel und jede Berufsgruppe, die im OP-Bereich arbeitet, einer Kostenart zugeordnet wird. Diese Kostenarten werden dann den Kostenstellen (s. Kapitel 8.4.3) zugeordnet, um somit herauszufinden, welche Kostenstelle welche Anzahl an Kostenarten ver- oder gebraucht hat.

Voraussetzung für die Kostenartenrechnung ist die Gliederung der **Kostenarten** in einen **Kostenartenplan**. Je detaillierter dieser Kostenartenplan ist, desto genauer lassen sich Aussagen über die Zusammensetzung oder die Entwicklung von Kosten im OP-Bereich machen, die nicht direkt einer Operation zugeordnet werden können.

Die Aufgabe des OP-Managements ist es nun, den Kostenartenplan der OP-Kostenarten so zu definieren, dass er

- zum einen die **Verbrauchsgruppen** dort differenziert darstellt, wo die Verbrauchsarten die Kosten oder die Qualität einer Operation wesentlich beeinflussen,
- zum anderen die OP-Kostenarten, die einen geringeren Einfluss auf die Kosten oder die Abfolge einer Operation haben, soweit es geht zusammenzufassen,

damit die tägliche Zuordnung der Kostenarten zu den Kostenstellen so einfach wie möglich erfolgen kann.

Wichtig bei der Aufstellung ist ferner die Unterscheidung der Kostenarten in

- **kurzfristigen, unmittelbaren Verbrauch** (Sofortverbrauch),
- **langfristigen, mittelbaren Verbrauch** (Gebrauch),
- **Zwangsverbrauch** (Vernichtung) und
- **zeitlichen Vorrätigkeitsverbrauch** (Kapitalverbrauch),

da diese eine Aussage über die sogenannten Vorhaltungskosten in einem OP-Saal zulassen.

Kostenarten-Nr.	Kostenart	
100	Personalkosten	
200	Sachkosten	
300	Betriebskosten	
„	„	
100	Personalkosten gesamt	
110	Ärztlicher Dienst	1. Hierarchiestufe der Personalkostenart
120	Pflegedienst	
1201	Examiniertes Pflegepersonal	2. Hierarchiestufe der Personalkostenart
1202	Hilfspflegepersonal	
1203	Hilfspersonal	
„	„	
„	„	
200	Sachkosten gesamt	
210	Lebensmittel	1. Hierarchiestufe der Sachkostenart
220	Medizinischer Sachbedarf	
2201	Naht-Material	2. Hierarchiestufe der Sachkostenart
2202	Verbandsstoffe	
2203	Prothesen	
22031	Gelenksprothesen	3. Hierarchiestufe der Sachkostenart
22032	Platten	
„	„	
„	„	
„	„	

Abb. 38: Kostenartenplan (Beispiel)

8.4.3 Die Kostenstellenrechnung im OP

Wie bereits erwähnt, werden in der klassischen Kostenrechnung die Kostenarten den jeweiligen Kostenstellen zugeordnet, die den Ge- oder Verbrauch verursacht haben. Die Kostenstellenrechnung hat das Ziel, die Aufgliederung der einzelnen Kostenarten nach dem Verursacherprinzip aufzuzeigen, um Budgets für verschiedene Bereiche festzulegen oder deren Überschreitung zu überwachen.

Voraussetzung für eine sachgerechte Zuordnung der verschiedenen Kostenarten ist die Gliederung der Kostenstellen in einen aussagefähigen **Kostenstellenplan**. Auch hier gilt für das OP-Management das Prinzip,

- Kostenstellen dort differenziert aufzubauen, wo wesentliche Kosten entstehen oder Zuordnungsunterscheidungen notwendig sind (so reicht die Kostenstelle „Zentral-OP" dann bei weitem nicht aus, wenn dort Gynäkologen und Unfallchirurgen arbeiten, da bspw. der hohe Prothesenverbrauch der Unfallchirurgen das Budget der Gynäkologen mitbelasten würde) und
- Kostenstellen dort zusammenzufassen, wo wesentliche Verbrauchsunterschiede nicht zu erwarten oder nicht von Bedeutung sind, weil sie bspw. von ein und demselben Budgetbereich verursacht werden.

Kostenstellen-Nr.	Kostenstellenart
10	Pflege
101	Funktionspflege
1011	Endoskopie
1012	EKG
1013	Zentral-OP
10131	Chirurgie
10132	Gynäkologie
"	"
20	Versorgung
201	Küche
2011	Hauptküche
2012	Diätküche
30	Wirtschaftsdienste
301	Hauswirtschaft
302	Wäschelager
"	"

Abb. 39: Beispiel Kostenstellenplan

Werden Kosten vorab einer Kostenstelle zugeordnet, um diese dann später als Gemeinkosten anderen Kostenstellen zuzuordnen, spricht man von Vorkostenstellen. Direkt einer Kostenstelle zuordenbare Kostenarten werden auf die sogenannte Endkostenstelle verbucht.

8.5 Die OP-Satzung als Idee der gemeinsamen Willensbekundung

Die Installation von aufbauorganisatorischen Eckpfeilern seitens des OP-Managements dient dazu, das ablauforganisatorische „Tagesgeschäft" durch verbindliche Regeln zu erleichtern. Ein wesentlicher Punkt dieser Regeln ist es, diese unter

Beteiligung aller Berufsgruppen und Abteilungen des OP-Bereiches zu erstellen und die erstellten Regeln für jeden sichtbar und somit abrufbar zu machen.

Entscheidend bei der Formulierung einer derartigen **OP-Satzung** ist es, die Inhalte mit den beteiligten Mitarbeitern in einem Moment festzulegen, der nicht von tagespolitischen Akutproblemen geprägt (und somit emotionalisiert) ist und dass die Inhalte kurz und übersichtlich dargestellt werden. Ein weiterer wesentlicher Punkt ist, dass diese Vereinbarungen von den leitenden Mitarbeitern (Chefärzte, OP-Leitung) sichtbar und mit Datum versehen unterzeichnet werden, um die Akzeptanz der Mitarbeiter zu erhöhen.

Wirkung zeigt eine derartige OP-Satzung beispielsweise immer dann, wenn Satzungsinhalte von zweiter Hierarchieebene nicht eingehalten werden und der Verweis auf die von der ersten Hierarchieebene mitgetragene Vereinbarung eingefordert werden kann oder wenn neue Mitarbeiter den OP-Bereich betreten und von Anfang an feststellen, dass sie sich einer OP-internen Ordnung in ihrem Handeln unterwerfen müssen.

Zusammenfassend lassen sich an eine OP-Satzung folgende Anforderungen formulieren:

Eine OP-Satzung muss

- kurz und präzise formuliert sein (Erläuterungen gehören in die Ausführungsbestimmungen),
- von allen Verantwortlichen unterschrieben werden,
- allen aktuellen Mitarbeitern zugänglich gemacht werden,
- den zukünftigen Mitarbeitern als Einstellungsvoraussetzung deklariert werden,
- in der Einhaltung messbar und möglich sein,
- periodisch evaluiert und fortgeschrieben werden,
- Unterwanderungsversuchen Standhalten und
- **von den Führungskräften gelebt werden.**

Grundlage einer jeden OP-Satzung sollten Verfahrensanweisungen sein, die einzelne Prozesse, wie bspw. OP-Planung, OP-Nachmeldungen oder den morgendlichen Erstbeginn beschreiben. Diese Verfahrensanweisungen müssen in ein für das gesamte Krankenhaus bestehendes Qualitätsmanagementsystem integriert werden können, um z. B. für eventuelle Zertifizierungen zur Verfügung zu stehen. Der Begriff Verfahrensanweisung kann als Beschreibung organisatorischer Abläufe und Zuständigkeiten verstanden werden. Die Verfahrensanweisung beinhaltet die Darstellung arbeitstechnisch sinnvoll verknüpfter unterschiedlicher Tätigkeiten, wahrgenommen von mehreren Personen oder mehreren Organisationseinheiten. Diese arbeiten mit unterschiedlichen Zuständigkeiten auf ein geplantes Ergebnis hin.

Die Kernprozesse der Verfahrensanweisungen sollten im nächsten Schritt in der OP-Satzung zusammengeführt werden, Detailaussagen zu diesen Prozessen werden in den jeweils den ausgeführten Kapitel der OP-Satzung zugeordneten Ausführungsbestimmungen niedergelegt. Bspw. sollte in der OP-Satzung beschrieben werden, bis zu welchem Zeitpunkt ein vollständiger OP-Plan bei wem eingereicht werden muss. Welche Parameter auf einem OP-Plan stehen müssen, damit dieser wiederum als vollständig akzeptiert wird, gehört in die Ausführungsbestimmungen. Diese Vorgehensweise schützt vor überlangen OP-Satzungen, die von den Betroffenen nicht registriert werden und nicht selten in der Schublade verschwinden.

Bewährt hat es sich, die wichtigsten Kernaussagen der OP-Satzung in den sogenannten „10 Geboten" zusammenzufassen und diese (laminiert) im OP-Bereich auszuhängen. Somit hat jeder Mitarbeiter und jede Mitarbeiterin permanent vor Augen, dass es in diesem OP-Bereich Regeln gibt und kann diese kurz und prägnant nachlesen.

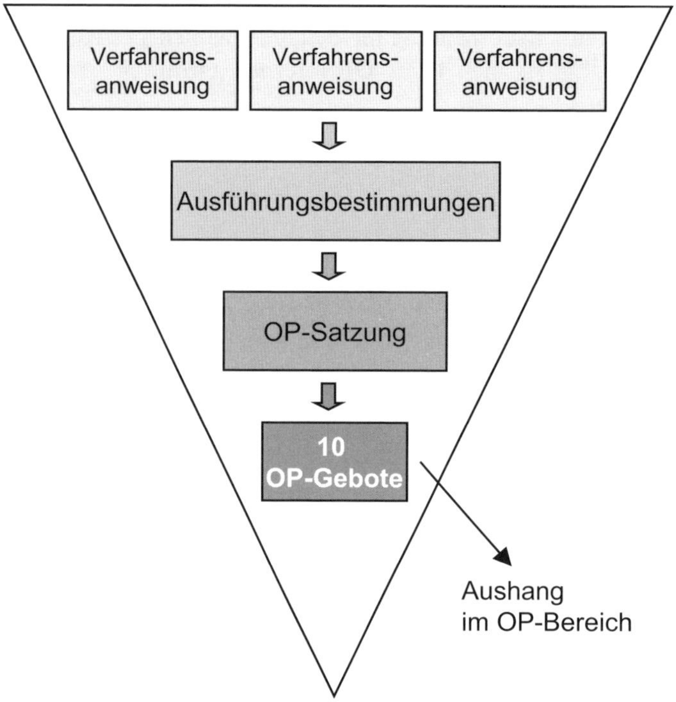

Abb. 40: Strukturelle Einbindung einer OP-Satzung

Beispiel einer OP-Satzung:
Zentral-OP
Krankenhaus …
Die vorliegende OP-Satzung ist verbindlich für jeden Mitarbeiter des zentralen OP-Bereiches. Sie wurde von den Chefärzten, der OP-/und Anästhesie-Pflegeleitung und der Geschäftsführung des Krankenhauses gemeinsam erarbeitet und dient zur Unterstützung eines reibungslosen Ablaufes des OP-Alltages. Mit der Unterschrift unter diese OP-Satzung verpflichten sich die Unterzeichner die Einhaltung der Satzung in ihren Abteilungen zu gewährleisten.

- **Allgemeines**
  - **Im Mittelpunkt jeden Handelns im Zentral-OP steht der Patient**, der Anspruch auf eine optimale qualitative, organisatorische und soziale Betreuung vor, während und nach der Operation hat. Diesem Ziel hat sich jeder Mitarbeiter unterzuordnen. Dazu gehören u. a., dass Privatgespräche im Beisein von Patienten zu unterlassen, die Türen zu den Einleitungsräumen und OP-Sälen stets geschlossen zu halten und jegliche unnötigen Geräuschkulissen zu vermeiden sind. Auch ist die permanente Betreuung des Patienten im OP-Bereich zu gewährleisten. Im Umgang mit Patienten und Mitarbeitern hat der Respekt vor dem Anderen höchste Priorität.
- **OP-Planung**
  - Der OP-Plan für den nächsten Tag ist **bis 14:00 Uhr** des Planungstages – mit den in der OP-Arbeitsgruppe festgelegtem Inhalt und Layout – von dem planungsverantwortlichen Mitarbeiter der jeweiligen Klinik an der OP-Steuerstelle einzureichen. Die Besprechung der Umsetzungsmöglichkeiten der Plananforderungen findet zwischen der OP-Steuerstelle und dem verantwortlichen Anästhesisten zwischen **14:00 Uhr und 14:30 Uhr** statt. Eventuelle Plan-Änderungen werden den planverantwortlichen Mitarbeitern der Kliniken bis spätestens 15:00 Uhr übermittelt.
  - Der jeweils gültige, aktuelle OP-Plan wird an der OP-Steuerstelle und (saalbezogen) in den betroffenen OP-Sälen ausgehängt. Änderungen auf den OP-Plänen können nur von oder durch Anweisung der OP-Steuerstelle vorgenommen werden.
- **OP-Nachmeldungen**
  - Nachmeldungs-OPs (nach 14:00 Uhr) oder Notfall-OPs werden ausschließlich innerhalb der Arbeitszeiten der OP-Steuerstelle (Tel. …), außerhalb der Arbeitszeiten dem Steuerstellen-Piepser (Nr. …) übermittelt. Die OP-Steuerstelle integriert nach Prüfung der Aktualität die Nachmeldungen in den vorhandenen OP-Plan und verständigt die betroffenen Bereiche von notwendigen Veränderungen. Die Bereiche haben eigenständig dafür Sorge zu tragen, dass die entsprechenden Veränderungen ihren davon betroffenen Mitarbeitern zeitnah übermittelt werden. Die Steuerstelle trägt Sorge, dass die jeweiligen Veränderungen den einzelnen OP-Sälen zugänglich gemacht werden.
  - Nachmeldungs- oder Notfall-OPs, die nicht der OP-Steuerstelle zugeleitet werden, gelten als „nicht gemeldet" und werden **nicht** in das aktuelle OP-Programm aufgenommen.
- **OP-Beginn**
  - Erst-Schnitt-Zeitpunkt in jedem OP-Saal ist **08:15 Uhr**. Das bedeutet, dass jeder an der Operation beteiligte Mitarbeiter dafür Sorge zu tragen hat, dass seine Leistungen an oder für den Patienten bis zu diesem Zeitpunkt soweit abgeschlossen sind, dass der Operateur seinen ersten Schnitt setzen kann.
  - Um einen reibungslosen Ablauf der Operationen sicherzustellen, kann der narkotisierte Patient bereits in den OP-Saal geschoben werden, auch wenn die Vorbereitungstätigkeiten der OP-Pflege noch nicht endgültig abgeschlossen sind.
- **Verlassen des OP-Saales**
  - Das Verlassen des zentralen OP-Bereiches zwischen zwei Operationen ist den jeweils beteiligten Mitarbeitern untersagt. In unausweichlichen Ausnahmefällen ist die Steuerstelle über Aufenthaltsort und Rückkehrzeitpunkt zu informieren. Bei Eintritt in den zentralen OP-Bereich sind Piepser an der Steuerstelle abzugeben, und beim Verlassen dort wieder abzuholen.
- **Patientenabruf/Umbettung**
  - Der Abruf der Patienten von Station erfolgt über die OP-Steuerstelle. Hierzu werden seitens der Anästhesie-Abteilung aus den jeweiligen OP-Sälen rechtzeitig entsprechende Anforderungen an die Steuerstelle gemeldet. Diese ruft den Patienten von Station ab, überprüft die Identität des Patienten und die Vollständigkeit der bei-

gelegten Patientenunterlagen und informiert den jeweiligen Mitarbeiter der Anästhesie der betreffenden OP-Säle. Dieser holt den Patienten an der Schleuse ab.
  - Mit Abholen des Patienten seitens der Anästhesie besteht von der Abteilung eine ständige Präsenzpflicht bei dem Patienten, bis zur Übergabe in den Aufwachraum.
  - Das Umbetten des Patienten nach der Operation in ein Stationsbett obliegt dem Mitarbeiter an der Patientenschleuse und der Anästhesie-Abteilung. Zur Unterstützung dieser Tätigkeit stellt der Operateur jeweils ein Mitglied seines OP-Teams ab.
  - Der verantwortliche Operateur hat Sorge dafür zu tragen, dass alle den Patienten betreffenden Unterlagen aus dem OP-Saal bei der Umbettung des Patienten zur Verfügung stehen und dem Patienten mitgegeben werden.

- **Aufenthalt in den OP-Sälen**
  - Der Aufenthalt in den OP-Sälen während einer Operation ist nur den Mitarbeitern gestattet, die Tätigkeiten ausüben, welche im direkten Zusammenhang mit der Operation stehen.
  - Die Nutzung der Telefone in den OP-Sälen ist zur Einhaltung der notwendigen Ruhe nur in Ausnahmefällen gestattet. Ansonsten stehen die Telefone in den Einleitungsräumen zur Verfügung.

- **Hygiene**
  - Jeder Mitarbeiter ist verpflichtet, die Einhaltung der Hygieneanforderungen zu beachten. Hierzu zählen insbesondere das korrekte Tragen der Schutzkleidung, das Wechseln der Schutzkleidung nach dem Verlassen der OP-Räume und das Ablegen von Uhren oder Schmuck im gesamten zentralen OP-Bereich.

- **Zuwiderhandlung**
  - Verstöße gegen die OP-Satzung werden in der OP-Arbeitsgruppe behandelt und führen im äußersten Falle zur Abmahnung des Mitarbeiters.

Hamburg den 1.1.2010

Prof. ... (CA Chir.)	PD. Dr. ... (CA Gyn)	Dr. ... (CA Trauma)
Prof. ... (CA AN)	Frau ... (OP-Pflege)	Herr ... (AN-Pflege)

8.6 Die OP-Steuerstelle als Ausgangspunkt der effizienten Organisation

Dass das tägliche OP-Management in den OP-Bereichen, in denen zusammenhängend mehr als ein OP-Saal genutzt werden, einer zentralen Steuerung der OP-Abläufe bedarf, steht außer Frage. Zu groß sind in der Praxis Reibungsverluste durch ein unkoordiniertes Patientenmanagement, zu lange die Wartezeiten zwischen zwei Operationen oder zu ungleichmäßig die Auslastung vorhandener OP-Kapazitäten.

Die Installation einer derartigen zentralen OP-Steuerung aber birgt – unabhängig von deren Ausprägung (bei kleineren OP-Einheiten genügt eine Person als mobiler Ansprechpartner, bei großen Zentral-OPs sind nicht selten immobile Steuerstellenbüros mit Mehrfachbesetzung notwendig) – eine Reihe von Gefahren, die bei deren Nichtbeachtung die Funktion und Wirkung einer OP-Steuerstelle teilweise oder gänzlich außer Kraft setzen können.

Wichtigste Voraussetzungen für eine Steuerstelle sind:

- die Definition der Aufgabenstellung,
- die menschlich und fachlich kompetente Besetzung,
- die klare Vorgabe der Kompetenzen und der übergeordneten Kompetenzhierarchien,
- die Sicherstellung der „Informationshoheit".

Sind diese Fragen nicht für alle Beteiligten bereits vor Aufnahme der Tätigkeit einer zentralen OP-Steuerung geklärt, ist diese mit Sicherheit zum Scheitern verurteilt.

Die Aufgabenbeschreibung einer zentralen OP-Steuerung ist letztlich als Schnittmenge der Tätigkeiten des Gesamt-OP-Managements zu sehen. Tätigkeitsmerkmale sind zu unterscheiden in:

- *OP-Planung:*
  - Umwandlung des kurzfristigen Soll-Planes in den Ist-Plan,
  - Betreuung der langfristigen Planungswünsche,
  - Einteilung der Pflegekräfte/Anästhesisten für den Plan-Tag,
  - Materialbereitstellung für den Plan-Tag,
  - Überprüfung der Geräte-/Instrumentenverfügbarkeit für den Plantag.
- *Abwicklung des Tagesgeschäftes:*
  - Patienteneinbestellung/Einbestellungsverfolgung,
  - OP-Team-Einbestellung/Einbestellungsverfolgung,
  - Koordination der Geräte-/Materialbereitstellung,
  - Koordination OP-externer Kontakte,
  - Integration von OP-Planänderungen,
  - Integration von Notfalloperationen.
- *OP-Administration:*
  - Sicherstellung der OP-Dokumentation,
  - Koordination der Materialbestellung/-verfolgung,
  - langfristige OP-Personaleinsatzplanung (OP-Pflege),
  - Koordination der Gerätebestellung/-instandhaltung,
  - Informationszentrale OP-externer/OP-interner Kontakte.

Im Weiteren sollen die Inhalte der Aufgaben nicht näher beschrieben werden, ersichtlich jedoch ist auch aus dieser Grobdarstellung, dass die Anforderungen an die Tätigkeitsfelder eine Menge „Zündstoff" beinhalten, die den oder die Mitarbeiter vor hohe fachliche und menschliche Belastungen stellt.

Entscheidend für die Wirkungsweise einer **zentralen OP-Steuerung** ist somit deren personelle Besetzung. Sind bei dem Mitarbeiter Anforderungsprofilinhalte wie

- das fachliche Know-how,
- die Kenntnis der räumlichen Gegebenheiten des OP-Bereiches und der Krankenhausstrukturen,
- das Wissen um interne „Machtstrukturen“,
- ein ausgeprägtes diplomatisches Geschick,
- Durchsetzungsvermögen und
- eine hohe Belastbarkeit

nicht vorhanden, wird dieser über kurz oder lang Akzeptanzprobleme bekommen, die die Durchführung seiner Aufgaben auf Dauer unmöglich machen.

Alle beschriebenen Eigenschaften nützen dem Mitarbeiter aber wenig, wenn er in seiner Steuerung nicht mit klaren Kompetenzen ausgestattet ist, oder Kompetenzebenen über sich weiß, die seine Entscheidungen nicht tragen. Gerade in Konfliktfällen wird der eine oder andere versuchen, die Steuerstelle zu umgehen, indem er übergeordnete Entscheider einbezieht. Falls ihm dies gelingt, wird die Steuerstelle als Partner nicht mehr akzeptiert und somit ihre Wirkungsweise entscheidend geschwächt.

Ähnliches gilt auch für die sogenannte „**Informationshoheit**“. Die Steuerstelle lebt davon, dass sie

- den OP-Bereich betreffende Informationen intern und extern abfordert,
- die Qualität dieser Informationen sicherstellt,
- die Informationen fallbezogen bündelt,
- die gewonnenen Informationen dazu nutzt, notwendige organisatorische Maßnahmen einzuleiten und
- den einzelnen Mitarbeitern die für ihre Arbeit notwendigen Informationen wieder zur Verfügung stellt.

Bezieht der einzelne Mitarbeiter nun den Organisationsablauf betreffende Informationen, die die OP-Steuerstelle nicht besitzt, wird diese außerstande gesetzt, Abläufe sachgerecht zu koordinieren und somit in ihrem Nutzen wesentlich eingeschränkt.

Ein klassisches Beispiel wäre die Information in den OP-Bereich, dass in Kürze noch ein Notfall operiert werden muss. Besteht die Möglichkeit, diese Information planlos einem in einem OP-Saal befindlichen Mitarbeiter an der Steuerstelle vorbei zu übermitteln, ist dieser Mitarbeiter in der Regel weder dazu imstande noch empfindet er wahrscheinlich die Verantwortung, diese Information abzuklären (was ist das für ein Notfall, wie akut ist dieser Notfall, hat der Anästhesist den Patienten schon angeschaut und zur Operation freigegeben etc.) und mögliche Kapazitäten aufzuzeigen (welcher OP-Saal kann wann genutzt werden, wo steht welches OP-Pflegepersonal zu Verfügung etc.). Wird die Steuerstelle wiederum nach diesem Notfall bzw. den Auswirkungen auf den weiteren Ablauf des OP-Programmes befragt und hat darüber noch keine oder nur ansatzweise Informationen, wird sie vom dem Mitarbeiter zu Recht als nicht kompetent und ineffektiv angesehen werden. Auch geht in diesem Beispiel wertvolle Zeit verloren, die die Steuerstelle hätte nutzen können, um den Notfall sinnvoll in das OP-Programm zu integrieren.

Um diese Informationshoheit der OP-Steuerstelle sicherzustellen, sollten folgende **Kommunikationsvoraussetzungen** geschaffen werden:

- Sprechanlage zwischen OP-Saal und Steuerstelle,
- Datenleitung zwischen OP-Saal und Steuerstelle,
- Telefonvermittlung von Steuerstelle in die/aus den OP-Sälen,
- separate Telefonleitung für Kontakte aus dem Krankenhaus zur Steuerstelle,
- separate Telefonleitung für Kontakte von der Steuerstelle zu ext. Bereichen,
- Datenleitung zu den Verwaltungsrechnersystemen und
- keine direkte Kommunikationsmöglichkeit aus OP-Saal ins Krankenhaus (nur über Steuerstelle).

Als letzter wesentlicher Punkt ist bei großen OP-Einheiten darauf zu achten, dass die Steuerstelle eine strategische Lage im OP- Bereich erhält, die möglichst zentral angesiedelt ist und die sowohl

- den Blickkontakt zur Patientenschleuse,
- den Blickkontakt zur Mitarbeiterschleuse als auch
- den Blickkontakt zur Wareneingangsschleuse

gewährleistet. Erfahrungsgemäß wird eine OP-Steuerstelle von den Mitarbeitern eher angenommen, wenn diese auch in ihrer Tätigkeit visuell wahrgenommen wird und die Wege zum Abfragen von Informationen für die Mitarbeiter möglichst kurz gehalten werden.

8.7 Die Standardisierung des OP-Leistungsprozesses

Aufgrund der bereits dargestellten GSG-Anforderungen, aber auch mit dem Hintergrund, Leistungsprozesse verstärkt bewerten und steuern zu müssen, wird die Standardisierung von (durch die Diagnose ausgelösten) Leistungsketten für einen Patienten eine der vorrangigen Aufgaben des Krankenhausmanagements werden.

Ansätze, diese **Standardisierung** vorzunehmen, gibt es viele, wobei die bekanntesten zz. unter den Namen

- CPW (Clinical pathway),
- PBL (Patienten Behandlungslinien),
- PMC (Patient management categories),
- PMP (Patient management path) oder
- StOP (Standard operating procedures)

in der Literatur beschrieben oder bereits in anderen Ländern zur Bewertung und Abrechnung von Krankenhausleistungen herangezogen werden.

Endziel aller dieser Standardisierungsansätze ist es letztlich,

- die Kosten der Behandlung durch die Eliminierung nicht notwendiger Ressourcen zu reduzieren,
- das Wesentliche der Behandlung zu erkennen,
- die Qualität der Behandlung bei vorgegebenem Ressourceneinsatz zu erhöhen,
- die interdisziplinäre Zusammenarbeit zu fördern,
- die Patientenzufriedenheit (und deren Angehörigen) zu steigern,
- die Attraktivität für den Einweiser zu erhöhen,
- Marktvorteile im Wettbewerb mit anderen Krankenhäusern zu erarbeiten bzw. zu sichern und
- neue Behandlungsmethoden oder Verfahrensschritte effizienter zu integrieren.

Einen wichtigen Bereich im Rahmen dieser Standardisierungsbemühungen des Gesamtleistungsprozesse des Krankenhauses nimmt naturgemäß die OP-Leistung ein, da sie innerhalb eines Gesamtleistungsprozesses als Kernleistung gilt, die vor- oder nachgeschaltete Prozessabläufe wesentlich beeinflusst.

Ziel der Standardisierungsbemühungen der Operationsleistung ist es, diese besser plan- und kalkulierbar zu machen, um sie in die Gesamtleistungskette eines Patienten einordnen zu können. Ziel muss es aber auch in verstärktem Maße sein, Qualitätsmerkmale hervorzuheben und diese dem Nutzer (sprich dem Patienten) aufzeigen zu können.

Als Grundlage der OP-Standardisierung gilt die **Analyse der Abläufe** und **Ressourceneinsätze**. Hierbei ist die Beschreibung, welche Materialien zur Operation eingesetzt oder wie viele Mitarbeiter benötigt werden, sicherlich nur ein Teil der notwendigen Anforderungen. Genauso wichtig ist es, die Umstände der Leistungserbringung und die Abfolge einzelner Leistungsschritte zu analysieren, um somit sowohl qualitäts- als auch kostenorientiert den Leistungsprozess steuern und notfalls in diesen eingreifen zu können.

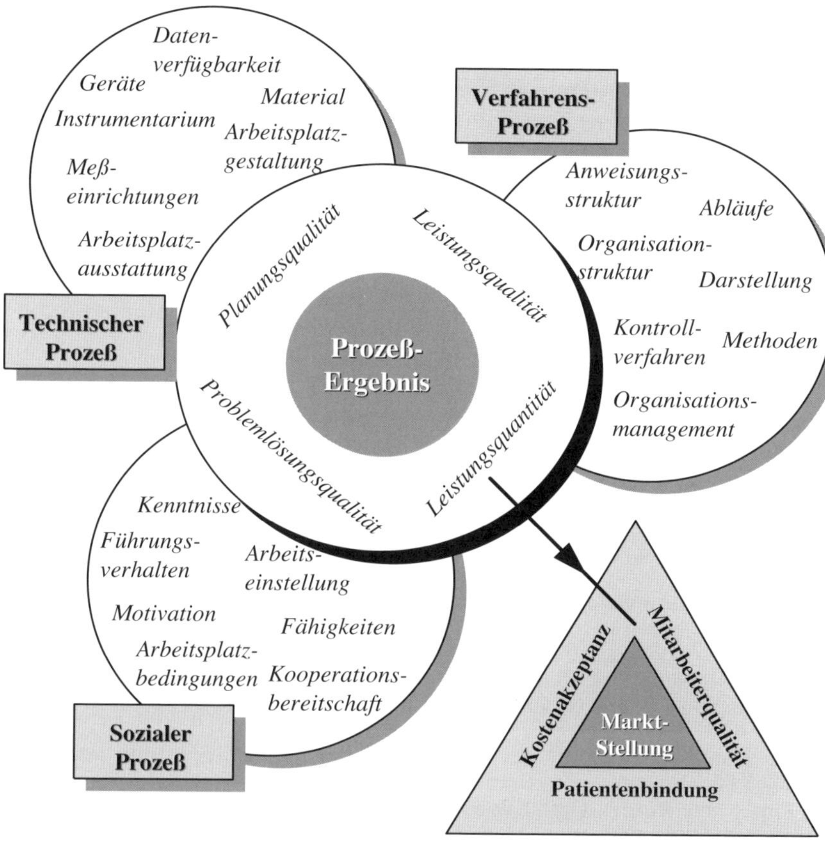

Abb. 41: Zusammenwirken verschiedener Prozesskreise auf das Prozessergebnis

Somit können bei der Vorgehensweise zur **Prozessanalyse der OP-Leistung** drei relevante Bereiche unterschieden werden:

- der technische Prozess,
- der Verfahrensprozess und
- der soziale Prozess,

wobei alle Bereiche voneinander abhängig sind und nur deren optimale Verzahnung dem OP-Leistungsprozess zugutekommt. Verfügt der OP-Saal bspw. über die neuste medizintechnische Ausstattung, aber es sind keine Mitarbeiter vorhanden, die diese adäquat bedienen können, hat dies ebenso fatale Auswirkungen auf den Leistungsprozess, wie wenn hoch qualifizierte Mitarbeiter ihre Tätigkeiten innerhalb defizitärer Organisationsstrukturen oder in unzulänglichen räumlichen Gegebenheiten erbringen müssen.

Operationsstandards werden nun für drei unterschiedliche Anforderungen benötigt und können in

- die Prozess-Standardisierung,
- die Organisations-Standardisierung und
- die Kosten-Standardisierung

unterschieden werden.

Die Prozess-Standardisierung einer Operation beinhaltet die Beschreibung der einzelnen Abfolgeschritte, die benötigt werden, um eine Operation erbringen zu können. Kernbeschreibung ist hier die Abfolge der ärztlichen Tätigkeiten, um die sich dann sowohl die pflegerischen, als auch die Tätigkeitsschritte der Anästhesie ranken.

Ziel dieser Art der Standardisierung ist es, sowohl Leistungsprozesse offenzulegen und eventuell auf ihre Notwendigkeit zu hinterfragen als auch Abfolgen der unterschiedlichen Arbeitsschritte der beteiligten Bereiche optimieren zu können.

1.	Stichinzision mit Skalpell Nr. 11 oberhalb des Umbiliktis (dünnster Teil der anterioren Bauchwand)
2.	Einführen der Insufflationsnadel (Veress Kanüle) und Kontrolle auf intraperitoneale Lage (Aspirationstest)
3.	Konnektieren der Veress-Kanüle mit dem Insufflationsschlauch und Schaffung eines Pneumoperitoneums mit CO_2
4.	Abdomen mit ca. 3–4 l CO_2 auffüllen, bis der intra abdominale Druck 12–14 mmHg beträgt
5.	Veress-Kanüle entfernen, 10-mm-Trokar einführen und mit dem Insufflationsschlauch konnektieren
6.	Einführen einer 10-mm-Optik, die zuvor mit der Videokamera konnektiert wurde
7.	Inspektion des Bauchraumes
8.	Patienten in eine um 30 Grad umgekehrte Trendelenburg-Position bringen, damit die abdominalen Eingeweide nach hinten fallen
9.	25-mm-Trokare 2 Fingerbreit unter dem rechten Rippenbogenrand platzieren, Taststab zum Aufsuchen der Gallenblase, 5-mm-Zange zum Fassen
10.	110 mm-Trokar zwischen Xiphoid und Umbilikus rechts der Medianlinie platzieren (Arbeitskanal)
11.	Mit Hilfe des 5,5-mm-Konverters wird der monopolare Koagulationshaken eingeführt
12.	Aufsuchen und Darstellen der A. cystica und des Ductus cysticus
13.	Einführen des Glipinstrumentes durch den 10-mm-Trokar, Clip sowohl proximal als auch distal der A. cystica und des Ductus cysticus plazieren.
14.	Nach sicherem Sitz der Clips Durchtrennen von Arteria und Ductus mit einer Hakenschere
15.	Ausschälen der Gallenblase aus dem Leberbett, am Gallenblasenhals beginnen (Elekrokauter und/oder Laser)
16.	Bei großer gefüllter Gallenblase Abpunktieren der Gallenflüssigkeit (Punktionskanüle, 20-ml-Spritze)
17.	Große Fasszange durch den 10-mm-Trokar einführen, die Gallenblase extrahieren
18.	Die fasziale Inzision so weit vergrößern, bis eine Extraktion möglich ist (große Steine), Endospreizer einsetzen.
19.	Die Gallenblase durch die umbilikale Inzision entfernen
20.	Wechsel von Optik und Kamera

21.	Unter Sichtkontrolle große Fasszange durch die umbilikale Trokarhülse in die Bauchhöhle einführen
22.	Gallenblase nahe des Gallenblasenhalses fassen und vorsichtig durch die umbilikale Trokarhülse entfernen (20-mm-Trokar)
23.	Spülung der Bauchhöhle mit 0,9 %iger NaCl-Lösung (Saugspülrohr über 10-mm-Trokar mit 5,5-mm-Konverter)
24.	Überprüfung des Bachraumes und des Operationsgebietes auf mögliche Leckagen (Blutungen, Gallenflüssigkeit)
25.	Einlegen einer Robinson-Drainage Ch.12
26.	Entfernen der Trokare unter Sichtkontrolle, Entlüften des Bauchraumes
27.	Verschluss der Inzisionstellen, Faszie: synthetisches resorb. Nahtmaterial 3,5 (0), Haut: Polyamidfäden, atraumatisch l (5–0)
28.	Wundverbände

Abb. 42: Beispiel der Prozessstandardisierung der ärztlichen Tätigkeiten bei einer laparoskopischen Cholezystektomie

Die Organisations-Standardisierung einer Operation wird benötigt, um die aus der Prozess-Standardisierung hervorgehenden Anforderungen an benötigte Siebe, Gerätschaften oder OP-Saal-Voraussetzungen zu einer Operation

- bereits in die OP-Planung einfließen zu lassen,
- die Vorhaltung dieser Ressourcen für einen OP-Tag sicherzustellen und
- die direkte Vorbereitung einer Operation durch die jeweiligen Mitarbeiter besser steuern zu können.

Auch kann die Organisations-Standardisierung hervorragend dazu herangezogen werden, die Dokumentation einer Operation zu erleichtern, indem bspw. im Rahmen eines **OP-EDV-Systems** ein Großteil der vorhandenen Standardisierungsparameter bei Erfassung der Operation als Vorschlag dargestellt werden und der Nutzer nur noch eingeben muss, ob und in welchem Umfang die aufgezeigten Ressourcen tatsächlich genutzt wurden.

Beispiel der Organisations-Standardisierung anhand einer laparoskopische Cholezystektomie:

OP-Voraussetzungen:

- OP-Saal
- OP-Tisch (mit Röntgenmöglichkeit)
- Lagerung (Steinschnittlage oder Rückenlage)

Sieb-Instrumentarium:

Endoskopiesieb I

- 1 10-mm-Trokar mit Dreikantspitze
- 1 10-mm-Trokar mit runder Spitze
- 1 5-mm-Trokar ohne Multifunktionsventil
- 1 5-mm-Trokar mit Multifunktionsventil
- 1 20-mm-Trokar

- 1 Reduzierhülse 20 mm auf 5 mm
- 1 Reduzierhülse 10 mm auf 5 mm
- 1 Reduzierhülse 10 mm auf 5 mm für Röderschlinge
- 1 Veresskanüle, lang
- 1 Veresskanüle, kurz
- 1 Lichtkabel
- 1 Insufflationsschlauch
- 1 Schälchen mit Ersatzdichtungen 20 mm, 10 mm, 5 mm

Endoskopiesieb II

- 1 bipolare Fasszange mit Kabel
- 1 monopolarer Haken mit Kabel
- 1 monopolarer Löffel mit Kabel
- 1 Präparierzange, beide Maulteile beweglich
- 1 Fasszange, weich mit weitem Maul
- 1 Schere, gerade, beide Maulteile beweglich
- 1 Fasszange, hart
- 1 Saugspülrohr
- 1 Clipzange für PDS-Clips, mittelgroß
- 1 Steinfasszange

Grundinstrumente:

- 1 Skalpell Nr. II
- 2 chirurgische Pinzetten
- 1 Präparierschere
- 2 Pean-Klemmen
- 2 Kocherklemmen
- 4 Mikulicz-Klemmen
- 2 Dreizinkerhaken
- 2 Langenbeck-Haken
- 1 Nadelhalter
- 1 Fadenschere
- 2 Kornzangen
- 1 Metallschale
- Desinfektionszubehör
- 10 Backhausklemmen

Spezialinstrumente:

- 1 Veress-Kanüle
- 2 5-mm-Trokare
- 2 10-mm- bzw. 1 l-mm-Trokare
- 1 10-mm-0-Optik
- 1 Taststab
- 1 Fasszange 5 mm

- 1 Fasszange 10 mm
- 1 bipolare Fasszange 5 mm
- 1 monopolarer Koagulationshaken
- 1 Schere 5 mm
- 1 Mikropräparierschere
- 1 Clipzange 10 mm
- 1 Steinfasszange
- 1 Punktionskanüle 5 mm
- 1 Saugspülrohr mit Spülansatz

Apparate:

- CO_2-Insufflationsgerät
- Lichtquelle
- Kamera
- Monitor
- Hochfrequenzkoagulationsgerät
- Saugspülgerät
- evtl. 2. Monitor
- Videogerät mit Videoprinter

Zubehör:

- Silikonschlauch zur CO_2-Zufuhr
- Lichtkabel
- Bipolarkabel
- Monopolarkabel
- Kamerabezug
- 10-ml-Einmalspritze
- 0,9 %ige NaCl-Lösung
- 2 Silikonschläuche (Saugspülrohr)
- 5,5-mm- und 10,5-mm-Konverter
- Robinson-Drainage Ch.12

Weitere Elemente der Organisationsstandardisierung sind:

Abläufe der Entsorgung: (Beispiel)

- Folienreste und Tuchklemmen von der Wäsche entfernen
- Patient von Tüchern befreien und umlagern
- Tücher in die Stoffsäcke, Abfall in die Plastiksäcke
- Beschädigte Instrumente kennzeichnen
- Instrumentensiebe in die Container

Nachbehandlung: (Beispiel)

- 24 Std. Bettruhe
- Mobilisierung durch Krankengymnastik
- CT oder Myelographie nur bei V. a. Nachblutung, Frührezidiv etc.

Räumliche Anordnung: (Beispiel)

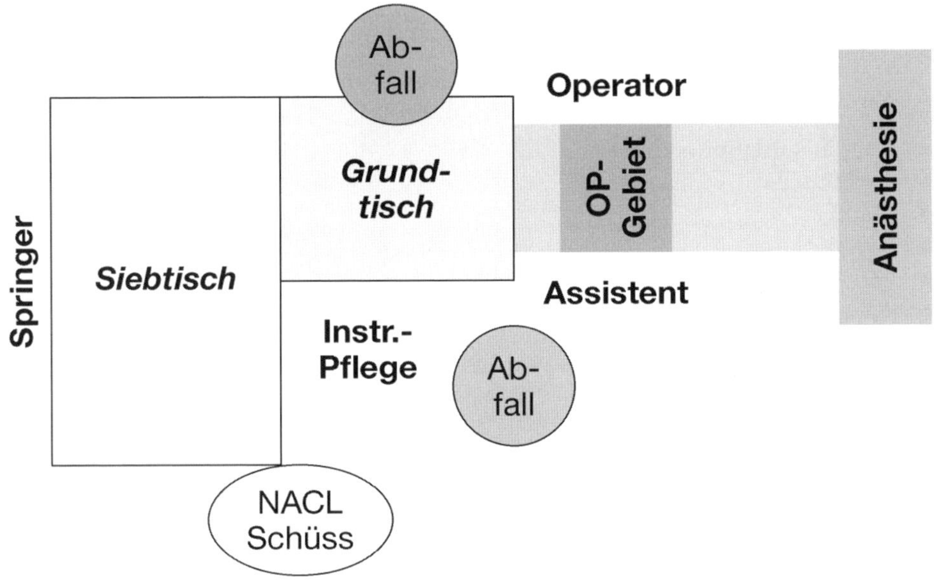

Abb. 43: Räumliche Anordnung (Beispiel)

Die **Kosten-Standardisierung** einer Operation erhält im Rahmen der GSG-Anforderungen an das OP-Management einen sehr hohen Stellenwert, da sie einerseits im Bereich der **Kostenträgerrechnung** bei DRGs notwendig ist, um eventuelle **positive oder negative Deckungsbeiträge** (Gewinn oder Verluste) bei einem jeweiligen Operations-Typ aufdecken und darauf gezielt reagieren zu können. Andererseits entscheidet diese Kostenstandardisierung aber auch über zukünftige Personal- und Sachmittelbudgets der OP-Abteilung.

Eine wesentliche Rolle wird die Kosten-Standardisierung einer Operation zukünftig dann ebenfalls spielen, wenn Krankenhäuser in ihren Kostenstrukturen – wie vorgesehen – von den Krankenkassen untereinander verglichen werden und das OP-Management wie auch die leitenden Ärzte der betroffenen Fachabteilungen verstärkt unter den Druck geraten, ihre tatsächlichen Kosten für eine Operation plausibilieren zu müssen.

8.7.1 Die Kostenstandardisierung einer Operation

Die **Kosten-Standardisierung** einer Operation sollte sich **in drei Schritten** vollziehen. Das OP-Management hat im ersten Schritt die Aufgabe, durchschnittliche Personal- und Materialbindungen pro Operation darzustellen. Im zweiten Schritt muss die Verwaltung des Krankenhauses diese Angaben mit Kosten bewerten und aufgelaufenen Gemeinkosten anteilig zuordnen. Im letzten und dritten Schritt werden die Kostendaten von der Verwaltung dem OP-Management zugeleitet und deren Ergebnisse gemeinsam im Hinblick auf zu erkennende Entwicklungen oder eventuell einzuleitende Maßnahmen abgesprochen.

Um echte Rückschlüsse auf die entstandenen Kosten einer Operation ziehen zu können, werden bei der Kosten-Standardisierung folgende Datenblöcke benötigt:

- Administrativ-Daten (geben die Einordnung der Operation in externe Abrechnungsschemata wieder),
- Statistische Daten (zeigen das quantitative Verhältnis zwischen Ist- und Kalkulationsstand auf),
- Analyse-Daten (legen die Personalbindungsstrukturen offen),
- Kalkulationsdaten der Personalkosten (bewerten die Personalbindungsstrukturen),
- Kalkulationsdaten der OP-Materialkosten (zeigen die OP-Materialverbräuche und bewerten diese),
- Kalkulationsdaten der Anästhesie-Materialkosten (zeigen die Anästhesie-Materialverbräuche und bewerten diese),
- Kalkulationsdaten zur Deckungsbeitragsrechnung (stellen tatsächliche Kosten den Erlösen gegenüber).

Mit Ausnahme der Administrativ-Daten und der Kalkulationsdaten zur Deckungsbeitragsrechnung haben alle Datenblöcke einen direkten Einfluss auf die Gesamtkosten einer Operationsart und sind zur Minderung vorhandener Kosten einsetzbar. So können beispielsweise Personalkosten gesenkt werden

- durch die Verringerung der Anzahl der durchschnittlich beteiligten Mitarbeiter,
- durch die Verkürzung von Schnitt-Naht-Zeiten oder Bindungszeiten oder
- durch die Senkung der Kosten pro Minute der jeweiligen Mitarbeitergruppe,

wobei gerade bei der Kalkulation von Personalkosten darauf geachtet werden muss, dass die unterschiedlichen Bindungszeiten von Mitarbeitern einer Berufsgruppe oder einer Fachabteilung während einer Operation in die Berechnung eingeht, um nicht erhöhte Kalkulationsansätze (falsch: Mitarbeiterzeit = gebunden Mitarbeiter x Länge der Operation) zu erhalten.

Administrativ-Daten:	
Haus-OP-Identifikation 223.2	223.2
Hausbezeichnung	lap. Cholecystektomie (elektiv)
DRG-Code	H08A
ICD-Nr.	574.1, . . .2, . . .4; 575.1, . . .3, . . .6, . . .8
OPS-301-Nr.	5-511.10, . . .11
Statistische Daten:	
Berichtszeitraum 1.1.2003–31.10.2003	1.1.2003–31.10.2003
Anzahl der DRG IST	0
SOLL	0
Gesamtzeitraum	127
Analyse-Daten:	
Ärzte Ø gebunden	3,2 (Anzahl)
OP-Pflege Ø gebunden	3,5 (Anzahl)
Anästhesist Ø gebunden	1,0 (Anzahl)
AN-Pflege Ø gebunden	1,2 (Anzahl)
Schnitt-Naht-Zeit Ø	71,9 (Minuten)
Arzt-Bruttozeit Ø	94,7 (Minuten)
Arzt-Vor- und Nachbereitung Ø	22,8 (Minuten)
Pflege-Bruttozeit Ø	114,2 (Minuten)
Pflege-Vor- und Nachbereitung Ø	42,3 (Minuten)
Narkosezeit Ø	86,1 (Minuten)
Narkosezeit zu Schnitt-Naht-Zeit Ø	14,2 (Minuten)
Narkosepräsenzzeit Ø	105,0 (Minuten)
AN-Vor- und Nachbereitung Ø	18,9 (Minuten)
Kalkulationsdaten (Personalkosten):	
Arztbindungszeit gesamt	min. 30.910,08 Wert € 21.946
Pflegebindungszeit gesamt	min. 40.796,40 Wert € 22.423
AN-Arztbindungszeit gesamt min.	10.710,00 Wert € 5.355
AN-Pflegebindungszeit gesamt	min. 12.852.00 Wert € 70.685
Personal-Gemeinkosten-Anteil	Wert € 12.909
Gesamt-Personalkosten	Wert € 72.486
Kalkulationsdaten (Materialkosten OP):	
Mat-Nr. 4711	Menge 102
Titan-Clips	Wert € 20.089
Nutz.-grad 100 %	
Mat-Nr. 5321	Menge 82
Seragbinder	Wert € 1.128
Nutz.-grad 86 %	
Mat-Nr. 5327	Menge 102
Kamerabezug	Wert € 469
Nutz.-grad 100 %	
Mat-Nr. 8655	Menge 102
Abdecktuch 150 x 175	Wert € 349
Nutz.-grad 100 %	
Mat-Nr. 8643	Menge 102
Tischbezug	Wert € 144
Nutz.-grad 100 %	
"	
"	

"	
Kleinmaterial	Wert € 2.650
Material-Gemeinkosten-Anteil	Wert € 9.350
Gesamt-Materialkosten OP	Wert € 34.000
Kalkulationsdaten (Materialkosten Anästhesie):	
Gruppe M	
Medikamente	Menge 102
Nutz.-grad 100 %	Wert € 2.754
Gruppe G	
Narkose-Gase	Menge 102
Nutz.-grad 100 %	Wert € 867
Mat-Nr. 5327	
Infusionssystem	Menge 102
Nutz.-grad 100 %	Wert € 61
Mat-Nr. 8655	
EKG Elektroden	Menge 102
Nutz.-grad 100 %	Wert € 25
Kleinmaterial	Wert € 661
Material-Gemeinkosten-Anteil	Wert € 1.965
Gesamt-Materialkosten Anästhesie	Wert € 6.628
Kalkulationsdaten (Deckungsbeitrag):	
Personalkosten der Operationsart	Wert € 72.486
Sachkosten der Operationsart	Wert € 40.628
Gesamtkosten pro Operationart	Wert € 113.114
Personalkosten pro Operation	Wert € 710
Sachkosten pro Operation	Wert € 398
Gesamtkosten pro Operation	Wert € 1.108

Abb. 44: Beispiel für die Kosten-Standardisierung der laparoskopischen Cholezystektomie (alle Angaben sind fiktiv)

8.7.2 Die Kosten der OP-Minute/Beispiel

Keine Frage wird heute an den OP-Manager häufiger gestellt, als die Frage nach den Kosten einer **OP-Minute**. Zum einen gilt sie als zentrale Information um nachzuweisen, dass die Optimierung der Abläufe im OP-Bereich also die Verkürzung von Schnitt-Naht-Zeiten, von Wechselzeiten oder Wartezeiten tatsächlich auch einen monetären Nutzen bringt. Zum anderen ist es im Rahmen der Erlösgestaltung mittels der DRGs natürlich die erste Pflicht des OP-Managements Kosten-Nutzen-Betrachtungen von Operationen anzustellen, um einen ausreichenden Deckungsbeitrag für eine Operation zu erzielen.

Die Frage nach den tatsächlichen Kosten der OP-Minute wird in der Literatur nicht beantwortet, meist werden je nach **Interessenslage oder Reputationssucht** beliebige Euro-Größen (zwischen ca. 10 EUR und 120 EUR) in Vorträgen oder Gutachten genannt, deren Berechnungsgrundlage sich entweder dem interessierten Nachfrager verschließt oder die bei näherem Hinsehen einfach der Komplexität des Themas nicht im Ansatz gerecht wird (z. B. Gesamtkosten/Anzahl der OP-Minuten).

Der intensive Umgang mit der Materie zeigt, dass es einen festgelegten und vergleichbaren Betrag als Kosteneinheit für eine OP-Minute nicht gibt oder geben kann. Jeder OP-Bereich ist in puncto der Struktur-, Prozess-, Ergebnis- und Servicequalität von unterschiedlicher Ausprägung und kann somit im **Werteverzehr** bezogen auf die Einheit OP-Minute nur individuell betrachtet und kalkuliert werden. Der folgende Beitrag gibt demnach nicht einen €-Betrag preis, sondern beschäftigt sich mit Ansätzen, die Kalkulation einer OP-Minute individuell in den Griff zu bekommen.

Aller Anfang einer derartigen Kalkulation ist verbunden mit einem hohen Maß an definitorischen Vorarbeiten, wie z. B.

- die Bestimmung der Operation selbst,
- die Benennung im Vorfeld definierter Leistungssegmente/-merkmale einer Operation,
- die Bestimmung der zuordenbaren Kosten oder
- die Hinzuziehung tatsächlich benötigter Zeitparameter.

Auf Grundlage dieser Vorarbeiten kann im 2. Schritt im Rahmen einer sogenannten Prozesskostenrechnung eine genaue Verteilung des **Ressourcenverbrauchs** über die gesamte Prozesskette einer Operation betrachtet und bewertet werden. Durch eine solche Vorgehensweise wird ein definierter Kosten-/Leistungsansatz aufgebaut, so dass die spezifischen Leistungen und Kosten den unterschiedlichen Leistungsphasen einer Operation zugeordnet werden können. Auch lässt es diese eine detaillierte Beurteilung des Leistungsprozesses zu, einzelne Teilbereiche z. B. im Hinblick auf Personal- und Sachkosten zu analysieren, das dem OP-Management ein wirkungsvolles Instrument zur Beurteilung von Effizienz und Effektivität der Operationsabläufe an die Hand gibt.

Basis einer umfassenden und leistungsgerechten Kalkulation der OP-Minuten ist ein stringenter Aufbau einer dezidierten **OP-Prozesskostenrechnung**. Die Prozesskostenrechnung ermöglicht eine verursachungsgerechte Kalkulation, erhöhte Kostentransparenz, effiziente Planung sowie Kontrolle der Kosten im Krankenhaus. Die Prozesskostenrechnung gewinnt im Krankenhaus und somit auch im OP-Bereich zunehmend an Bedeutung, da es im Rahmen der DRG-Abrechnung nicht nur wichtig ist, OP-Prozesse kostenbezogen zu analysieren, sondern auch schnellstmöglich auf **erlösrelevante Veränderungen** reagieren zu können.

Um eine Kosten-/Leistungsdefinition für die OP-Minute festzulegen, müssen die Kosten- und Leistungsbereiche festgelegt werden. Die Erstellung dieser Kosten- und Leistungsbereiche können wie am folgenden Beispiel dargestellt in einzelne Phasen eingeteilt werden.

- Zusammenstellung und Zuordnung der Leistungen in verschiedene Teilleistungsprozesse:
  1. Phase Zusammenstellung aller Leistungen, welche am Hauptprozess Operation direkt und indirekt geleistet wurden
  2. Phase Erarbeitung der aus dem Hauptprozess abzuleitenden repetitiven und nicht repetitiven Teilprozesse
- Kostenzuordnung für die Teilleistungsprozesse:
  3. Phase Zusammenstellung der Kosten in die einzelne Teilprozessen
  4. Phase Zuordnung der Kosten in die einzelne Teilprozessen
- OP-Kalkulation auf PKR Basis und ableitende Kalkulation der OP – Minutenberechnung:
  5. Phase Kalkulation der Operation auf Basis der PKR
  6. Phase Berechnung der OP – Minute aus den verschiedenen Teilprozessen.

Die einzelnen Leistungen einer Operation können auch in Teilprozesse ausgedrückt werden. **Teilprozesse** sind kostenstellenbezogene Arbeitsvorgänge, nach Möglichkeit aber mehrere Tätigkeiten eines oder mehrere Mitarbeiter. Diese Teilprozesse können noch zusätzlich in repetitive, leistungsmengen-induzierte (lmi-)Teilprozesse, welche mengenvariabel hinsichtlich Art, Umfang Leistung und Zeit sind, und in nicht repetitive, leistungsmengenneutrale (lmn-)Teilprozesse, also unabhängig von der Arbeit anfallende Leistungen, eingeteilt werden.

Basis der lmi-Teilprozesse für eine Operation sind die Leistungen anhand der von der DGAI erstellten Datenanforderungen auf dem Personalsektor zur Abbildung von Prozessen im OP und zur Kalkulation von DRGs (DGAI, 2003). Die Leistungen könnten wie folgt zugeordnet werden:

Imi-Teilprozesse	**Tätigkeitsbeispiel**
Einschleusen	Dokumentenkontrolle
Anästhesievorbereitung	intravenösen Zugang legen
Anästhesieeinleitung	Intubation
OP-Vorbereitung (OP-Pflege)	Steriles Richten
Lagerung des Patienten	OP-orientierte Lagerung
Operation	Entlagerung des Patienten
OP-Nachbereitung (OP-Pflege)	Aufräumen des OP-Saales
Anästhesieausleitung	Extubation
Anästhesienachbereitung	Herrichten des Narkosegerätes
Ausschleusen	Übergabe an AWR
AWR Überwachung	Postoperative Überwachung
Wartezeiten	durch schwierige Intubation
Med. Sachkosten	für alle an der Operation verbrauchten Materialien

Abb. 45: Imi-Teilprozesse einer Operation

Die lmn-Teilprozesse werden zur Einbindung der Gemeinkosten in die Prozesskostenrechnung verwendet und spielen eine bedeutende Rolle. Es können neben Abschreibungen und anderen wertmäßigen Vorgängen auch Organisations- und

Planungsstrukturen wie OP-Management oder OP-Lager hinterlegt werden. Folgende lmn-Teilprozesse könnten in die jeweiligen Kostenstellen zugeordnet werden.

lmn-Teilprozesse	Tätigkeitsbeispiel
Anlernen neuer Mitarbeiter	Mentoren
OP-Pflege	Bereichsleitung
Anästhesiepflege	Bereichsleitung
Allgemeines OP-Lager	
Allgemeiner OP	Wartung und Reparatur
Allgemeine Kosten Sterilisation	Transport, Sachkosten, Personalkosten
Allgemeiner OP	OP-Management, Investitionen

Abb. 46: lmn-Teilprozesse einer Operation mit Kostenstellenzuordnung

Die dargestellten einzelnen lmi-Teilprozesse werden klinikindividuell mit den jeweilig ermittelten Kosten hinterlegt. Im Vorfeld muss eine Kostenanalyse aller angegeben Leistungen erfolgen. Weiterhin ist eine operationsorientierte Analyse nach OPS-301 erforderlich.

Am Beispiel einer Operationskalkulation nach Prozesskostenrechnung sowie der ermittelten lmi- und lmn-Teilprozesse wurden für die Beispieloperation Schilddrüsenresektion, subtotal bds. (OPS 5-062.3), folgende Zeitkorridore ermittelt:

–	OP-Vorbereitungszeit	55 min
–	Operation	90 min
–	OP-Nachbereitungszeit	38 min
	Gesamtzeit (Patientenpräsenz OP)	**183 min**
–	Postoperative Überwachung AWR	90 min

Abb. 47: Zeitkorridor für Schilddrüsenoperation (Beispiel)

Nach der Kosten- und Leistungsermittlung können die Kosten zugeordnet werden. Die Kalkulation wird von einer eigens entwickelten EDV-Emulation berechnet. Die zu analysierende Operation wird statistisch in den dokumentierten Zeiten aufbereitet. Als zweite Datenbasis dient die Kostenkalkulation in der Prozesskostenrechnung.

		Kostenblöcke	Teilprozesskosten in €	Proz. Verteilung der Teilprozesse	Proz. Verteilung der lmi/lmn
lmi- Teilprozesse	1.	Einschleusen und OP-Vorbereitung	34,00 €	4,48 %	**83,68 %**
	2.	Operation	323,67 €	42,63 %	
	3.	Ausschleusen und OP- Nachbereitung	37,17 €	4,90 %	
	4.	Wartezeiten	9,42 €	1,24 %	
	5.	Postoperative Überwachung	9,75 €	1,28 %	
	6.	Aufbereitung Instrumente und Sterilisation	10,50 €	1,38 %	
	7.	Med. Sachkosten (OP + Anästhesie)	173,00 €	22,78 %	
	8.	Med. Sachkosten (AWR)	12,00 €	1,58 %	
	9.	Gasversorgung, Energie und Wasser	24,00 €	3,16 %	
lmn- Teilprozesse	10.	Anleiten neuer Mitarbeiter	16,54 €	2,18 %	**16,32 %**
	11.	Bereichsleitungen OP- und Anästhesiepflege	34,81 €	4,58 %	
	12.	Allg. OP-Lager	11,75 €	1,55 %	
	13.	OP-Management	4,35 €	0,57 %	
	14.	Allg. Wartung und Reparatur	13,06 €	1,72 %	
	15.	Allg. Kosten Sterilisation	1,74 €	0,23 %	
	16.	Allg. Investitionen und Abschreibungen	43,52 €	5,73 %	
		Gesamtkosten	759,28 €	100,00 %	

Abb. 48: Darstellung einer Beispielkalkulation Schilddrüsenresektion, subtotal bds. (OPS 5-062.3)

Die Kostenzuordnung bei den lmi-Teilprozessen erfolgt durch die ermittelten **Zeitkorridore**. Die lmn-Teilprozesse werden an der Patientenpräsenzzeit (Einschleusen bis Ausschleusen) verrechnet. Eine Vereinfachung in den Sterilisationskosten wäre die Darstellung über pauschale Sieb- und Materialkosten, die alle Kosten dieses Bereiches abdecken. Dann wäre die Einbindung dieses Kostenanteils in die lmi-Teilprozesse möglich. Grundsätzlich sollen die lmn-Teilprozesse so gering wie möglich gehalten werden, um pauschale Kostenzuordnungen zu vermeiden. Ein

Kostenanteil der lmn- Teilprozesse sollte 25 % der Gesamtkosten einer Operation jedoch nicht übersteigen.

Ausgehend von den dargestellten Kosten können diese mit den ermittelten Zeitwerten der einzelnen OP Phasen in Verbindung gebracht werden. Hier kann eine Betrachtung der OP-Minute Aufschluss über den **kosten- und leistungsorientierten Anteil** der sogenannten Rüstzeiten wiedergeben.

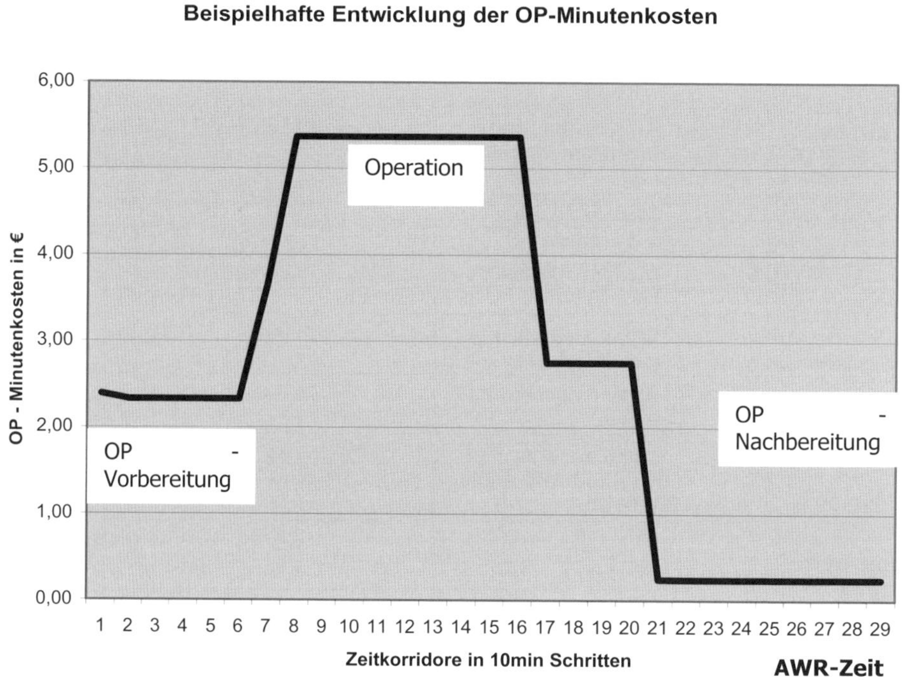

Abb. 49: OP-Minutenberechnung nach Zeitkorridore Beispielkalkulation Schilddrüsenresektion, subtotal bds. (OPS 5-062.3)

Die durchschnittliche OP-Zeit wurde bei dieser Operation mit 3,51 EUR/Minute oder auch 210,60 EUR/Stunde ermittelt. Es ist möglich, die OP-Minuten in den Zeitkorridoren einzeln zu berechnen. Die Operationszeit liegt mit einem Minutenwert von 5,37 EUR/Minute am höchsten. Zu begründen ist dies mit der höchsten Personaleinsatzdichte sowie den höchsten Sachkostenanteilen.

Die OP-Vorbereitungszeit wurde mit einem OP-Minutenwert von 2,39 EUR und die OP-Nachbereitung mit 2,75 EUR ermittelt. Die AWR-Zeit ist am niedrigsten, da eine Pflegeperson vier Patienten überwacht und der Sachmittelverbrauch sehr gering ist. Eine Zuordnung des Anästhesisten im AWR wurde hier nicht vorgenommen. Eine Wartezeit von 5 Minuten etwa wirkt sich kostensteigernd auf die Operation um insgesamt 1,52 % aus.

Komplexere Operationen mit einem hohen med.-technischen Einsatz (z. B. navigationsgesteuerte Eingriffe in der Neurochirurgie, Herzoperationen) haben entsprechend längere Zeiten sowie einen höherem Personal- und Materialeinsatz. Es können sich deshalb die verschiedenen Minutenwerte sehr unterscheiden und enorm ansteigen.

Mit der OP-Minutenkalkulation gewinnt das OP-Management ein weiteres Steuerungsinstrument für die ökonomische Beurteilung von Operationen. Die OP-Minute dient jedoch ausschließlich zur internen Kalkulation. Es besteht dadurch die Möglichkeit, die einzelnen Operationsphasen und Zeitblöcke transparent zu machen und mit den jeweiligen Kosten zu hinterlegen. Dieses Instrument macht gerade komplexe Operationen mit sehr hohem technischem Einsatz in seinen Vorbereitungs- und Operationszeiten transparenter. Dadurch können einzelne Prozesse besser abgebildet und verständlicher gemacht werden. Die OP-Minutenberechnung eignet sich vornehmlich für:

- die häufigsten Operationen in einem Krankenhaus als Kerneingriffe,
- besonders komplexe Eingriffe, bei denen keine Erfahrungswerte bestehen,
- Operationen mit einem hohen personellen und materiellen Einsatz,
- Operationen mit einer guten Erlösstruktur,
- hohe Operations- bzw. Vor- und Nachbereitungszeiten.

Die OP-Minutenberechnung kann jedoch kein Ersatz für die traditionellen Kostenrechnungen sein. Sie hat den Anspruch, die erbrachten Leistungen und zuordenbaren Kosten transparent darzustellen. Die dadurch entstandene Aussage kann der OP-Manager für die weitere Praxis benutzen, um Prozesse anzugleichen oder zu verändern.

8.8 Die Personalbedarfsrechnung im OP-Bereich

8.8.1 Einführung

Jeder Ansatz eines ernsthaften OP-Managements endet unweigerlich in der Fragestellung, welches **Mitarbeiterpotenzial** – also welche Qualität und Quantität des OP-Personals – benötigt wird, um vorhandene oder zukünftige Anforderungen abdecken zu können. Personalkosten machen heute ca. 60 % bis 70 % der Gesamtkosten eines Krankenhauses aus und sind somit der primäre Ansatz, wenn es darum geht Kosten zu reduzieren oder Prozesse zu hinterfragen. Aktuelles Beispiel des Versuches die Kosten des Personaleinsatzes im OP-Bereich zu senken, ohne Mitarbeiter entlassen zu können oder zu wollen, ist beispielsweise die Herabstufung von Bereitschaftsdiensten (z. B. von Stufe D nach Stufe C). Allein durch die Senkung der Kosten der Mitarbeitervorhaltung außerhalb der Regelarbeitszeit kann viel Geld gespart werden.

Naturgemäß ist die Frage des benötigten Mitarbeiterstammes eines der emotionalsten Themen, das vom OP-Management zu diskutieren ist. Es ist aber auch eines der entscheidenden, weil es hilft die Zukunft zu sichern bzw. frühzeitig notwendige **Personalstrategien** zu entwickeln. Das OP-Management ist somit aufgefordert, dieses Thema rechtzeitig, aus eigener Motivation und aktiv anzugehen, auch wenn es eventuell die eine oder andere schmerzhafte Entscheidung von ihm abverlangt.

Die Neuordnung der Krankenhausfinanzierung in Richtung **Kostenträgerrechnung** erzwingt quasi die Verabschiedung vom klassischen Stellenplan hin zu der Fragestellung,

- wie viele Mitarbeiter benötigt werden, um eine Operation zu erbringen und
- wie viele dieser Operationen im analysierten Berechnungszeitraum erbracht wurden oder zukünftig erbracht werden sollen.

Die Anzahl der benötigten Mitarbeiter pro Leistung (multipliziert mit der Anzahl der Leistungen) wird primär der Ausgangspunkt sein, der entscheidet, wie viele Mitarbeiter benötigt werden und nicht die Anzahl der OP-Tische, OP-Säle oder die (überkommene) Fragestellung, ob ein OP-Saal nun 5 oder 8 Stunden innerhalb eines Arbeitstages genutzt werden darf.

Welche Relevanz die Frage der benötigten Mitarbeiter pro Operation heute schon hat, sei zur Veranschaulichung an folgenden Beispielen dargestellt.

Es gibt Operateure, die für eine Hüftendoprothesen-Operation lediglich zwei Assistenten benötigen, um diesen Eingriff durchzuführen, während es wiederum andere gibt, die in jedem Falle drei Assistenten abfordern. Um eine Arthroskopie durchzuführen, ist der eine Operateur in der Lage, diese mit Hilfe der Assistenz der Instrumentierpflege (falls diese wiederum dazu bereit ist!) zu erbringen, während ein anderer Operateur in jedem Fall einen Assistenten bindet. Ein Krankenhaus, das viele TEP-OPs oder Arthroskopien erbringt, wird die Auswirkungen dieser unterschiedlichen Mitarbeiterbindungsanforderungen sicherlich in der Frage des benötigten Personalbedarfs zu spüren bekommen. Die vermeintlichen Anwürfe einer eventuell schlechteren Qualität der Operation, werden übrigens die mit weniger Mitarbeitern „auskommenden" Operateure – zu Recht – von sich weisen.

Natürlich gibt es dennoch starke Zusammenhänge zwischen Mitarbeiterqualität und -quantität, die aber weniger ein rechnerisches, als ein argumentatives Kriterium bei der Personalbedarfsrechnung darstellen. Der Anästhesist etwa, der anstelle eines erfahrenen Assistenten eventuell zwei unerfahrene AIPler in seiner Abteilung führt, verfügt zwar rechnerisch über die notwendigen „Köpfe", um das OP-Programm abdecken zu können. Er wird aber nun eventuelle nur noch längere Ein- und Ausleitungszeiten der Narkose dem Chirurgen oder dem OP-Pflegepersonal anbieten können, was wiederum die Personalbindung anderer Berufsgruppen erhöht. Die OP-Pflege, die beispielsweise ihren Stellenplan aufgefüllt hat mit Mitarbeitern aus anderen Ländern oder Regionen (da der eigene Markt zz. nicht genügend OP-Pflegekräfte aufweist), verfügt möglicher Weise offiziell über genügend Mitarbeiter, tatsächlich aber gereichen Sprachprobleme oder eine unkoordinierte Einarbeitung eher zu einer „Zweiklassengesellschaft im OP", die weder der OP-Organisation noch aber den Mitarbeitern zum Vorteil gereichen.

Zusammengefasst berührt der Begriff Personalberechnung im OP-Bereich somit die unterschiedlichsten Facetten und ist wohl am besten zu definieren als die Festlegung des Arbeitskräftepotenzials, das ein OP-Bereich

- aktuell oder in Zukunft benötigt, um die
- geforderten oder geplanten Aktivitäten
- quantitativ und qualitativ durchführen zu können.

Die Personalbedarfsrechnung ist somit auch ein wesentlicher Bestandteil der **Personalbedarfsplanung**, die gemeinhin in eine

- kurzfristige Bedarfsplanung
- mittelfristige Bedarfsplanung und
- langfristige Personalstrategie

unterschieden wird. Die Personalbedarfsplanung spielt leider zz. in den Krankenhäusern noch keine angemessene Rolle, was sicherlich auch Ursache vieler desolater Mitarbeiterstrukturen (zu hohe oder zu niedrige Fluktuation, kein frischer Wind von außen, überalterter Mitarbeiterstamm etc.) in den OP-Bereichen ist.

Die Personalbedarfsrechnung für den OP-Bereich beinhaltet zwangsläufig die Fragestellungen, welcher Mitarbeiterbedarf sowohl für

- die scheidenden Fächer,
- die Anästhesie-Ärzte,
- die OP-Pflege und
- die Anästhesie-Pflege

benötigt wird, betrifft demnach alle im OP-Bereich arbeitenden Mitarbeiter.

Generell gilt, dass eine insuffiziente Gesamt-OP-Organisation oder desolate Teilbereiche den Personalbedarf aller Berufsgruppen in Abhängigkeit voneinander erhöhen (Wartezeiten, Wechselzeiten, OP-Beginn am Morgen etc.). Eine Personalbedarfsrechnung ist aus diesem Grunde nur aussagekräftig, wenn sie Organisationsdefizite nicht als einen integrierten Bestandteil der Berechnung beinhaltet, oder wenn diese mit dem Ziel erstellt wird, als eine Art IST-/SOLL-Berechnung (wie viele Mitarbeiter könnten bei verbesserter OP-Organisation eingespart werden) zu fungieren.

Nicht zu verhehlen ist, dass Personalbedarfsrechnungen für den OP-Bereich nicht selten nur unter bestimmten, unterschiedlichen Zielstellungen erfolgen. So ist es eher im Sinne der Verwaltung oder Geschäftsführung mit Hilfe von Personalbedarfsberechnungen mittelfristig **Personaleinsparungen** vornehmen zu können, während der ärztliche bzw. pflegerische Bereich naturgemäß an einer Ausweitung oder zumindest am Erhalt der „Personaldecke“ (notfalls auch auf Kosten anderer Bereiche) interessiert ist.

Erwähnenswert erscheint dies, da es sicherlich eine der wichtigsten Aufgaben des OP-Managements ist, im Vorfeld von Personalbedarfsrechnungen mit den betroffenen Bereichen eine **einheitliche Zielstellung** und eine von allen akzeptierte **Datengrundlage** abzustimmen, um somit der Fragestellung „wie viel Personal brauchen wir eigentlich wirklich“ einen konstruktiven Rahmen zu verleihen.

Nicht zu verhehlen ist weiterhin, dass jede Form der Personalbedarfsrechnung in dem Maße zu einer subjektiven **„Zielunterstützungsmaßnahme“** verkommt, wie Daten (Anzahl der Operationen, OP-Zeiten, Mitarbeiterbindung, Auslastungsgrade etc.) aus dem OP-Bereich nicht zur Verfügung stehen oder von schlechter Qualität sind. Je weniger Daten vorhanden sind, desto mehr müssen diese geschätzt werden und jede mehr Daten geschätzt werden müssen, desto mehr „Schätzer“ gibt es – die subjektive Zielstellung gewinnt die Oberhand.

Eine allgemeinverbindliche Maßgabe, auf Grundlage welcher Formeln oder Datenbasen eine Personalbedarfsrechnung im OP-Bereich zu erfolgen hat, gibt es nicht. Die vorhandenen (und hoffnungslos veralteten) Anhaltszahlen der DKG sind nicht tauglich und werden nicht fortgeschrieben.

Jedem Krankenhaus ist es somit letztlich freigestellt, wie und in welcher Ausprägung es diese Personalberechnung betreibt oder betreiben lässt. Umso wichtiger scheint es in diesem Zusammenhang für das OP-Management, eigene **Berechnungsschemata** zu entwickeln, die einer objektiven Prüfung standhalten oder die Ansätze, der ihm (durch die Verwaltung) vorgelegten Berechnungsweise und -grundlage genau zu prüfen und gegebenenfalls Alternativen bereitzuhalten.

8.8.2 Methoden der Personalbedarfsrechnung

Prinzipiell sind folgende Methoden der Personalbedarfsberechnung im OP-Bereich denkbar oder werden schon in der Praxis umgesetzt:

- die Arbeitsplatzmethode,
- die Leistungsmethode (nach Minuten),
- die Leistungsmethode (nach Kennzahlen),
- die Kostenträgermethode,
- die Analytische Methode.

Die aufgeführten Methoden sind primär für die Tätigkeiten im Normaldienst anwendbar, die Berechnung des Personalbedarfs im Bereitschaftsdienst wird im Wesentlichen von sehr hausindividuellen Faktoren, wie Bereitschaftsdienststufen

(A–D), Freizeitausgleich, Dienstbereich oder Inanspruchnahme geprägt und soll im Folgenden nicht weiter erörtert werden.

Als Basisgrundlagen der meisten Ansätze der Personalbedarfsrechnung für den Normaldienst sind folgende Parameter im Vorfeld zu bestimmen oder zu definieren:

- die **Nettojahresarbeitszeit:** die Zeit die ein Arbeitnehmer dem Arbeitgeber innerhalb eines Jahres tatsächlich zur Verfügung steht (Bruttojahresarbeitszeit abzgl. Urlaub, Krankheit etc.) → ca. zwischen 1.580 und 1.650 Stunden.

Einen großen Einfluss auf die Nettojahresarbeitszeit hat beispielsweise der Krankenstand, was in der Praxis bedeutet, dass eine hohe Motivation der Mitarbeiter oder eine mittelfristige Personalplanung den Krankenstand senken hilft und somit die Nettojahresarbeitszeit erhöht.

- der **Gleichzeitigkeitsfaktor**: die Anzahl der Mitarbeiter, die je Personalgruppe und Leistungsphase parallel benötigt werden, um eine Operation durchzuführen oder einen OP-Saal zu besetzen.

Der Gleichzeitigkeitsfaktor wird auch **Personalbindungsfaktor** genannt und ist i. d. R. für die einzelnen Fachbereiche unterschiedlich anzusetzen. So kann man z. B. davon ausgehen, dass der Personalbindungsfaktor in der Chirurgie höher ist als in der Augenklinik, da hier häufiger Lagerungswechsel, Röntgenaufnahmen/Durchleuchtungen, etc. durchgeführt werden.

- die **direkte Rüstzeit**: die Zeit, die benötigt wird, um im direkten zeitlichen Zusammenhang zu einer Operation Tätigkeiten für diese Operation vor dem ersten Schnitt und nach der letzten Naht (analog Anästhesie: vor der ersten Einleitung und nach der letzten Ausleitung) zu bewerkstelligen.

Direkte Rüstzeiten spielen innerhalb der Personalbedarfsrechnung gerade für die OP-Pflege insofern eine große Rolle, da sie in einem durchschnittlichen OP-Bereich weit mehr als ca. 60 % der Schnitt-Naht-Bindung zusätzlich ausmachen. Durch eine pauschale Zeitzuordnung in den meisten Dokumentationen werden diese eher geringer angesetzt, als sie es tatsächlich sind.

- die **indirekte Rüstzeit**: die Zeit die ohne direkten zeitlichen Zusammenhang zur einer Operation benötigt wird, um Leistungen für die Operation zu erbringen (z. B. OP-Berichte schreiben, Siebe aufbereiten etc.).

8.8.2.1 Die Arbeitsplatzmethode

Grundlage der **Arbeitsplatzmethode** ist es, die Mitarbeiteranzahl zu errechnen die benötigt wird, um tatsächliche oder geplante Arbeitsplätze besetzen zu können. Ausgangspunkt ist die vorhandene Anzahl der OP-Tische oder OP-Säle, Ausgangsannahme ist die optimale Auslastung der Arbeitsplätze.

Diese Methode gilt als die klassische Art der Berechnung bisher. Sie hat in vielen OP-Bereichen zu einer überhöhten Anzahl an Mitarbeitern geführt, da allein die Vorhaltung des OP-Saales oder – Tisches das einzige Kriterium war (und nicht dessen Auslastung oder das darin erarbeitete Leistungsvolumen) Personal vorzuhalten oder nicht. Sie ist heute nicht mehr empfehlenswert, weil sie dem OP-Management keinerlei Möglichkeiten gibt, Leistungsveränderungen zu berücksichtigen und einer Kostenträgerrechnung im Wege steht.

Arbeitsplatzmethode I:

- Arbeitsplätze müssen besetzt sein, unabhängig von der Auslastung
- 5 Stunden pro Tag wird operiert, der Rest des Tages dient zur Erledigung anderer Tätigkeiten

$$\frac{\text{OP-Tische} \times \text{Anz. benötigtes Pers.} \times \text{Arbeitstage}}{\text{Nettojahresarbeitstage}} \rightarrow \frac{6 \times 2 \times 250}{213} = \mathbf{14\ VK}$$

Arbeitsplatzmethode II:

- Benötigte OP-Tische werden berechnet und mit Gleichzeitigkeitsfaktor versehen
- 5 Stunden pro Tag wird operiert, der Rest des Tages dient zur Erledigung anderer Tätigkeiten

$$\frac{\text{Schnitt-Naht-Stunden}}{\text{5 Std.} \times \text{Nettojahresarbeitszeit}} \rightarrow \frac{42\,000}{5 \times 1600} \rightarrow = 5{,}25 \text{ (OP-Tische)} \times 2 = \mathbf{10{,}5\ VK}$$

Abb. 50: Beispielrechnung Arbeitsplatzmethode im Normaldienst

8.8.2.2 Die Leistungsmethode nach Minuten

Ein weit effizienterer Weg der Personalbedarfsrechnung ist die **Leistungsmethode nach Minuten.** Diese errechnet die benötigte Mitarbeiteranzahl anhand der tatsächlich geleisteten OP-Minuten. Sie kann für die Operation als Gesamtes erfolgen oder innerhalb der OP-Phasen:

- Schnitt-Naht-Phase,
- Phase der direkten Vor- und Nachbereitung,
- Phase der indirekten Rüstzeit.

Ebenfalls ist eine Betrachtung des gesamten OP-Volumens möglich, wie auch eine differenzierte Aufteilung nach den jeweiligen den Zentral-OP nutzenden Fachbereichen.

Voraussetzung für diese Art der Berechnung ist die fundierte Dokumentation der geleisteten OP-Minuten pro Operation, die Definition bzw. Erfassung der direkten und indirekten Rüstzeiten und die Festlegung der Gleichzeitigkeitsfaktoren. Die Berechnung des Personalbedarfes im Normaldienst erfolgt nach dem Schema:

1. Die Anzahl der Operationen werden mit den dazugehörigen durchschnittlichen Minutenwerten pro Operation (oder OP-Phase) für den Gesamt-OP (oder einzelne Fachbereiche) auf ein Jahr hochgerechnet
2. Die errechneten Minutenwerte der jeweiligen Operation (oder OP-Phasen) werden mit dem definierten Gleichzeitigkeitsfaktor multipliziert
3. Die dann errechneten Minutenwerte werden in Stunden umgewandelt und durch die jeweils vorliegende Nettojahresarbeitszeit geteilt

Neben einer tatsächlich leistungsbezogenen Berechnung des Personalbedarfes, bietet diese Methode auch den Vorteil, nicht nur Leistungssteigerungen eines Fachbereiches zu berücksichtigen, sondern ebenfalls **Leistungsverschiebungen** – und somit Personalverschiebungen – zwischen den Fachabteilungen.

Auch trägt diese Art der Berechnung der Tatsache Rechnung, dass eine immer wieder beschworene Leistungssteigerung nicht automatisch zusätzliche Personalvorhaltungen nach sich ziehen muss.

Jahr 2008	OP-Anzahl	□ Zeit	OP-Gesamtzeit
OP-Typ A	*100*	*60 Min.*	*100 Stunden*
OP-Typ B	*120*	*30 Min.*	*60 Stunden*
OP-Typ C	*150*	*10 Min.*	*25 Stunden*
Gesamt	**370**		**185 Stunden**
			□ berechnungsrelevante Zeit
Jahr 2009	OP-Anzahl	□ Zeit	OP-Gesamtzeit
OP-Typ A	*70*	*60 Min.*	*70 Stunden*
OP-Typ B	*110*	*30 Min.*	*55 Stunden*
OP-Typ C	*210*	*10 Min.*	*35 Stunden*
Gesamt	**390**		**160 Stunden**

Abb. 51: Beispielrechnung Zeitverschiebung im Normaldienst

Trotz einer Leistungssteigerung von 5,4 % (2008 von 370 OPs auf 390 OPs im Jahr 2009) ist im aufgezeigten Beispiel ist ein berechnungsrelevanter Rückgang der OP-Zeit um ca. 15 % (2008 von 185 Stunden auf 160 Stunden im Jahr 2009) zu verzeichnen – eine Anhebung der Personalvorhaltung wäre in diesem Falle somit nicht angezeigt.

Durch die differenzierte Berechnung des benötigten Personals in verschieden Phasen des OP-Leistungsprozesses (Schnitt-Naht-Phase, Vor- und Nachbereitungsphase), wird es dem OP-Management zudem ermöglicht, veränderte Vor- und Nachbereitungszeiten bei unveränderten oder gekürzten Schnitt-Naht-Zeiten adäquat zu berücksichtigen. Dies gewinnt in dem Maße an Bedeutung, wie immer kompliziertere Operationsmethoden und der vermehrte Einsatz hochspezialisierter Technologien, verstärkt zeitintensivere Vor- und Nachbereitungszeiten nach sich ziehen, ohne die originäre Schnitt-Naht-Zeit zu tangieren.

Ein weiterer Vorteil der Leistungsmethode nach Minuten ist für das OP-Management darin zu sehen, dass durch die Möglichkeit der unterschiedlichen Zeitbedarfszuordnung zu stationären oder ambulanten Operationen, die notwendige Vorhaltung an Mitarbeitern für beide Sektoren sehr differenziert dargestellt werden können. Dies bedeutet u. a., eine klare Aussage darüber zu erhalten, welche personellen Konsequenzen die erwartete Verlagerung von stationären Eingriffen in den ambulanten Sektor (stationsersetzende Eingriffe) auf die personelle Struktur des gesamten OP-Bereiches haben wird und welche mittelfristige Strategieplanungen einzuleiten sind.

Personalbedarf pro Jahr — **OP-Pflege (Normaldienst)**

	1. Schnitt/Naht					2. direkte Rüstzeit			3. indirekte Rüstzeit			4. Leitung
	S/N					Wechselzeit			V/N indirekt		Gesamt	Ltg
Klinik	Anz	Min	Faktor	NJAZ	Anzahl	Min	Faktor	Anzahl	Std	Anzahl	Anzahl	Anzahl
Chir	1532	52,40	2,00	1588	1,69	35,00	2,00	1,13	2008,45	1,26	**4,08**	0,20
Gyn	912	45,23	2,00	1588	0,87	30,00	2,00	0,57	1029,15	0,65	**2,09**	0,16
HNO	1678	23,45	2,00	1588	0,83	20,00	2,00	0,70	1093,64	0,69	**2,22**	0,16
NChr	687	86,34	2,00	1588	1,25	45,00	2,00	0,65	1353,46	0,85	**2,75**	0,16
UChr	1206	34,57	2,50	1588	1,09	40,00	2,50	1,27	1348,97	0,85	**3,21**	0,16
Uro	599	28,60	2,00	1588	0,36	25,00	2,00	0,31	481,60	0,30	**0,98**	0,16
	6614	45,10			**6,08**		2,08	**4,63**	7315,261	**4,61**	**15,32**	zzgl. **1,00**

1. OP-Anzahl (z.B. 1532) * durchschnittl. Länge (z.B. 52,40) * Gleichzeitigkeitsfaktor (z.B. 2,00) / 60min / Nettojahresarbeitszeit (z.B. 1588)
2. OP-Anzahl (z.B. 1532) * durchschnittl. Wechselzeit (z.B. 35,00) * Gleichzeitigkeitsfaktor (z.B. 2,00) / 60min / NJAZ (z.B. 1588)
3. OP-Anzahl (z.B. 1532) * Stunden (Summe Länge und Wechselzeit * Gleichzeitigkeitsfaktor 0,9 / 60min) / NJAZ (z.B. 1588)
4. Summe der Teilleitungen (Anhaltszahl)

Abb. 52: Beispielrechnung Leistungsmethode nach Minuten (OP-Pflege im Normaldienst)

1. Personalbedarf Narkose

Klinik	Anz	(Min pro Monat)	GZF	JAZ	Anzahl
CHallg	12	1498	0,80	1600	0,15
CHGefäß	36	1927	0,80	1600	0,19
CHHerz	90	22096	0,80	1600	2,21
CHplast	32	3619	0,80	1600	0,36
CHSport	186	16426	0,80	1600	1,64
CHTrauma	66	5957	0,80	1600	0,60
CHvis	203	25772	0,80	1600	2,58
Chwirb	60	9828	0,80	1600	0,98
GYN	234	17706	0,80	1600	1,77
Ophthalm	30	711	0,80	1600	0,07
ORL	90	10614	0,80	1600	1,06
ORTH	176	18687	0,80	1600	1,87
Uro	140	16847	0,80	1600	1,68
keine/Gast	8	590	0,80	1600	0,06
CH Hand	6	884	0,80	1600	0,09
Medizin	6	265	0,80	1600	0,03
			Summe		**15,34**

2. Personalbedarf AN-Präsenz

GZF	Anteil an Narkoseminuten	Anzahl
1,00	0,60	0,11
1,00	0,60	0,14
1,00	0,60	1,66
1,00	0,60	0,27
1,00	0,60	1,23
1,00	0,60	0,45
1,00	0,60	1,93
1,00	0,60	0,74
1,00	0,60	1,33
1,00	0,60	0,05
1,00	0,60	0,80
1,00	0,60	1,40
1,00	0,60	1,26
1,00	0,60	0,04
1,00	0,60	0,07
1,00	0,60	0,00
Summe		**11,49**

1. Narkoseminuten (Spalte C) x Gleichzeitigkeitsfaktor (Spalte D) x 12 (Anzahl der Monate) / 60 / Nettojahresarbeitszeit (Spalte E)
2. Narkoseminuten (Spalte C) x Gleichzeitigkeitsfaktor (Spalte I) x Muliplikator (Spalte J) x 12 (Anzahl der Monate) / 60 / Nettojahresarbeitszeit (Spalte E)

Abb. 53: Beispielrechnung Leistungsmethoden nach Minuten (AN-Pflege im Normaldienst)

8.8.2.3 Die Leistungsmethode nach Kennzahlen

Die **Leistungsmethode** nach Kennzahlen (s. Kapitel 8.9) berechnet den Mitarbeiterbedarf genauso wie die Leistungsmethode nach Minuten, nur dass statt der tatsächlichen Bindungsminuten der Mitarbeiter vor Ort, entweder interne (im eigenen OP-Bereich erhobene) oder externe (von außen vorgegebene) Kennzahlen genutzt werden. Als externe Kennzahlen werden meistens Gleichzeitigkeitsfaktoren, Wechselzeiten oder auch Vor- und Nachbereitungszeiten vorgegeben. Der Vorteil der Leistungsmethode nach Kennzahlen ist, dass die Ergebnisse zum einen mit anderen OP-Bereichen, die die gleichen Kennzahlen nutzen, vergleichbar sind. Zum anderen geht diese Methode i. d. R. von einem optimalen Zeitansatz aus, so dass OP-interne Schwachstellen (z. B. Wartezeiten) nicht einberechnet werden.

In der Praxis ist es ratsam, eine Personalbedarfsrechnung nach Minuten einer Personalbedarfsrechnung nach Kennzahlen gegenüberzustellen. Hierdurch wird aufgezeigt, wie viele Mitarbeiter unter den aktuellen – eventuell suboptimalen – organisatorischen Gegebenheiten benötigt werden, bzw. wie viele Mitarbeiter unter optimierten Zeitparametern vorgehalten werden müssen. Die Differenz zwischen den beiden Ergebnissen der Personalbedarfsrechnungen zeigt die Möglichkeit eventueller Optimierungsmöglichkeiten auf.

8.8.2.4 Die Leistungsmethode nach OP-Arten

Die Leitungsmethode nach Minuten bzw. nach Kennzahlen ist sicherlich aus heutiger Sicht eine wirkungsvolle Art und Weise für das OP-Management, sich der Frage nach den benötigten Mitarbeitern zu nähern. Es scheint jedoch zwangsläufig und gerade im Rahmen einer flächendeckenden Kostenträgerrechnung im Krankenhaus nur eine Frage der Zeit zu sein, bis die Kostenträgermethode als Methode der Personalberechnung für den OP-Bereich seinen Einzug erhält.

Diese Methode basiert darauf, dass die benötigte Mitarbeiteranzahl anhand der Anzahl der in der nächsten Periode geplanten OP-Arten und deren Erlöse errechnet werden. Pro OP-Art bzw. Erlös wird also ein Personalbedarf ermittelt, dieser wird mit der geplanten Anzahl an Leistungen multipliziert und anschließend der Personalbedarf der einzelnen OP-Arten addiert. Es wird für Personal also nur das ausgegeben, was auch vom Krankenhaus erlöst wird.

Voraussetzung hierfür ist die Definition der OP-Arten (i. d. R. DRGs) und die kalkulatorische Zuordnung des jeweils benötigten OP-Personals.

Grundlage dieser Berechnungsmethode ist

- die Prozess-, Organisations- und Kostenstandardisierung (s. Kapitel 8.7.) einzelner OP-Leistungen oder Leistungsgruppen,
- die aus dieser Standardisierung abgeleitete nachvollziehbare Kosten- und Leistungsrechnung des Krankenhauses sowie

- eine fundierte Leistungsplanung und -überwachung.

Die oben aufgezeigte Art der Personalbedarfsrechnung ist vom OP-Management aus heutiger Sicht alleine nicht leistbar und kann nur mit Unterstützung einer Krankenhausadministration erfolgen, die sowohl über eine ausreichende Dokumentation der benötigten Daten verfügt, als auch über eine entsprechende Kosten-/Leistungszuordnung.

DRG-Erlös	**3.500 €** (für Leitung x)			
1. Schritt:	Gemeinkosten abziehen	→	3.500 € – 1.400 € =	**2.100 €**
2. Schritt:	auf Kostenstellen verteilen	→	Station:	0,80 €
			Funktionsbereiche	0,50 €
			OP-Bereich =	**0.800 €**
3. Schritt:	Sachkosten im OP abziehen	→	0.800 € – 0.150 € =	**0.650 €**
4. Schritt:	auf Leistungserbringer verteilen	→	Chirurgen	0.300 €
			Anästhesie	0.100 €
			Anästhesie-Pflege	0.050 €
			OP-Pflege =	**0.200 €**
5. Schritt:	Minutenwert errechnen	→	0.200 € / 60 (OP-Zeit) =	3,33 €

Abb. 54: Beispielrechnung Kostenträgermethode (OP-Pflege im Normaldienst)

Im Ergebnis dieses Beispiels stehen der OP-Pflege 3,33 EUR pro OP-Minute für eine Leistung x an Personal zur Verfügung. Bei einem Gleichzeitigkeitsfaktor von 2,0 wären dies ca. 1,66 EUR Bruttolohnkosten pro Mitarbeiter.

8.8.2.5 Die analytische Methode

Die analytische Methode kalkuliert den möglichen Personalbedarf bei neuen Leistungen oder Leistungsbereichen, bei denen weder vorher erhobene Daten bzw. Erfahrungswerte, noch irgendwelche Kennzahlen vorliegen und leitet daraus einen möglichen Mitarbeiterbedarf ab. Die Berechnung ist i. d. R. fiktiv und geht von verschiedenen Szenarien (best case/worst case) aus. Voraussetzung ist, dass die anderen Berechnungsmethoden nicht zum Tragen kommen können.

8.9 Kennzahlen im OP

Kennzahlen sind statistische Werte, die den Zustand eines Unternehmens in unterschiedlichsten Teilbereichen aufzeigen. Es sind Zahlenwerte, die dem Management als Steuerungsinstrumente, insbesondere zur Festlegung eines Zieles und zur Überprüfung eines Zielerreichungsgrades dienen. Kennzahlen im OP-Bereich spielen für das OP-Management eine zentrale Rolle. Diese werden u. a. benötigt, um die

Leistungs- und Entwicklungsfähigkeit des OP-Bereiches aufzuzeigen, aber auch um die Wertigkeit und den Nutzen des OP-Managements zu dokumentieren. Auch haben sie eine große Relevants in der Argumentation gegenüber den OP-Nutzern. Leider gibt es so gut wie keine anerkannten, OP-externen Kennzahlen, so dass jedes OP-Management vorerst darauf angewiesen ist, eigene Kennzahlen zu entwickeln

Die Arbeit mit Kennzahlen im OP-Bereich ist jedoch nur dann zielführend, wenn diese in einem Kennzahlsystem erfolgt – also in der Aufstellung und Gegenüberstellung mehrerer Kennzahlen. So kann bspw. der Auslastungsgrad eines OP-Bereiches nur dann sinnvoll interpretiert werden, wenn die durchschnittlichen Schnitt-Naht-Zeiten bekannt sind. Das bekannteste Kennzahlen-System ist aktuell die Balanced Scorecard.

Wichtige Kennzahlen für das OP-Management sind u. a.:

- die Anzahl der Operationen,
- die Anzahl der Narkosen,
- die durchschnittlichen Schnitt-Naht-Zeiten,
- die durchschnittliche Operateur-Präsenz zzgl. Gleichzeitigkeitsfaktor,
- die durchschnittliche OP-Pflegepräsenz zzgl. Gleichzeitigkeitsfaktor,
- die durchschnittlichen Anästhesiepräsenz zzgl. Gleichzeitigkeitsfaktor,
- die durchschnittlichen Narkosezeiten,
- der erste Narkosepräsenzbeginn,
- der erste Einleitungsbeginn,
- der erste Schnitt-Beginn,
- die Schnitt-Naht-Auslastungen (pro OP-Abteilung, pro OP-Saal, pro Wochentag),
- der Anteil der elektiven Operationen oder
- die Gesamtkapazitätsnutzung pro Klinik.

8.10 OP-Reporting

Ein OP-Reporting ist die übersichtliche Darstellung von Kennzahlen, die der OP erreicht hat oder erreichen soll. Es dient zur Darstellung der Leistungsfähigkeit des OP-Bereiches und zum Abgleich geplanter bzw. erreichter Soll- bzw. Ist-Größen. Auch ist das OP-Reporting Bewertungsmaßstab für die Qualität eines OP-Managements. Wichtiger Nebeneffekt des OP-Reportings ist eine gewisse Entemotionalisierung von Konflikten, da es bei der Bewältigung von diesen nicht mehr gefühlte Eindrücke oder subjektive Empfindungen im Vordergrund stehen, sondern nachvollziehbare Daten. Aus diesem Grund scheint es auch extrem wichtig zu sein, die Inhalte eines OP-Reportings im Vorfeld mit den Nutzern abzustimmen und mit Hilfe einer Legende die aufgeführten Parameter zu definieren und eindeutig voneinander abzugrenzen.

Ein OP-Reporting sollte auf maximal 2 Seiten zusammengefasst sein und für jeden, der damit konfrontiert wird, verständlich aufbereitet sein. Es ist sinnvoll, OP-Reportings monats- bzw. quartalsweise zu erstellen und zu veröffentlichen. Bewährt hat es sich, das OP-Reporting nach verschiedenen Zeitintervallen aufzubereiten und für die jeweiligen Kennzahlen Vergleichsauswertungen der Vorperioden hinzuzufügen. Nur mit Hilfe dieser Vergleichswerte lassen sich Einschätzungen von Kennzahlen vornehmen.

Mögliche Zeitintervalle sind:

- **Z-1 Zeit** = 07:30 – 16:00 Uhr (Werktag)
- **Z-2 Zeit** = 16:01 – 22:00 Uhr (Werktag)
- **Z-3 Zeit** = 22:01 – 07:29 Uhr (Werktag)
- **Z-4 Zeit** = Wochenende/Feiertag.

OP-Reportings sollten auf alle Fälle bezogen auf die Abteilung oder den OP-Saal folgende Daten beinhalten:

- die Anzahl der Operationen,
- den Anteil der elektiven Operationen an den Gesamt-Operationen,
- die Anzahl der Narkosen,
- die durchschnittliche Schnitt-Naht-Dauer,
- die durchschnittliche Narkose-Dauer,
- die Gesamtanzahl der generierten Schnitt-Naht-Minuten,
- die Gesamtanzahl der generierten Narkose-Minuten,
- den Beginn der ersten Anästhesiemaßnahme des Tages am Patienten,
- den Beginn der ersten Operationsmaßnahme (z. B. Lagerung) des Tages am Patienten,
- den Beginn des ersten Schnitts des Tages am Patienten,
- die durchschnittliche (echte) Naht-Schnitt-Wechselzeit,
- die durchschnittliche (echte) Narkose-Wechselzeit,
- die erreichte Schnitt-Naht-Auslastung pro OP-Saal,
- die erreichte Auslastung in Bezug zu den OP-Maßnahmen pro OP-Saal,
- die erreichte Narkose-Auslastung pro OP-Saal,
- die erreichte Schnitt-Naht-Auslastung pro Wochentag,
- die erreichte Narkose-Auslastung pro Wochentag.

Alternativ ist es ratsam zu versuchen, sogenannte Produktivkennzahlen zu entwickeln und diese im Rahmen eines OP-Reportings zu veröffentlichen. Die Abbildung 59 zeigt bspw. den Anteil der produktiv eingesetzten OP-Pflege-/ bzw. Anästhesiepflegeminuten (Pflegebruttozeit × Gleichzeitigkeitsfaktor) zum Verhältnis zu den tatsächlich vorgehaltenen OP-Pflege-/ bzw. Anästhesiepflegeminuten.

Beispiel für ein OP-Reporting:

1. OP-/AN-Anzahl	Anzahl-OP	Kumulation 2009	Vorjahr	Differenz in %	Anteil elektiv in %	Anzahl-AN	Kumulation 2009	Vorjahr	Differenz in %	OP-Anteil in %
Abteilung 1	111	666	712	-6,46	68,5	103	618	659	-6,22	92,79
Abteilung 2	365	2.190	2.064	6,10	57,1	44	264	253	4,35	12,05
Abteilung 3	1	12	34	-64,71	100,0	1	12	34	-64,71	100,00
Abteilung 4	39	234	221	5,88	97,4	37	222	209	6,22	94,87
Abteilung 5	56	336	355	-5,35	26,8	56	336	353	-4,82	100,00
Abteilung 6	51	306	305	0,33	66,7	48	288	286	0,70	94,12
Abteilung 7	65	390	410	-4,88	21,5	62	372	394	-5,58	95,38
Abteilung 8	185	1.110	1.002	10,78	38,4	181	1.086	878	23,69	97,84
Abteilung 9	28	168	213	-21,13	39,3	28	168	211	-20,38	100,00
Gesamt	**901**	**5.412**	**5.316**	**1,81**		**560**	**3.366**	**3.277**	**2,72**	

Abb. 55: OP-Reporting: OP/Narkose-Anzahl

2. Schnitt-Naht-Minuten/AN-Minuten	S/N in min	S/N Gesamt in min	Kumulation	Vorjahr 2009	Differenz in %	AN in min	AN Gesamt in min	Kumulation	Vorjahr 2009	Differenz in %
Abteilung 1	74,7	8.292	49.752	53.188	-6,46	123,2	12.691	76.146	81.992	-7,13
Abteilung 2	24,2	8.828	52.968	49.921	6,10	107,6	4.734	28.406	26.850	5,80
Abteilung 3	71,5	72	429	2.431	-82,35	132,5	133	795	4.324	-81,61
Abteilung 4	98,4	3.837	23.022	21.743	5,88	141,5	5.234	31.404	29.979	4,75
Abteilung 5	49,0	2.743	16.458	17.389	-5,35	80,5	4.510	27.060	28.851	-6,21
Abteilung 6	78,7	4.016	24.096	24.017	0,33	118,8	5.702	34.212	34.117	0,28
Abteilung 7	96,7	6.286	37.716	39.650	-4,88	150,5	9.328	55.968	59.005	-5,15
Abteilung 8	68,3	12.638	75.828	68.450	10,78	108,4	19.623	117.740	133.573	-11,85
Abteilung 9	111,6	3.124	18.744	23.765	-21,13	158,1	4.427	26.562	32.999	-19,51
Schnitt/Gesamt	**74,8**	**49.836**	**299.013**	**300.554**	**-0,51**	**124,6**	**66.382**	**398.293**	**431.690**	**-7,74**
gewichtet	**55,3**					**118,5**				

Abb. 56: OP-Reporting: Schnitt-Naht-Minuten/Narkose-Minuten

3. Workflow	1. Schnitt Uhr	Vorjahr Uhr	1. OP-Maßn. Uhr	1. AN-Beginn Uhr	AN-Beginn-Schnitt in min	Wechsel N/S in min	Vorjahr	Wechsel AN in min	Vorjahr	W. N/S zu AN in min	Vorjahr
Abteilung 1	8:54	8:50	8:41	8:18	0:35	60,7	62,2	17,7	21,6	43,0	40,6
Abteilung 2	8:42	8:39	8:30	8:17	0:25	18,1	20,3	16,4	19,9	1,7	3,9
Abteilung 3											
Abteilung 4	8:49	8:54	8:33	8:13	0:35	68,2	65,0	30,0	30,2	38,2	35,0
Abteilung 5	8:39	8:31	8:33	8:18	0:21	46,7	50,8	15,2	13,1	31,5	35,6
Abteilung 6	8:42	8:45	8:28	8:10	0:31	55,3	57,9	22,2	25,5	33,1	35,7
Abteilung 7	8:52	8:51	8:29	8:11	0:41	71,4	69,5	19,7	19,5	51,7	49,8
Abteilung 8	8:48	8:43	8:30	8:11	0:36	56,9	55,5	19,9	18,7	37,0	35,6
Abteilung 9	8:53	8:53	8:39	8:11	0:41	57,0	52,3	19,8	23,6	37,2	28,7
Schnitt	**8:47**	**8:45**	**8:33**	**8:14**	**0:33**	**54,27**	**54,19**	**20,10**	**21,51**	**34,2**	**32,7**

Abb. 57: OP-Reporting: Workflow

4. Auslastung

	S/N-Dauer	S/N	Vorjahr	Differenz	OP-Maßn.	Vorjahr	Differenz	AN	Vorjahr	Differenz
	in min	in %		in %	in %		in %	in %		in %
OP1	78,9	53,8	52,3	2,9	68,3	65,3	4,7	82,7	79,1	4,5
OP2	71,1	50,1	49,6	1,0	66,4	65,1	1,9	84,3	86,6	-2,7
OP3	92,4	54,3	55,9	-2,9	63,8	66,7	-4,4	76,6	80,6	-5,0
OP4	82,5	53,6	52,1	2,9	65,3	62,9	3,9	83,7	82,0	2,1
OP5	75,2	50,8	54,9	-7,5	62,3	67,1	-7,2	77,2	79,8	-3,3
OP6	53,0	51,3	50,7	1,2	69,2	68,3	1,3	60,7	59,1	2,7
OP7	17,0	48,8	48,6	0,4	72,0	71,5	0,6	1,4	1,1	29,7
OP8	59,9	34,1	32,8	4,0	42,1	40,4	4,2	54,1	52,2	3,6
OP9	100,2	55,6	55,8	-0,4	72,2	72,2	0,0	85,4	85,7	-0,4
OP10	39,3	29,8	34,7	-14,1	40,6	45,9	-11,6	48,0	53,6	-10,5
Schnitt	67,0	48,2	48,7	-1,1	62,2	62,5	-0,5	65,4	66,0	-0,9

	Berechnete Tage	S/N	Vorjahr	Differenz	AN	Vorjahr	Differenz
		in %		**in %**	**in %**		**in %**
Mo	4	51,8	46,2	12,07	68,7	61,3	12,09
Di	5	47,5	52,1	-8,93	65,9	71,8	-8,25
Mi	4	45,6	56,8	-19,78	65,1	78,4	-16,98
Do	3	51,0	48,8	4,44	66,5	63,1	5,47
Fr	4	46,2	35,3	30,84	60,9	48,9	24,62
Schnitt		**48,4**	**47,8**	**1,15**	**65,4**	**64,7**	**1,13**

Abb. 58: OP-Reporting: Auslastung

5. Produktivität

	Stellenplan- **MA** in VK	**eingesetzte** **MA** in VK	**eingesetzte** **MA** in min	* **produktive** **Minuten**	**Gleichzeitig.** **Faktor**	* **geleis-tete** **prod. Minuten**	**prod. Ante-il** in %	**Kumulation** **2009** in %	**Vorjahr** in %	**Differenz** in %
AN-Pflege	11,80	9,80	94.080	66.382	0,8	53.106	56,45	58,10	55,70	2,40
OP-Pflege	27,00	22,50	216.000	49.836	2,1	104.655	48,45	49,90	52,60	-2,70
Anästhesist										

Abb. 59: OP-Reporting: Produktivität

* produktive Min. = Schnitt/Naht Narkosezeit

8.11 Der Profitcenteransatz im OP

Vieles was ein OP-Management leistet oder leisten soll, könnte sicherlich auch einer Stellenbeschreibung eines Managers in der freien Wirtschaft entspringen. Was liegt also näher und wäre konsequenter, als sich mit dem Gedanken vertraut zu machen, den OP-Bereich aus den gängigen Hierarchien des Krankenhauses herausbrechen zu wollen. Zielstellung wäre es dem OP-Management ein selbstständiges und selbstverantwortliches Handeln zu ermöglichen, denn letztlich bleiben alle Möglichkeiten einen zentralen OP-Bereich steuern zu wollen in dem Maße auf der Strecke, wie die Steuerungsmöglichkeiten durch verkrustete Organisationsstrukturen in Form der klassischen 3 Säulen-Hierarchie (Arzt, Pflege und Verwaltung) behindert werden.

Fragen wie

- „Warum soll eigentlich ein OP-Manager der Pflegedienstleitung unterstellt sein?“
- „Wie kann der OP-Manager Kosten einsparen, wenn er über die Art der verwendeten Produkte nicht selbst entscheiden kann?“ oder
- „Wer bezahlt eigentlich die OP-Minute, die durch Wartezeiten verschwendet wurde?“

tauchen immer häufiger in den Diskussionen auf und verlangen eine Antwort.

Wiederum über den Tellerrand geschaut und nachgefragt, welche Konstruktionen andere Bereiche der Wirtschaft zur Verfügung haben, um derartige Problemstellungen anzugehen, taucht immer wieder in vorderster Front der Begriff des **Profit-Centers** auf. Unter Profit-Center wird hinlänglich ein organisatorischer Teilbereich eines Unternehmens verstanden, für den ein eigener Periodenerfolg ermittelt wird. Dieser Periodenerfolg wird dann zur gewinnorientierten Beurteilung oder Steuerung der Teilbereichsaktivitäten herangezogen.

Auf den OP-Bereich bezogen könnte dies bedeuten, dass ein OP-Manager selbstverantwortlich Ausgaben (Mitarbeiter einstellen, Gerätschaften kaufen etc.) tätigt, um Gewinne (Erlöse der Kostenträger) zu erwirtschaften und die Krankenhausleitung dann über die Gewinnverwendung entscheidet. Die scheidende Klinik kauft in diesem Konstrukt OP-Minuten oder OP-Leistungen vom OP-Profit-Center zu einem – vom OP gestalteten – Preis (interner Verrechnungspreis) ein. Der Preis beinhaltet primär alle Kosten, die dem OP-Profit-Center entstehen. Er könnte aber auch eventuelle Gewinne ausweisen (z. B. bei Verkauf der OP-Leistung an krankenhausexterne Chirurgen).

Auf den ersten Blick verheißt diese Definition genau das, was ein OP-Bereich eines Krankenhauses braucht, nämlich die **eigenverantwortliche und kostenorientierte Steuerung** dieser so kostenintensiven Teil-Einheit und den sorgfältigen Umgang mit der knappen OP-Minute. Aus diesem Grunde haben es sich viele Krankenhäuser auf ihre Fahne geschrieben (manche behaupten sogar, sie hätten dies schon umgesetzt), den OP-Bereich zukünftig in Profit-Center-Organisation führen zu wollen.

Letztlich ist dies zwar eine gute Idee, bezweifelt werden muss jedoch, ob der – in ein Krankenhaus integrierte – OP-Bereich mit einem **klassischen Versorgungsauftrag** jemals zu einem reinen Profit-Center umfunktioniert werden kann, ob dies überhaupt im Sinne eines Krankenhauses ist und ob es nicht andere Umstrukturierungsformen gibt, die ähnliche Ziele erreichen, aber vielleicht ehrlicher mit der tatsächlichen Fragestellung umgehen.

Im Rahmen des Eigeninteresses des Krankenhauses ist beispielsweise die Frage zu stellen, inwieweit bei einer echten Profit-Center-Organisation nicht der Chirurg, der die Leistung dann ja von dem Profit-Center OP „einkaufen" muss, die Teil-Leistung Narkose des „teureren" Anästhesisten aus dem Haus (die Leistung ist deshalb teuer, weil der Anästhesist beispielsweise Vorhaltungs- oder Ausbildungskosten einberechnen muss) verschmähen darf und stattdessen lieber den kostengünstigeren Anästhesisten aus dem niedergelassenen Bereich mit der Narkose beauftragt.

Bei einer reinen Profit-Center-Organisation muss dies dem Chirurgen zugestanden werden, was in der Konsequenz bedeutet, dass das Krankenhaus zerfällt und alle ungeschützten Bereiche, die per se nicht kostendeckend arbeiten können, ihre Existenzgrundlage verlieren.

Das oben genannte Problem tritt letztlich bereits heute in fast jedem Krankenhaus im Rahmen der – den Abteilungen zugestanden – **Abteilungsbudgets** zu Tage und ist nicht gelöst. Ein „budgetverantwortlicher" OP-Manager oder Chefarzt kann i. d. R. heute sein Budget nur so gut es geht verwalten, maßgeblich beeinflussen kann er es aber nicht.

Eine echte Beeinflussung (und somit Verantwortung) wäre erst dann erreicht, wenn dem Budgetverantwortlichen im Rahmen der Budgetvorgabe freigestellt wird,

- wie viele Mitarbeiter er innerhalb des Budgetrahmens einstellt,
- welche Sachmittel er einkauft oder

wenn er einen tatsächlichen Einfluss auf die sogenannten **Gemeinkosten** zugesprochen bekommt.

In letzter Konsequenz bedeutet dies aber, dass der OP-Manager oder Chefarzt beispielsweise bei jeder Einstellung eines Verwaltungsmitarbeiters (Gemeinkosten) mitentscheiden müsste, da diese Einstellung seinen Gemeinkostenanteil erhöht. Das dies sowohl sachlich, fachlich, als auch praktisch in kleinster Weise gewünscht sein kann, braucht hier nicht näher erörtert werden.

Auf der Erlös-Seite müsste es einem OP-Manager oder Chefarzt innerhalb einer reinen Profit-Center-Organisation zudem freigestellt werden, welche Leistungen er überhaupt mit seinem OP-Bereich oder seiner Klinik anbietet, wobei er als verantwortlicher Leiter naturgemäß nur die Leistungen anbieten würde, die ihm einen „Profit" (daher der Name Profit-Center) oder zumindest keinen Verlust versprechen. Allein die Frage des Versorgungsauftrages konterkariert in diesem Zusammenhang den reinen Profit-Center-Ansatz.

Wenngleich der reine Profit-Center-Ansatz für einen OP-Bereich nicht geeignet scheint, so birgt er jedoch viele Teilbereiche, deren Verfolgung und Umsetzung sich im Hinblick auf das OP-Management lohnt. Krankenhäuser, die dies erkannt haben, sprechen somit auch nicht mehr von Profit-Center, sondern von **Leistungscentern, Erlös-/Kosteneinheiten** oder vom **Operationszentrum (OPZ)**.

Die Bezeichnung Operationszentrum (OPZ) scheint die gelungenste Variante zu sein, da sie zum einen den rein administrativen Charakter der Kosten oder Erlöse vermeidet, zum anderen genau das beschreibt, was es ist. Ein Zentrum (es liegt in der Mitte und wird von allen in Anspruch genommen), dessen Aufgabe es ist, Operationen durchzuführen. Selbst die Abkürzung OPZ lässt Rückschlüsse auf den Bereich und dessen Aufgaben zu, was in der heutigen Welt der gehäuften und unverständlichen Kürzel positiv zu bewerten ist.

Die **Einrichtung eines OPZ** wird in dem Maße erfolgreich verlaufen, wie die notwendigen Vorarbeiten hierzu erfolgt sind. Als wesentliche Eckpunkte der Vorarbeiten sind zu nennen:

- Zielformulierung und Leitbildentwicklung des OPZ (integrativer Bestandteil des Gesamt-Leitbildes)
- Ist-Bewertung der Ausgangssituation der OP-Einheit
- Kostenstruktur (Personalkosten, Sachkosten, Gemeinkostenanteile)
- Organisation (Aufbauorganisation, Ablauforganisation, Auslastungsgrade)
- Leistungsfähigkeit und Mitarbeitermotivation (Qualität der Mitarbeiter)
- Leistungsspektrum und -entwicklungsmöglichkeiten
- Entwicklungspotenzial krankenhausexterner Nachfrager
- Definition des Budgets:
  - aktuelles Budget
  - gewünschte Budgetentwicklung (mittelfristig, langfristig)
- Herauslösen des OP-Bereiches aus der 3-Säulen-Hierarchie
- Verschiebung der Personalverantwortung der OP- und Anästhesie-Pflege von der PDL in das OPZ
- Anpassung der Chefarztverträge in Bezug auf Nutzungsbestimmungen des OPZ
- Zuordnung einer Verwaltungsstelle (Controller) zum OPZ
- Anordnung des OP-Bereiches direkt unter der Krankenhausführung
- Weisungsbefugnis Krankenhausleitung
- Berichtspflicht OPZ-Leitung
- Aufbau oder Veränderung des Krankenhaus-Organigramms

- Aufbau eines OPZ-internen Organigramms
- Definition der Leitungsaufgaben, -voraussetzungen und -verantwortlichkeiten
- Auswahl und Installation einer singulären Führungsspitze (OP-Manager)
- Aufbau einer internen Leistungs- und Kostenverrechnung (EDV-gestützt)
- Kalkulation eines internen Verrechnungspreises:
  - nach OP-Minute
  - nach Mitarbeiter-/Geräte-Inanspruchnahme
  - nach OP-Art
- Aufbau von standardisierten OP-Abläufen.

Die oben aufgeführte Aufstellung macht deutlich, dass der Aufbau eines OPZ in Form einer selbstständigen, eigenverantwortlichen und dennoch krankenhausintegrierten Einheit ein schwieriges Unterfangen ist. Er ist nicht leistbar, ohne Einfluss auf die Struktur und Organisation des gesamten Krankenhauses zu nehmen, er ist ebenfalls nicht leistbar, ohne ein fundamentales Umdenken der Krankenhausführungsebenen und der betroffenen Mitarbeiter.

Aus diesem Grunde ist es dringend anzuraten, getreu dem Motto „think big, start small", zuerst seitens der Krankenhausführung exakt und für die Mitarbeiter sichtbar zu definieren, was mit dem OPZ letztlich erreicht werden soll, um sich der Gesamtumsetzung dann durch die Abarbeitung der oben aufgeführten Vorbereitungstätigkeiten stringent, aber auch innerhalb eines realistischen Zeitrahmen zu nähern. Ein ausreichender und praktikabler **zeitlicher Vorlauf** zur Umsetzung ist letztlich der entscheidende Faktor, um zum Erfolg zu gelangen.

9 Anreizsysteme zur Verbesserung der OP-Organisation

Viel diskutiert wird zur Zeit die Frage, inwieweit es möglich ist, über sogenannte **OP-Anreiz-Systeme** (OAS) die Motivation der Fachabteilungen und Bereiche im Hinblick auf eine verbesserte Nutzung der OP-Kapazitäten und somit eine effizientere OP-Organisation, zu verbessern.

Laut Befragung des Expertenkreises OP-Effizienz aus dem Jahr 2014 gaben in diesem Zusammenhang ca. 78 % der befragten OP-Manager oder -Koordinatoren an, keine Anreizsysteme einzusetzen, über 90 % halten aber den Einsatz solcher Systeme im OP-Bereich für sinnvoll. Auch konstatierten ca. 79 %, dass Anreizsysteme ihre eigene Leistung durchaus positiv beeinflussen könnten und meinten, dass sich diese sowohl auf das Verhalten als auch die Leistung der Mitarbeiter beziehen sollten.

Gefragt nach den für ihre Mitarbeiter relevanten Anreizen ergab sich folgendes Bild:

	eher ja	neutral	eher nein
Anreiz auf Mitarbeiter monetär	81,72 %	10,22 %	8,06 %
Anreiz auf Mitarbeiter außertarifliche Freizeit	71,51 %	11,82 %	16,67 %
Anreiz auf Mitarbeiter zusätzl. Fort- und Weiterbildung	79,03 %	11,83 %	9,14 %
Anreiz auf Mitarbeiter individ. Aufstiegsmöglichkeit	76,88 %	13,44 %	9,68 %
Anreiz auf Mitarbeiter mehr Entscheidungskompetenz	75,81 %	14,51 %	9,68 %
Anreiz auf Mitarbeiter Teilnahme an Gruppenincentives	56,99 %	20,43 %	22,58 %

Im Hinblick auf ihre gewünschte Zielrichtung für Anreizsysteme im OP-Bereich antworteten die OP-Manager bzw. -Koordinatoren wie folgt:

	eher ja	neutral	eher nein
Verbesserung der Auslastungsgrade	90,86 %	4,30 %	4,84 %
Einhaltung von OP-Startzeiten	95,16 %	1,61 %	3,23 %
Optimierung von Wechselzeiten	90,32 %	5,92 %	3,76 %
Einhaltung von OP-Statuten	89,25 %	6,45 %	4,30 %
Umsetzung von Riskmanagement-Vorgaben	88,71 %	8,06 %	3,23 %
Verbesserung der Mitarbeiter-Zufriedenheit	96,77 %	1,08 %	2,15 %
Maßnahmen der Personal-/Team-Entwicklung	93,01 %	3,76 %	3,23 %

Im Rahmen des OP-Barometers 2015 gaben sogar ca. 89 % der befragten Funktionspflegekräfte im OP-Bereich an, dass der Beruf durch ein höheres Gehalt für sie attraktiver wäre, ca. 77 % wären durch eine höhere Anerkennung ihrer Arbeit zu motivieren, ca. 49 % durch eine bessere OP-Organisation. Immerhin nach ca. 40 % der Befragten könnten höhere Aufstiegschancen motivieren.

Analog zu eventuellen Anreizsystemen im OP-Bereich gibt es solche bereits im Rahmen der Sachmittel-Budgets einzelner Fachabteilungen. Diese haben sich meist auch dort bewährt und beinhalten – verkürzt dargestellt –, dass, wenn eine Fachabteilung unter dem vorgegebenen Sachmittel-Budget innerhalb einer festgelegten Periode bleibt, ein Teil des eingesparten Geldes in den Abteilungen zur freien Verfügung verbleibt.

Das Für und Wider solcher Anreiz-Systeme zu erörtern, würde den Rahmen dieser Ausführungen bei weitem sprengen. Wichtig ist jedoch, dass Anreiz-Systeme, wenn sie falsch installiert werden, oft das Gegenteil von dem bewirken, was sie eigentlich sollen. Solche Fehlwirkungen sind beispielsweise:

- die Verminderung der Leistungsqualität
- die Verlagerung von Tätigkeiten in andere Bereiche
- die unerfreuliche Diskussion, wer nun welchen Anteil an den erreichten Verbesserungen hat und wem welcher Anteil hieraus zugutekommt.

9.1 Mögliche Anforderungen an ein Anreizsystem

Da im OP-Bereich noch keine allgemein gültigen Erfahrungen mit diesen Anreiz-Systemen vorliegen, sollte bei dessen theoretischer Konzeptionierung als erstes den Fragestellungen

- „Welches Ziel soll das Anreiz-System verfolgen?"
- „Welche Inhalte werden dem Anreiz-System zugrunde gelegt?"
- „Wie soll das Anreiz-System eingeführt werden?"

nachgegangen werden.

Folgende Denkmodelle sind möglich und sollten Grundlage der Konzeption sein:

Zielbestimmung eines OP-Anreiz-Systems (OAS):

Ziel I: Verbesserung der OP-Nutzungszeiten

- Ansatz: Schaffung von OP-Zeitkontingenten pro Nutzerabteilung.
- Ansatz: Schaffung von Vor-/Nachbereitungs-Kontingenten pro OP-Typ:
  - im schneidenden Bereich
  - im OP-Pflegebereich
  - im Anästhesiebereich
- Ansatz: Direkte Vor-/Nachbereitungsbuchung pro geplanter Operation:
  - im schneidenden Bereich
  - im OP-Pflegebereich
  - im Anästhesiebereich

Ziel II: Minimierung der OP-Inanspruchnahme

- Ansatz: Einordnung der Eingriffstypen nach Erbringungsort-Kriterien
- Ansatz: Einordnung der individuellen Anforderung nach Dringlichkeitsstufen
- Ansatz: Einstufung von OP-Zeitsektoren zur Leistungserbringung

Ziel III: Straffung der OP-Organisation

- Ansatz: Schaffung des konkreten OP-Erst-Schnitt-Zeitpunktes bei Tagesbeginn pro OP-Saal
- Ansatz: Schaffung einer OP-Wechsel-Zeitpauschale:
  - generell
  - pro OP-Saal
  - pro OP-Typ
- Ansatz: Schaffung von zu erfüllenden OP-Nachmeldungskriterien:
  - pro Notfall-OP
  - pro Nachtnachmeldungs-OP

Ziel IV: Konsolidierung der OP-Planung

- Ansatz: Bewertung der durchgeführten Operation nach Plan-/Durchführungskriterien
- Ansatz: Bewertung der Tagesplan-Zeitplanung pro OP-Saal und Abteilung
- Ansatz: Festlegung von Notfall-OP-Kontingenten pro Abteilung im Normaldienst
- Ansatz: Aufbau von Flexibilitätskriterien zur kurzfristigen OP-Einsatzplanung

Ziel V: Optimierung des Ge- und Verbrauchsverhaltens

- Ansatz: Aufbau und monetäre Bewertung von Materialstandards pro OP-Typ
- Ansatz: Aufbau eines Materialbudgets pro Abteilung für den OP-Bereich
- Ansatz: Aufbau eines Materialbudgets pro OP-Saal

Inhalte eines OP-Anreiz-Systems (OAS):

1.

- Wird ein reines OAS angestrebt?
- Wird ein Bonus-/Malus-System angestrebt?
- Wird ein reines Malus-System angestrebt?

2.

- Erfolgt eine direkte monetäre Bonus-Vergütung in Form von Geldbetragszuweisung?
- Erfolgt eine indirekte monetäre Bonus-Vergütung in Form von Budgetgutschreibungen?
- Erfolgt eine Bonus-Vergütung in Form von Zeitgutschreibung (z. B. für zusätzliche OP-Kapazitätsnutzung)?

- Erfolgt eine Bonus-Vergütung in Form von individuell nutzbaren Punktgutschreibungen?
- Erfolgt eine indirekte Bonus-Vergütung in Form von Investitionsmittel-Anteilen?
- Gibt es unterschiedliche Bonus-Vergütungen für verschiedene Bewertungsbereiche?

3.

- Gibt es eine Bonus-Vergütung für alle im OP arbeitenden Bereiche zusammen?
- Gibt es eine Bonus-Vergütung für die Operateure, OP-Pflege und Anästhesie getrennt?
- Gibt es eine Bonus-Vergütung pro Klinik mit interner Aufteilung pro Mitarbeitergruppe?
- Gibt es eine Bonus-Vergütung pro Mitarbeiter?
- Inwieweit werden OP-externe Bereiche (Station, Radiologie etc.) in die Bonus-Vergütung einbezogen?

4.

- Wird eine Bonus-Entscheidung pro Zeitraum (Tag/Monat/Quartal/Jahr) durchgeführt?
- Wird eine Bonus-Entscheidung pro OP-Sitzung durchgeführt?
- Wird eine Bonus-Entscheidung pro OP-Saal durchgeführt?

5.

- Obliegt die Bonus-Verteilung der Geschäftsführung?
- Obliegt die Bonus-Verteilung der ärztlichen OP-Leitung?
- Obliegt die Bonus-Verteilung der ärztlichen und pflegerischen OP-Leitung?
- Muss eine neue Institution zur Bonus-Verteilung geschaffen werden?
- Wer entscheidet bei strittigen Bonus-Entscheidungen?

6.

- Inwieweit wird das OP-Anreiz-System in die gesamte Prozesssteuerung des Krankenhauses eingebunden?
- Wer kontrolliert und interpretiert die Auswirkungen des OP-Anreiz-Systems auf die angrenzenden Leistungsbereiche?

Vorgehensweise bei der Einführung eines OP-Anreiz-Systems (OAS):

Phase I:

- Festlegung der beteiligten Mitarbeiter an der Konzeption des OAS
- Zielbeschreibung des OAS
- Beschreibung von Grundvoraussetzungen zur Einführung des OAS
- Zeit-/Phasen-Festlegung der Einführung des OAS

Phase II:

- Aufbau der OAS-Bewertungsparameter und deren Ausprägung:
  - Festlegung der Richtgrößen der OAS-Bewertungsparameter:
    - Definition von Leistungen
    - Definition und Festschreibungen von Zeiten
    - Definition und Festschreibungen von Zeitkontingenten
  - Erstellung von Zuordnungsparametern zu angeforderten, erbrachten oder nicht erbrachten Leistungen
  - Festlegung von Ablaufprozeduren
  - Festlegung von Leistungsstandards

Phase III:

- Unterteilung der OAS-Bewertungsparameter nach Umsetzungsmöglichkeiten im OAS nach:
  - Stufe 1: kurzfristig umsetzbar (6 Monate)
  - Stufe 2: mittelfristig umsetzbar (2 Jahre)
  - Stufe 3: langfristig umsetzbar (> 2 Jahre)
- Aufstellung der Rangfolge der geplanten Einführung und Einführungskonzept

Phase IV:

- Schaffung der Dokumentationsvoraussetzungen zur Kontrolle und Bewertung der Richtgrößen:
  - OP-Plan
  - OP-Zuliefer-Dokumentation
  - OP-Dokumentation
  - Anästhesie-Dokumentation
  - Pflege-Dokumentation

Phase V:

- Aufbau der organisatorischen Voraussetzungen zur Einführung des OAS im Rahmen der internen OP-Organisation:
  - Maßnahmen der Aufbauorganisation
  - Maßnahmen der Ablauforganisation

Phase VI:

- Einführung der ersten Stufe des OAS
- Überprüfung der Erstergebnisse mit der Ausgangszielvorstellung
- Korrektur der Richtgrößen (wenn notwendig)
- Eingliederung in den OP-Alltag
- Einführung weiterer Stufen

Häufig und kontrovers wird in der Praxis über den Einsatz eines – einem Anreizsystem gegenüberstehenden – „Bestrafungssystems“ (auch Malus-System genannt) diskutiert. In der bereits oben erwähnten Befragung des Expertenkreises OP-Effizienz sprachen sich immerhin ca. 67 % der Befragten für ein solches System aus.

9.2 Beispiel des Versuches einer leistungsbezogenen Vergütung des OP-Managements

Für den Aufbau der beispielhaften erfolgsabhängigen Vergütung des OP-Managements ist die Vorhaltung von Sollvorgaben existentielle Voraussetzung. Diese basieren – wie bereits erwähnt – in einer gut strukturierten OP-Aufbauorganisation im Wesentlichen auf zwei Säulen, der OP-Satzung und dem OP-Reporting.

9.2.1 Zielvereinbarung

Grundlage jeder erfolgsabhängigen Vergütung eines OP-Managers bzw. eines OP-Koordinators ist eine **Zielvereinbarung** zum Ende des Vorjahres. Im ersten Schritt ist in dieser Zielvereinbarung festzulegen, wie hoch der variable Anteil der Gesamtvergütung sein soll bzw. welcher monatliche Nominalbetrag ausgeschüttet werden kann.

Im nächsten Schritt werden zum einen die **„Hardfact-Ziele"** aus dem OP-Reporting definiert, die in die **Vergütungsberechnung** einbezogen werden, zum anderen sind die „Soft Skill-Ziele" beschrieben. Im Beispiel in Abbildung 60 sind die „Hardfact-Ziele" für das nächste Jahr:

- (A) die Schnitt-Naht-Auslastung um 20 % zu steigern und
- (B) die Überstunden des Funktionspersonals um 50 % zu senken.

Die **„Soft Skill-Ziele"** sind:

- (C) die Verfahrensanweisungen 1, 2, 3 und 4 zu jeweils 75 % eingehalten werden (z. B. für einen OP-Koordinator).

Zielvereinbarung vom 12.11.2008	**vereinbart 2009**
A. Schnitt-Naht-Auslastung (vom aktuellen Wert)	120,00 %
B. Überstundenabbau (vom aktuellen Wert)	50,00 %
C. Einhaltung Verfahrenanweisung	
Einhaltung Verfahrensanweisung 1 (Evaluationsbeurteilung)	75,00 %
Einhaltung Verfahrensanweisung 2 (Evaluationsbeurteilung)	75,00 %
Einhaltung Verfahrensanweisung 3 (Evaluationsbeurteilung)	75,00 %
Einhaltung Verfahrensanweisung 4 (Evaluationsbeurteilung)	75,00 %
Zeitraum: 1.1. - 31.12.2008 - Monate:	12
Vergütungsanteil pro Monat	450,00 €

Abb. 60: Beispiel: Zielvereinbarung variable Vergütung

Würden alle diese Werte vom OP-Manager bzw. dem OP-Koordinator erreicht, hätte dieser in diesem Beispiel Anspruch auf eine variable Vergütung von 450,00 EUR im Monat.

Zugegebenermaßen gestaltet sich die Ermittlung des Zielerreichungsgrades der „Soft Skill-Ziele" als schwierig, da dieser oft nur subjektiv erhoben werden kann. Aus diesem Grunde ist es ratsam, die **„Soft Skill"-Erreichungsgrade** extern evaluieren zu lassen, d. h. einem externen Audit zu unterziehen. Dies hat nicht nur den Vorteil, eine vermeintliche Beurteilungsneutralität vorzuhalten, sondern es erweist sich erfahrungsgemäß auch als hilfreich, jährlich den Stand der OP-Organisation durch Externe dargestellt zu bekommen, um diese Erkenntnisse in den kontinuierlichen Verbesserungsprozess einfließen zu lassen. Ein weiterer Nebeneffekt ist ein Coaching-Nutzen, den das OP-Management aus der externen Begutachtung ziehen kann.

Wichtig ist, dass Vereinbarungen für das nächste Jahr auch auf dem gleichen Level des Vorjahres abgeschlossen werden können, um somit dem OP-Management einen Anreiz zu geben, gute Ergebnisse zu halten und dennoch die volle variable Vergütung ausschöpfen zu können. Auch sollten Zielvereinbarungen in der Hinsicht variabel sein, dass diese in der nächsten Periode um einzelne Parameter ergänzt werden können. Abzuraten ist aber auf jeden Fall davon, einmal aufgenommene Zielparameter aus der Zielvereinbarung zu streichen. Auch empfiehlt es sich, mit wenigen Parametern zu starten, um ein Gefühl für die Wirkungsweise der erfolgsabhängigen Vergütung zu erhalten.

9.2.2 Zielgewichtung

Nach der Gestaltung der Vergütungsziele ist es notwendig, diese in Absprache mit dem OP-Management zu gewichten. Leitgedanke bei dieser Gewichtung sollte zum einen der tatsächliche monetäre Nutzen sein, den ein Vereinbarungsparameter erbringt. So hat bspw. der Überstundenabbau – im Gegensatz zur Einhaltung von Verfahrensanweisungen – einen großen, direkt bezifferbaren monetären Nutzen.

Zum anderen ist aber auch der „Schwierigkeitsgrad" der Umsetzungsgestaltung heranzuziehen, d. h. Maßnahmen, die nur mittelfristig umgesetzt werden können oder die auf große Widerstände der Beteiligten treffen, sollten durchaus auch mit hohen Gewichtungen versehen werden. Nicht zuletzt dient dies der Motivation des OP-Managements, auch schwierige oder ungeliebte Fragestellungen anzugehen.

Im Beispiel der Abbildung 61 sind die Vereinbarungsparameter A, B und C jeweils gleichgewichtig aufgeführt, wobei der Teil C wiederum in 4 Teilbereiche aufgegliedert ist. Von einem gesamtmöglichen Vergütungsanteil von 5.400,00 EUR pro Jahr entfallen jeweils 1.799,82 EUR auf die einzelnen Bereiche.

Gesamtmöglicher Vergütungsanteil 2009	**100,00 %**	**5.400,00 €**
A. Schnitt-Naht-Auslastung	**33,33 %**	1.799,82 €
B. Überstunden	**33,33 %**	1.799,82 €
C. Einhaltung Verfahrensanweisung	**33,33 %**	1.799,82 €
Einhaltung Verfahrensanweisung 1	8,33 %	449,96 €
Einhaltung Verfahrensanweisung 2	8,33 %	449,96 €
Einhaltung Verfahrensanweisung 3	8,33 %	449,96 €
Einhaltung Verfahrensanweisung 4	8,33 %	449,96 €

Abb. 61: Beispiel: Zielgewichtung variable Vergütung

Für die **Gewichtung der Ziele** gilt, dass in dem Maße wie neue Zielvereinbarungsparameter in die Vereinbarung aufgenommen werden, sich die Relation der Zielgewichtung verändern muss. Das bedeutet, dass ein OP-Manager bzw. OP-Koordinator einen niedrigeren Vergütungsanteil aus einem Zielvereinbarungsparameter erhalten kann, obwohl er den Wert des Vorjahres gehalten oder sogar gesteigert hat.

Die einfachste – aber doch endliche – Möglichkeit dieses zu umgehen, ist den möglichen Vergütungsanteil zu steigern, so dass mehr an Ausschüttungsmenge zur Verfügung steht. Wesentlich sinnvoller erscheint es jedoch, im Rahmen der Zielvereinbarung mit dem OP-Management die Zielvereinbarungsparameter, die sich eine längere Zeit auf einem hohen oder auf dem angestrebten Niveau befinden, sukzessive in deren Relation abzusenken, da davon auszugehen ist, dass die Maßnahmen oder Parameter stabil implementiert sind und dem OP-Management weniger an Arbeit abverlangen.

9.2.3 Zielerreichung

Ein schwieriger Schritt bei der variablen Vergütung des OP-Managements ist die Festlegung der tatsächlich **realisierten Zielerreichungsgrade**. Hier empfiehlt es sich seitens der Geschäftsführung die jeweiligen Erreichungsgrade zu ermitteln, vorzuschlagen und dann in einem gemeinsamen Gespräch mit dem OP-Manager bzw. OP-Koordinator festzulegen.

In den ersten Gesprächen dieser Art wird man feststellen, dass es oft Differenzen in der Interpretation bzw. der Analyse der Zahlen gibt, insbesondere was die „Soft Skill-Ziele" betrifft. Diese Differenzen können schnell zu Frustrationen auf beiden Seiten und zum Scheitern des Modells führen, was zumindest zu Beginn der Einführung vermieden werden sollte.

Für die Geschäftsführung besteht der Spagat darin, von dem OP-Manager bzw. dem OP-Koordinator die Verbindlichkeit der gemeinsam ausgehandelten Zielvereinbarung einzufordern, diesem aber dennoch einzugestehen, dass es Einflussfaktoren (z. B. überraschender Chefarztwechsel) gibt, die schwer vorhersehbar sind. Der OP-Manager bzw. OP-Koordinator auf der anderen Seite muss lernen, Risiken mitzutragen und diese in gemeinsamen Zielvereinbarungen einzukalkulieren. Inwieweit dieser Abstimmungsprozess funktioniert, hängt natürlich im Wesentlichen von der „Chemie" und der gegenseitigen Wertschätzung zwischen den beiden Verhandlungspartnern ab.

Abbildung 62 zeigt, dass bspw. die Schnitt-Naht-Auslastung mit 100 % auf dem Vorjahresniveau gehalten wurde. Dies entspricht einem Anteil von 83,33 % der Zielvereinbarung (s. Abb. 63, Spalte 2). Dennoch wird ein variablerer Vergütungsanteil von 1.499,85 EUR (s. Abb. 63, Spalte 3) gezahlt. Der optimale Vergütungsanteil von 1.799,82 EUR (s. Abb. 61) konnte jedoch nicht erreicht werden. Der vollständige Vergütungsanteil kann nur für die Einhaltung der Verfahrensanweisungen 2 und 4 ausgezahlt werden (s. Abb. 63, Spalte 3 bzw. Abb. 61, Spalte 3).

Zielvereinbarung vom 12.11.2008		vereinbart 2009	erreicht 2009
A. Schnitt-Naht-Auslastung (vom aktuellen Wert)		120,00 %	100,00 %
B. Überstundenabbau (vom aktuellen Wert)		50,00 %	30,00 %
C. Einhaltung Verfahrensanweisung			
Einhaltung Verfahrensanweisung 1 (Evaluationsbeurteilung)		75,00 %	50,00 %
Einhaltung Verfahrensanweisung 2 (Evaluationsbeurteilung)		75,00 %	75,00 %
Einhaltung Verfahrensanweisung 3 (Evaluationsbeurteilung)		75,00 %	25,00 %
Einhaltung Verfahrensanweisung 4 (Evaluationsbeurteilung)		75,00 %	75,00 %
Zeitraum: 01.01. - 31.12.2008 - Monate:	**Monate**	12	
Vergütungsanteil pro Monat		450,00 €	

Abb. 62: Beispiel: realisierte Zielerreichungsgrade variable Vergütung

9.2.4 Vergütung

Letzter Schritt des Procedere der erfolgsabhängigen Vergütung ist die Berechnung des tatsächlich erreichten Vergütungsbetrages. Dies ist zwar nur noch ein rechentechnischer Akt, aber letztlich natürlich sowohl für die Geschäfts- bzw. Verwaltungsführung, als auch für den OP-Manager bzw. den OP-Koordinator der Wichtigste. Erfahrungsgemäß ist hierbei entscheidend, welche Gesamtvergütungssumme erreicht wurde, nicht aber unbedingt, wie sich diese zusammensetzt. Im Beispiel wurde ein Vergütungsanteil von 3.929,61 EUR (s. Abb. 63, Spalte 3) erreicht, was ca. 73 % des tatsächlich möglichen Vergütungsanteils von 5.400,00 EUR (s. Abb. 61, Spalte 3) ausmacht.

Erreichter Vergütungsanteil 2009		**3.929,61 €**
A. Schnitt-Naht-Auslastung	83,33 %	1.499,85 €
B. Überstunden	60,00 %	1.079,89 €
C. Einhaltung Verfahrensanweisung		
Einhaltung Verfahrensanweisung 1	66,67 %	299,97 €
Einhaltung Verfahrensanweisung 2	100,00 %	449,96 €
Einhaltung Verfahrensanweisung 3	33,33 %	149,99 €
Einhaltung Verfahrensanweisung 4	100,00 %	449,96 €

Abb. 63: Beispiel: Berechnung Vergütungsbetrag variable Vergütung

Sinnvoll erscheint es, in der ersten Vergütungsrunde die Zielvereinbarung bzw. die Zielgewichtung so zu auszugestalten, dass ein Vergütungsvolumen zwischen ca. 50 und 75 % realistisch erreichbar ist. Ein Volumen unter 50 % könnte anreizmindernd wirken, da die angestrebten Ziele als zu hoch angesetzt erscheinen. Eine Quote über 75 % lässt nicht genügend Spielraum für eine dauerhafte Motivation, Prozesse nachhaltig zu verbessern.

9.2.5 Zusätzliche Vereinbarungen

Ein Konzept der individuellen Vergütung eines OP-Managers/OP-Koordinators sollte von **Rahmenvereinbarungen** flankiert werden, die beide Seiten zusätzlich absichern und Interpretationsspielräume minimieren.

So sollte bspw. abgeklärt werden, dass der Stelleninhaber nur für das speziell vereinbarte Jahr Anspruch auf die Sondervergütung hat, dass eine Vereinbarung für jedes weitere Jahr neu abgeschlossen werden muss und die Vergütung somit als freiwillige, jeweils **einmalige Sonderzahlung** zu betrachten ist. Weitere Regelungen könnten sein:

- Der Stelleninhaber kann mit dem Arbeitgeber monatliche **Abschlagszahlungen** vereinbaren. Diese dürfen jedoch 50 % des maximal monatlich erreichbaren Anteils nicht überschreiten.
- Das Überschreiten der vereinbarten maximalen Zielerreichung führt nicht zu einer Erhöhung des maximal monatlich erreichbaren Anteils.
- Das **Überschreiten** einer vereinbarten maximalen Zielerreichung kann nicht mit der **Unterschreitung** einer anderen vereinbarten maximalen Zielerreichung verrechnet werden.
- Bei Ausscheiden des Stelleninhabers aus dem Unternehmen oder der Funktion ist eine Bewertung zu dem **Zeitpunkt des Ausscheidens** vorzunehmen. Grundlage dieser Bewertung ist die auf das gesamte Jahr vereinbarte maximale Zielerreichung.
- Der **Ausfall des Stelleinhabers** durch Urlaub oder Krankheit ist bei der Bewertung nicht zu berücksichtigten.

- Die Sondervereinbarung tritt mit der Unterzeichnung des Stelleninhabers und des Arbeitgebers in Kraft. Eine nachträgliche Korrektur ist nur mit dem Einverständnis beider Vereinbarungspartner möglich.

10 Die Wertigkeit der Unternehmenskultur im OP-Bereich

Das Thema **Unternehmenskultur** – von vielen bisher eher als lästiges Soft Skill angesehen – rückt nun auch in Unternehmen des Gesundheitswesens mehr und mehr in den Fokus. Vorstände, Geschäftsführungen, leitendes ärztliches und pflegerisches Personal messen ihr für den wirtschaftlichen Erfolg des Unternehmens eine immer größere Bedeutung zu – mit steigender Tendenz.

Für den OP-Bereich spielt dieses Thema naturgemäß eine große Rolle. Die Zusammenarbeit unterschiedlichster Berufsgruppen auf engem Raum mit sehr hoher Verantwortung erfordert, dass die „Chemie" zwischen den Beteiligten stimmt, also eine gewisse fachliche und soziale Wertschätzung der jeweils zusammenarbeitenden Beteiligten vorhanden ist. So sind hohe Krankenstände oder Fluktuationsraten nicht selten auch Ausdruck einer gewissen kulturellen Schieflage. Wer Angst vor seinem Arbeitsplatz hat oder sich dort nicht akzeptiert fühlt, ist naturgemäß auch in seiner Leistungsfähigkeit eingeschränkt.

Signifikant für den OP-Bereich ist, dass laut OP-Barometer 2015 nur ca. 41 % der befragten Funktionspflegekräfte die Unternehmenskultur in ihrem OP-Bereich als gut empfinden, 2013 waren es noch etwa 45 % und 2011 immerhin noch ca. 51 %. Über 56 % würden diesen Beruf im gleichen OP-Bereich nicht nochmals ergreifen. Betrachtet man einzelne Kliniken, so findet man hier Werte über 85 %. Nur etwa 52 % der befragten Pflegekräfte empfinden, dass ihre Leistung von den ärztlichen Mitarbeitern anerkannt wird, wobei es OP-Bereiche gibt, in denen über 80 % diese Frage bejahen, während bei anderen dieser Wert bei knapp 20 % liegt. Das Thema Unternehmenskultur ist somit bewusst steuerbar und nicht per se in allen OP-Bereichen negativ zu bewerten. Untersuchungen dieser Frage aus Sicht der Chirurgen oder Anästhesisten sind leider nicht bekannt.

Fest steht, dass unterschiedlichste Befragungen immer wieder einen engen Zusammenhang zwischen einer **bewusst gelebten und gesteuerten Unternehmenskultur** und der **Identifikation der Mitarbeiter** mit dem Unternehmen, die Bindung der Leistungsträger und die Motivation der Beschäftigten zur Folge hat, aufzeigen. So messen bspw. nach einer Studie der Managementberatung Kienbaum in Kooperation mit dem Harvard Business Manager und dem Institut für Entwicklung zukunftsfähiger Organisationen inzwischen 43 % der Personalverantwortlichen der Unternehmenskultur eine hohe und 29 % eine sehr hohe Bedeutung für den ökonomischen Erfolg eines Unternehmens zu. Auch rechnen die Befragten beinahe unisono damit, dass sich diese Werte in der Zukunft deutlich nach oben verschieben werden.

Generell gibt es in jedem Unternehmen und dessen Teilbereichen eine Unternehmenskultur, wobei speziell der kulturelle Umgang im OP-Bereich miteinander sicherlich nicht von der Unternehmenskultur im gesamten Krankenhaus zu trennen ist. Wenn im OP-Barometer 2015 sich nur ca. 27 % der Befragten von der Unternehmensleitung in ihrer Leistung anerkannt fühlen, zeigt dies, dass eine

Unternehmenskultur im OP-Bereich natürlich gerade auch von außen und dort von der Führung beeinflusst wird.

Definitorisch wird die Unternehmenskultur von formellen und informellen Regeln, sichtbaren Insignien des Erfolgs und ungekrönten Meinungsmachern bestimmt. Informelle Regeln sind diejenigen, die über einen Zeitraum entstanden sind, ohne dass sie bewusst und verbindlich dokumentiert sind. Ein häufiges Beispiel hierfür ist die Reservierung bestimmter Parkplätze für bestimmt Führungskräfte, die letztlich eher einen symbolischen Wert hat, als dass sie rational zu begründen ist. Formelle Regeln indes sind bewusst aufgestellt und können oft sogar rechtlich eingefordert werden. Sichtbare Insignien des Erfolges sind bspw. Arbeitszimmer, die je nach Größe und Ausstattung die Bedeutung des Inhabers für das Unternehmen signalisieren. Ungekrönte Meinungsmacher sind Mitarbeiter, die zwar keine hohe Funktion im Unternehmen haben, aber extrem gut vernetzt und lange im Unternehmen sind, eventuell viele Details über andere Mitarbeiter kennen und somit in der Lage sind, Entscheidungen quasi aus dem „Untergrund" zu beeinflussen oder sich entsprechende „Nischen" im Unternehmen zu schaffen.

Gemeinhin wird die Summe dieser Mechanismen als Unternehmenskultur bezeichnet. Jedes Unternehmen verfügt über eine solche Kultur und alle diese Merkmale der Unternehmenskultur sind auch in den OP-Bereichen bestens bekannt. Dort sind eher konstruktive bzw. destruktive, gesteuerte bzw. eher zufällige oder für den Erfolg wichtige bzw. eher belanglose Kulturansätze bekannt.

Gerade Krankenhäuser, deren Umfeld beeinflusst wird von stark ausgeprägten Wandlungsanforderungen und sehr hohem ökonomischem Druck, scheinen das Thema Unternehmenskultur eher zu vernachlässigen oder zumindest dessen Bedeutung nicht ausreichend in ihr Kalkül einzubeziehen – meist fehlt ihnen zugegebenermaßen als „Getriebene" die Zeit. Dieses Phänomen betrifft insbesondere den OP-Bereich.

Ein gängiges Mittel, um sich heute dem Thema Unternehmenskultur zu nähern, ohne aber wirklich den Kern des Epizentrums des Problems zu erreichen, verbirgt sich hinter dem Schlagwort CI (**Corporate Identity**). Meist wird hier aus einem durchaus sinnvollen und sehr langwierigen Prozess, der aus dem so genannten Corporate Behaviour (das tatsächliche Unternehmensverhalten in der externen und internen Wahrnehmung), der Corporate Communication (Art der Vermittlung der Unternehmenspersönlichkeit nach innen und außen) und dem Corporate Design (die visuellen Träger der Unternehmenspersönlichkeit) besteht, eben das letztgenannte herausgegriffen, da es kurzfristig und mit großer Auswirkung umzusetzen ist. Werbefachleute entwickeln Namen, Logos oder Merchandising-Artikel (z. B. in der Geburtshilfe), Unternehmensleitbilder oder Zertifikate werden sichtbar aufgehängt und Internet-Auftritte aufgepeppt, wobei der OP-Bereich oder das OP-Management aktuell noch relativ selten seinen Platz im Gesamtauftritt eines Krankenhauses findet.

Die Frage allerdings, ob sich eine Unternehmenskultur als produktiv oder destruktiv erweist, wird im Wesentlichen von zwei Faktoren entschieden. Zum einen der Frage, ob das Unternehmen der Wertigkeit der Unternehmenskultur einen adäquaten Stellenwert beimisst, was sich bspw. an den zur Verfügung gestellten Ressourcen ablesen lässt. Ein gängiges Beispiel ist hier die fortwährende Diskussion zwischen Krankenhausleitungen und den verschiedenen OP-relevanten Berufsgruppen, ob und wie viel Zeit dauerhaft für eventuelle Teambesprechungen oder Weiterbildungen während der Arbeitszeit eingeplant werden soll. Zum anderen stellt sich die Frage, ob die verantwortlichen Führungskräfte über eine ausreichende „Kinderstube" verfügen, die bei ihnen ein beispielhaftes, nachhaltiges und werteorientiertes Handeln (über Werte wie Integrität, Verlässlichkeit oder Verbindlichkeit) zulässt. Auf das OP-Management bezogen bedeutet dies, dass eine Kernanforderungen an den OP-Manager oder den OP-Koordinator gerade dieses werteorientierte Handeln sein muss, was diese nicht selten zwischen die Fronten verschiedenerer Interessen geraten lässt.

Als konstruktive Unternehmenskultur kann übrigens der kulturelle Ansatz verstanden werden, bei dem sich Veränderungen in der Unternehmenskultur positiv auf das erzielte Ergebnis eines Unternehmens auswirken. Eine produktive Unternehmenskultur begründet somit Identität, vermittelt Sinn und Motivation, stiftet Konsens, ermöglicht Orientierung bzw. Koordination und eröffnet bzw. fördert Lernpotentiale – alles das, was wir im OP-Bereich benötigen.

Unternehmenskultur wird oft mit dem Begriff Corporate Culture gleichgesetzt. In der Literatur finden sich viele Definitionen, wobei die Erklärung, dass es sich hierbei um die „Grundgesamtheit gemeinsamer Werte, Normen und Einstellungen, welche die Entscheidungen, die Handlungen und das Verhalten der Organisationsmitglieder prägen" wohl den Kern sehr prägnant trifft.

Generell fußt jede Unternehmenskultur auf Basisannahmen wie **Wert- und Denkmuster**, Interpretationsaktivitäten, der Erfassung von Realitäten, der Natur des Menschen oder daraus ableitbaren Verhaltensorientierungen. Darauf aufbauend entwickeln sich Werte und Normen, Zeichen, Symbole oder Rituale, in denen sich die Basisannahmen ausdrücken und sie gleichzeitig vermitteln und stabilisieren.

Einer produktiven Unternehmenskultur können vier wesentliche Funktionen zugeordnet werden, die Koordinations-, Motivations-, Identifikations- und Profilierungsfunktion. Jede dieser Funktionen hat ökonomische Effekte in unterschiedlichsten Ebenen.

Koordinationsfunktion

Die Koordinationsfunktion besagt, dass die Bereitschaft der Mitglieder einer Organisation, an den internen Prozessen der Aufbau- und Ablauforganisation des Unternehmens konstruktiv mitzuwirken durch die Unternehmenskultur wesentlich beeinflusst wird.

Mitarbeiter, die nicht in eine gemeinsame Kultur eingebunden sind, diese nicht erkennen oder über keine ausreichende Kommunikationsebene mit Kollegen oder Vorgesetzten verfügen, werden schlechte oder defizitäre Prozesse nicht verändern wollen, eventuelle Fehler nicht melden oder eigene Ideen nicht in den Arbeitsprozess einbringen.

Ein schönes (zugegeben plakatives) Beispiel hierfür ist „der Pizzaschachteltest". Man lege Freitagabend eine leere Pizzaschachtel in den Umkleideraum eines OP-Bereiches. Nicht selten liegt diese Pizzaschachtel noch am Montagmorgen am selben Ort. Die Funktionspflege befragt, warum sie diese Schachtel nicht entfernt hat, wird wahrscheinlich auf die desolate Personalsituation am Wochenende hinweisen. Die ärztlichen Mitarbeiter werden brüsk beschreiben, dass sie jetzt nicht auch noch für Reinigungsarbeiten verantwortlich sind und der (meist outgesourcte) Reinigungsdienst wird darauf verweisen, dass dieser Bereich am Wochenende nicht auf ihrem Putzplan gestanden hat. Alle betroffenen Mitglieder des OP-Bereiches haben sicherlich gute Gründe. Sie sehen aber nicht – oder sie interessiert es nicht –, dass das ganze Wochenende einen eher unordentlichen Eindruck auf andere Mitarbeiter oder eventuelle Besucher hinterlässt.

Gerade aber unter den aktuellen, stets veränderten Anforderungen auch an OP-Bereiche ist es unabdingbar, über Mitarbeiter zu verfügen, die in der Lage und willens sind, vorhandene Prozesse geänderten Rahmenbedingungen anzupassen, zu verbessern und somit permanent zu hinterfragen.

Berufsübergreifende Anforderungsbeispiele aus dem OP-Alltag hierfür gibt es viele, wie

- die Analyse vorhandener Prozesse,
- die Gestaltung von Verfahrensanweisungen oder Behandlungspfaden,
- die Implementierung von Fehlerkultur und Riskmanagement,
- die Erschließung neuer Behandlungs- oder Servicefelder,
- die Umsetzung gesetzlicher Vorgaben oder
- die Reaktion auf geänderte Patienten- bzw. Klientenanforderungen.

Eine destruktive Unternehmenskultur in Bezug auf die Koordinationsfunktion erkennt man übrigens oft daran, dass es innerhalb der Mitarbeiterschaft des Unternehmens keine „Täter", sondern nur „Opfer" gibt, und dass diese „Opfer" aber eine sehr gute Kenntnis davon besitzen, was der jeweils andere falsch macht.

Motivationsfunktion

Die Motivationsfunktion der Unternehmenskultur besteht darin, dass der einzelne Mitarbeiter eine Sinnhaftigkeit seiner Arbeit erkennt. Anerkanntermaßen wird das Empfinden der Sinnhaftigkeit der Arbeit nur kurzfristig durch monetäre Anreize gesteuert. Langfristig und nachhaltig sind es die Eigenverantwortung, die Wertschätzung oder das Gefühl, gebraucht zu werden, die dem Mitarbeiter die notwendigen Erfolgserlebnisse zur Motivation verschaffen.

Nicht umsonst gehen fast alle Theorien zur Beschreibung des Mobbings oder des Burnouts davon aus, dass ein wesentlicher Auslöser hierfür in einer gestörten Motivation des Mitarbeiters, der Kollegen oder des Vorgesetzten liegt. Während im Laufe der unterschiedlichen Mobbingphasen eher versteckte Kosten für ein Unternehmen entstehen (Minderleistung, kurzfristige Ausfälle etc.), sind die Kosten beim Burnout direkt sichtbar (Langzeiterkrankung, Stellenwiederbesetzung etc.) und können ein Unternehmen erheblich schwächen.

Es liegt auf der Hand, dass zwischen der Motivation eines Mitarbeiters und der Kultur in einem Unternehmen ein enger Zusammenhang besteht. Hauptansatzpunkte zur nachhaltigen Gewährleistung von motivierten Mitarbeitern liegen u. a. im **Führungsverhalten** von Vorgesetzten und in der Teamorientierung der Mitarbeiter. Die verbindliche Festlegung von Führungsstilen für alle Vorgesetzten und deren Weiterentwicklung bzw. Evaluation ist hierbei sicherlich eine Kernaufgabe. Für den OP-Bereich gilt, dass sich diese Anforderung an Führungsstile nicht alleine auf die OP-Säle fokussieren kann, sondern natürlich für alle anderen Leistungsbereiche zu gelten hat. Somit scheint dies ein Thema zu sein, was vom OP-Management nicht singulär vorangetrieben werden kann, sondern eine zentrale Aufgabe der Krankenhausleitung ist. Das OP-Management sollte dies aber von der Krankenhausleitung einfordern.

Oft findet übrigens gerade im ärztlichen Bereich eines Krankenhauses überhaupt keine bewusste und zielgerichtete Personalführung statt, da sich die leitenden Ärzte in keiner Ausbildungsphase (im Gegensatz zur Pflege) mit diesem Thema auseinandersetzen mussten, geschweige denn die Führungsfähigkeiten auf den Prüfstand gestellt wurden. Eine gewisse Überforderung des Führenden im Führungsverhalten führt dann nicht selten zu einer eher destruktiven Unternehmenskultur. Auch in diesen Fällen sind die Auswirkungen oft konkretisierbar und schaden dem Krankenhaus. Ein häufiges Beispiel aus der Praxis ist, dass bspw. ein Oberarzt eine Klinik aus Frustration verlässt, in die Niederlassung im Umfeld des Krankenhauses geht und als erstes dafür sorgt, dass seine Praxis seinem „alten" Chef keine Patienten mehr zuweist.

Die bereits oben erwähnte aktive Förderung der Unternehmenskultur bei großen japanischen oder amerikanischen Unternehmen fußt zu einem großen Teil auf der Vorgabe, nur Stellenbewerber in leitende Positionen das Unternehmen zu holen, die fundierte Führungskompetenzen nachweisen können und die in die bereits vorhandene Unternehmenskultur auch passen. Hierzu gehören auch eine intensive Beteiligung der betroffenen Mitarbeiter an der Bewerberauswahl und das dazu gehörige Mitspracherecht. Welcher Oberarzt oder welcher OP-Manager wird heute bspw. in die Auswahl eines chirurgischen Chefarztes einbezogen? Immerhin hinterfragen inzwischen immer mehr Krankenhäuser nichtmedizinische, soziale oder ökonomische Kriterien, wenn es um die Besetzung einer Chefarztposition geht.

Identifikationsfunktion

Die Identifikationsfunktion besagt, dass die Mitglieder eines Unternehmens mit den Inhalten und der Außenwirkung so übereinstimmen, dass sie den Wunsch haben, ihr Unternehmen gegenüber Dritten positiv zu positionieren. Zum Ausdruck kommt dies i. d. R. durch ein Zugehörigkeitsgefühl, das das Image und den Stellenwert der eigenen Person mit dem des Unternehmens in Zusammenhang bringt. Es ist eben für das eigene Image wesentlich interessanter für Porsche zu arbeiten als eventuell für irgendeinen koreanischen Autoanbieter.

Die Identifikationsfunktion ist ein klassisches Merkmal der Unternehmenskultur und hilft – bei positiver Ausprägung – einem Krankenhaus sehr, konkret Geld zu sparen. So liegt es auf der Hand, dass Unternehmen mit einer hohen Identifikation der Mitarbeiter bspw.

- geringere Kosten der Personalbeschaffung aufweisen, da diese über viele Initiativbewerbungen verfügen und Stellenausschreibungsverfahren schneller abzuwickeln sind,
- geringere Reaktionskosten (das Unternehmen muss auf Kündigungen oder innere Kündigungen reagieren) aufwenden müssen, da die Fluktuationsrate i. d. R. niedriger ist,
- Marketingkosten einsparen, da die Mitarbeiter eine positive Mund-zu-Mund-Propaganda auslösen,
- weniger Kosten der Patientenreklamationen vorweisen, da die Wahrnehmung eventueller Defizite von den Mitarbeitern eher aufgefangen werden oder
- geringere Kosten für die externe Wissensbeschaffung haben, da die Mitarbeiter eher bereit sind, ihr Wissen dem Unternehmen oder anderen Mitarbeitern zur Verfügung zu stellen.

Alles übrigens Themen, die aktuell die OP-Bereiche – im Hinblick auf die Personalvorhaltung sowohl im ärztlichen als auch im pflegerischen Bereich – massiv betreffen.

Gerade die Identifikation der Mitarbeiter mit einem Unternehmen zu erreichen, ist ein langwieriger Prozess, der permanent hinterfragt werden muss. Unterschätzt wird häufig, dass oft die ersten Wochen eines Mitarbeiters in einem Unternehmen seine langfristige Identifikation mit diesem wesentlich beeinflusst. Interessant ist, dass laut OP-Barometer 2015 die Zufriedenheit der Funktionspflege im OP i. d. R. bei den Mitarbeitern am höchsten ist, die erst relativ kurz (zwischen 1 und 5 Jahren) im OP-Bereich arbeiten.

Profilierungsfunktion

Die Profilierungsfunktion der Unternehmenskultur besteht darin, dass sich das Unternehmen und somit auch seine Mitarbeiter von anderen Unternehmen im Hinblick auf das Leistungsangebot oder die Leistungsqualität abgrenzen. Hier sind **innovative Konzepte** und **kreative Angebote** vom Unternehmen gefragt, in denen sich die Mitarbeiter quasi „sonnen" und eine weitere Identifikationsmöglichkeiten ziehen können.

Bei der Profilierung handelt es sich um einen wesentlichen Teil der konstruktiven Unternehmenskultur. Zum einen ist Voraussetzung, dass die Führung kommuniziert, gegenüber welchen Wettbewerbern oder Märkten eine Profilierung erfolgen soll (regional, qualitativ etc.) und die angestrebte Profilierung natürlich auch einen realen Hintergrund hat. Zum anderen kommt bei dieser Funktion der Leitsatz „tue Gutes und rede darüber" zum Tragen – sprich, eine gute Profilierung kann auch durch ein professionelles Marketing erfolgen.

Der ökonomische Reiz der Profilierung besteht aus den Möglichkeiten,

- verstärkt potentielle Patienten oder Klienten auf sich aufmerksam zu machen,
- Patienten und Klienten anderer Anbietern an sich zu binden,
- neue oder zusätzliche Zuweisermärkte einfacher zu erobern,
- Kooperationen mit anderen im Sinne des Unternehmens besser zu beeinflussen (z. B. mit Belegärzten) oder auch
- Experten an das Unternehmen und somit auch an den OP-Bereich zu binden.

Gerade die Profilierungsfunktion ist es aber, die die Schattenseiten einer bewussten Unternehmenskultur aufzeigt. Wird nämlich eine im Markt verankerte Profilierung nicht stetig hinterfragt bzw. aktualisiert oder besteht diese nicht mehr, bzw. nur noch in Teilen, kann die Profilierung zum Bumerang werden. Patienten, Kunden, Zulieferer, Bewerber oder Mitarbeiter fühlen sich von dem Unternehmen getäuscht und werden ihr Handeln daran ausrichten.

Gründe, eine Unternehmenskultur zu missbrauchen, gibt es viele. Am häufigsten geschieht dies wohl gerade in den OP-Bereichen dann, wenn

- das Gesamtinteresse des Unternehmens nicht ausreichend definiert wurde und somit Interpretationsspielräume offen bleiben,
- die Einzelinteressen der Klinikleitungen über dem Gesamtinteresse des OP-Bereichs stehen,
- einzelne Mitarbeiter oder Berufsgruppen Angst vor Veränderungen haben oder
- die Führung bzw. das OP-Management sich bei unliebsamen Entscheidungen hinter einer vermeintlichen Unternehmenskultur versteckt.

11 Konfliktbewältigung im OP

Konflikte entstehen in jedem sozialen Gebilde, in dem Menschen mit unterschiedlichen Interessen als Individuen oder sozialen Gruppierungen aufeinandertreffen und diese Interessen in unterschiedlicher Weise individuell oder institutionalisiert durchzusetzen versuchen. Der OP ist sicherlich ein extrem konfliktbeladener Bereich, in dem diverse **Interessenkonflikte** auf unterschiedlichsten Ebenen gelöst oder zumindest bearbeitet werden müssen.

Während die Geschäftsführung eines Krankenhauses i. d. R. als interner Leistungsanforderer ein bestimmtes Marktinteresse – nämlich möglichst viele und erlösstarke Operationen mit den vorhandenen Ressourcen zu generieren – im OP-Bereich verfolgt, können die operierenden Kliniken als so genannte Leistungsverursacher bezeichnet werden. Ihr Interesse ist es, vorhandene OP-Ressourcen individuell nutzen zu können, um den Bedarf an Operationen (externe Leistungsanforderung) quantitativ und qualitativ hochwertig abdecken zu können. Das Interesse der operierenden Kliniken kann also als **Partialinteresse** bezeichnet werden. Die Leistungsverursacher möchten für ihre eigene Klinik (meist ohne Blick auf die anderen Kliniken) die besten Rahmenbedingungen zur Leistungserbringung vorfinden, ihnen fehlt i. d. R. jedoch ein OP-Bereichsinteresse.

Anders verhält es sich bei den so genannten Dienstleistern im OP-Bereich. Die Anästhesie, die OP-Pflege und die Anästhesiepflege stellen diese Dienstleister für alle operierenden Kliniken dar. Sie vertreten i. d. R. kein Partialinteresse für eine Klinik, sondern sind eher am gesamten OP-Bereich interessiert. Denn nur wenn dieser gut strukturiert und organisiert ist, können ihre Interessen dort ausreichend wahrgenommen werden. Neben diesen OP-Bereichsinteressen verfolgen die Dienstleister im OP-Bereich aber zusätzlich **Individualinteressen**, entweder für ihre eigene Berufsgruppe oder für den einzelnen Mitarbeiter.

Das OP-Management kann eigentlich kraft Amtes weder Partial- noch Individualinteressen der einzelnen Mitarbeiter bzw. Berufsgruppen oder seine eigenen Individualinteressen vertreten, sondern ist ausschließlich OP-**Bereichsinteressen** verpflichtet. Dieser Umstand macht es dem OP-Manager oder -Koordinator oft schwer, die notwendige Akzeptanz zu finden und schwört naturgemäß bestimmte Konflikte herauf. Für die meisten Mitarbeiter sind die Bewertung und die Akzeptanz der Wirksamkeit des OP-Managements meist nämlich daran geknüpft, inwieweit die eigenen Partial- oder Individualinteressen von diesem berücksichtigt werden.

So ist es kein Geheimnis, dass gute und diplomatisch geschickte OP-Manager zuerst einmal die jeweiligen Interessenlagen kennen und die Befriedigung bestimmter Partial- oder Individualinteressen gleichmäßig und gerecht auf die jeweiligen Berufsgruppen oder Nutzer verteilen. Im Gegenzug gibt er aber dann wiederum anderen Partial- oder Individualinteressen nicht nach und richtet seine

Tätigkeiten wie bei einer Waage letztlich so aus, dass das OP-Bereichsinteresse gewahrt bleibt – man nennt es das Prinzip „Zuckerbrot und Peitsche".

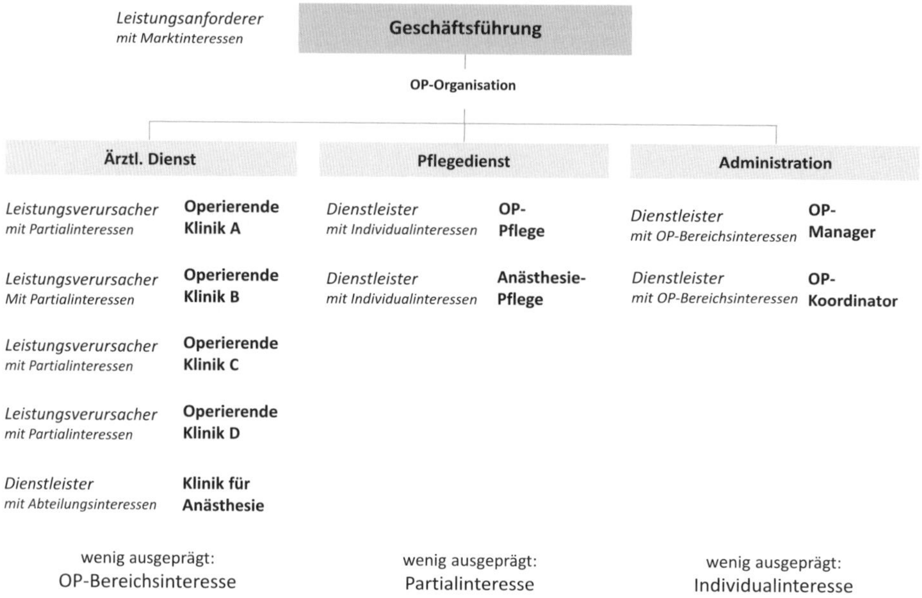

Abb. 64: Unterschiedliche Interessen in der OP-Organisation

Betrachtet man die Möglichkeiten, wo überall im OP-Bereich Konflikte entstehen können und welche hohen Anforderungen im Rahmen der Konfliktbewältigung an das OP-Management gestellt werden, so ist jedem OP-Manager oder OP-Koordinator geraten, sich nur in Konflikte einzumischen, deren Bewältigung auch von seinem Arbeitsauftrag abgedeckt ist.

Sehr leicht gerät das OP-Management in Konfliktsituationen, zu deren Lösung es keinen wirklichen Beitrag leisten kann, da klinik- oder abteilungsinterne Vorgaben verletzt werden. Ordnet bspw. der Chefarzt einer Klinik seinen nachgeordneten Mitarbeitern an, dass diese einen gewissen Zeitraum vor der Operation im OP-Saal zu erscheinen haben oder steht dieses so in der OP-Satzung, so ist die Beachtung dieser Anordnung durch den ärztlichen Mitarbeiter nicht vom OP-Management einzufordern, sondern vom betroffen Chefarzt selbst. OP-Manager und -Koordinatoren sind nicht die Erzieher von Mitarbeitern, sondern sie achten auf die Umsetzung festgelegter Maßnahmen und Prozesse. Die Praxis zeigt, dass sich OP-Manager bzw. OP-Koordinatoren vieler Konflikte annehmen, die sie besser an die tatsächlichen Konfliktverantwortlichen delegieren sollten. Oft haben sie dann nicht mehr die notwendige (Durchsetzungs-)Kraft, die entscheidenden – OP-organisationsrelevanten – Konflikte auch zielgerichtet bearbeiten zu können.

Die Skizzierung möglicher Konfliktebenen im OP-Bereich zeigt zwei Ebenen. Zum einen gibt es die **horizontale Ebene**, die sich auf unterschiedlichen Hierarchiestufen manifestieren kann. Zum anderen ist die **vertikale Konfliktebene** zu nennen, die sich zwischen den Hierarchiestufen abspielt.

Während operative Konflikte häufig horizontal direkt von den Mitarbeitern im OP-Bereich ausgetragen werden, gibt es eine Auseinandersetzung mit schwerwiegenderen Konflikten dann oft auf der nächsthöheren, der Leitungsebene. Deren Inhalte können sowohl operativer als auch struktureller Natur sein. Ausschließlich strukturelle Fragestellungen oder berufsgruppenspezifische Konflikte werden meist auf Führungsebene des Krankenhauses ausgetragen, wobei nicht selten mögliche Konfliktlösungen von der singulären Führung, dem Geschäftsführer eines Krankenhaus (wenn vorhanden), moderiert oder Lösungswege vorgegeben werden.

Vertikale Konflikte finden zwischen den horizontalen Ebenen statt, d. h. es geraten Mitarbeiter unterschiedlicher Berufsgruppen und Hierarchien in eine Konfliktsituation. Beispielhaft können hier Konflikte zwischen einem Chefarzt und einer OP-Pflegekraft oder auch zwischen dem OP-Management und einen Oberarzt genannt werden.

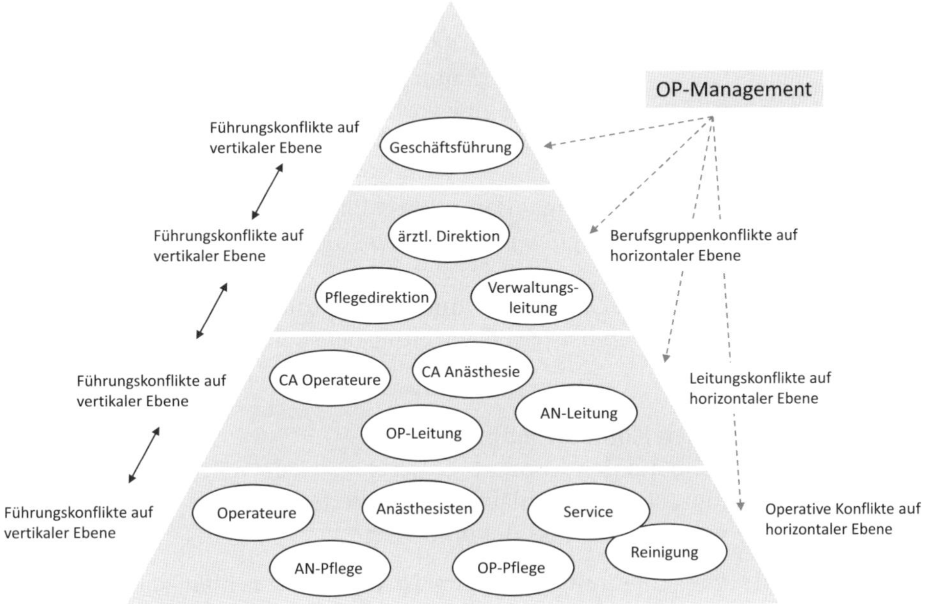

Abb. 65: Die Konfliktpyramide in der OP-Organisation

Das OP-Management ist nun mit allen Ebenen möglicher Konflikte konfrontiert und tut gut daran, nur die Konflikte aufzunehmen, deren Lösungsanforderungen in einer verbindlichen Unterlage dokumentiert sind. Kein Richter fällt Urteile ohne eine entsprechende Rechtsgrundlage und wenn er es doch täte, wäre er angreifbar und unglaubwürdig. Er hat allerdings einen Ermessensspielraum, den er kennen bzw. nutzen muss und der ihm auch von seinem Dienstherrn zur Verfügung gestellt wird; Gleiches gilt im übertragenen Sinne für das OP-Management. Der OP-Manager benötigt bei seinen Entscheidungen verbindliche Regelungen und einen Handlungsspielraum, der bei Konflikten nicht jederzeit von einer Konfliktpartei in Frage gestellt bzw. unterlaufen werden darf. Nur so kann er Konflikte lösen.

Als hilfreich hat es sich bewährt, Konflikte in einer Art „**Konfliktliste**" zu beschreiben und zu bewerten, um Konfliktsituationen besser abarbeiten zu können und die Reaktion auf Konflikte unaufgeregter zu steuern.

Folgendes könnte in einer Konfliktliste vermerkt werden:

Art der gängigsten Konflikte mit dem OP-Management

- Welche Konflikte tauchen wo am häufigsten auf?
- Welcher Konflikt hat welche Wertigkeit für die OP-Organisation?

Regelung von Prozessen im Rahmen der OP-Organisation zur Konfliktbewältigung

- Welcher Konflikt kann nur über Arbeitsverträge gelöst werden?
- Welcher Konflikt kann mit Hilfe der OP-Satzung geregelt werden?
- Welcher Konflikt kann mit sonstigen Verfahrensanweisungen geregelt werden?
- Welche Dienstanweisungen sind vorhanden, um einen Konflikt zu entscheiden?
- Gibt es informelle Regelungen, die eine vorläufige Konfliktlösung unterstützen?

Auftauchen der Konflikte

- Welche strukturellen oder organisatorischen Engpässe löst der Konflikt aus?
- Was sind die gängigsten Argumentationen der Konfliktauslöser/was die Gegenargumente?
- Welcher Konflikt liegt in einer individuellen Dispositionen begründet?
- Welcher Konflikt liegt in der jeweiligen Aufgabenstellung begründet?

Umgang mit Konflikten

- Wie zeitnah werden Konflikte aufgegriffen?
- Wie wird von wem auf den Konflikt reagiert?
- Welche Eskalationsstufen durchläuft der Konflikt?
- Wo wird von wem der Konflikt dokumentiert?

Im Rahmen des Umgangs mit Konflikten ist darauf zu achten, dass Konflikte sofort nach ihrem Auftreten strukturiert bearbeitet und aus der Welt geschafft werden. Häufig gären – grade in OP-Bereichen – Konflikte, die irgendwann beim kleinsten Anlass eruptiv nach außen getragen werden und dann kaum noch zu beherrschen sind. Dies gilt gerade bei persönlichen Herabwürdigungen oder Verunglimpfungen.

Das Führen einer derartigen Konfliktliste hat den Vorteil für das OP-Management, dass häufig wiederkehrende Konflikte als solche erkannt und eliminiert werden können. Auch ist es einfacher, diese Konflikte bspw. in der OP-Konferenz anzusprechen und verbindlich zu regeln, indem entweder der jeweils betroffene Prozess neu oder konkreter dokumentiert wird oder die strukturellen bzw. organisatorischen Schwachstellen „entschärft" werden, die den Konflikt jeweils auslösen. Als letztes wesentliches Argument für eine Konfliktliste ist noch zu nennen, dass sich neue Mitarbeiter des OP-Managements schneller und gezielter in die vorhandenen Konfliktstrukturen einarbeiten können und eventuell bereits Verhaltensmaßnahmen für einen konkreten Konfliktfall erhalten.

12 Der Einsatz von EDV zur Unterstützung des OP-Managements

Nicht nur ständig ansteigende Dokumentationsanforderungen aus dem GSG, sondern auch die Notwendigkeit in einem verstärkt konkurrierenden Markt, Leistungsprozesse im Krankenhaus zeitnah steuern, bewerten und somit optimieren zu können, erfordert den „flächendeckenden Einsatz" von **EDV-Systemen**. Die Suche nach diesen Systemen und deren Integration gestaltet sich in der Regel schwierig und haben manches Krankenhaus schon viel Lehrgeld bezahlen lassen. Genauso wie es eine Vielzahl in unterschiedlichste Leistungsprozesse eingebundene Leistungserbringer im Krankenhaus gibt – vom Pförtner bis zum Chefarzt, vom Medizintechniker bis zur Krankenschwester, vom Kostencontroller bis zum Küchenchef, gibt es auch eine Vielzahl unterschiedlicher Anforderungen an die EDV-Systeme, die diese Leistungsprozesse abbilden und unterstützen.

Dem gegenüber steht ein Anbietermarkt an EDV-Systemen, der massive Probleme hat, diesen Anforderungen gerecht zu werden. Dies mag zum einen daran liegen, dass aufgrund eines vergleichsweise geringen und inhomogenen Nachfragerpotenzials (ca. 2.200 Krankenhäuser) die Investitionsbereitschaft der Anbieter in Krankenhaus-EDV-Systeme als relativ gering erachtet werden kann. Zum anderen aber liegen diese Probleme begründet in einem sehr spezifischen Anforderungsprofil an derartige Systeme. Wer ein gutes und leistungsfähiges EDV-Verfahren zur Aufnahme und Abrechnung von Patienten anbieten kann, kann diese Kenntnisse noch lange nicht nutzen, um beispielsweise ein hochwertiges Verfahren zur Planung, Dokumentation und Abrechnung von Operationsleistungen anzubieten.

Dieses, und die Tatsache, dass die so genannten **Produktzyklen im EDV-Softwarebereich** ständig kürzer werden, verleitet gerade neu in den Markt drängende Anbieter verstärkt mittels professioneller Akquisition unausgereifte oder unvollständige EDV-Systeme in den Krankenhäusern zu platzieren. Solche Systeme werden dann auf Kosten der Anwender (hierbei zählen nicht nur monetäre Ressourcen) zur Marktreife gebracht, im Vertrauen darauf, dass, wenn ein Krankenhaus erst einmal ein Softwareprodukt gekauft und eingeführt hat, erfahrungsgemäß die „Leidensfähigkeit" mit diesem Produkt sehr hoch ist, bis der Anwender bereit ist, sich von der Software wieder zu trennen.

Viele, vielleicht sogar die meisten verunglückten Softwareinstallationen in Krankenhäusern haben anwenderinterne Gründe. So ist vorrangig die genauso irrige (und bequeme), wie falsche Auffassung anzutreffen, dass die Installation von Softwareprodukten zur Steuerung und Dokumentation von Leistungen und Leistungsprozessen bereits vorhandene Schwächen und Defizite der Leistungsorganisation und -qualität regulieren oder sogar auflösen. Dies gilt speziell auch für den OP-Bereich. Genau das Gegenteil ist in der Regel der Fall: das „Aufpfropfen" von EDV-Applikationen auf insuffiziente Leistungsstrukturen verstärkt diese und lässt auch hochwertigste EDV-Anwendungen „vertrocknen".

Ein weiterer Grund ist die so genannte „Lastigkeit“ vieler EDV-Verfahren, das heißt, die nicht ausgewogene Berücksichtigung der betriebswirtschaftlich-administrativen Vorgaben, der medizinisch-pflegerischen Interessen und der EDV-technischen Anforderungen. Diese ist sicher historisch bedingt, denn früher war EDV ein reines Interessensgebiet von Krankenhausverwaltungen. Im Laufe der Jahre verstärkten sich die Verwaltungen mit kompetenten EDV-Spezialisten, die wiederum ihr Wirken primär im Zusammenhang mit verwaltungstechnischen Aufgaben sahen.

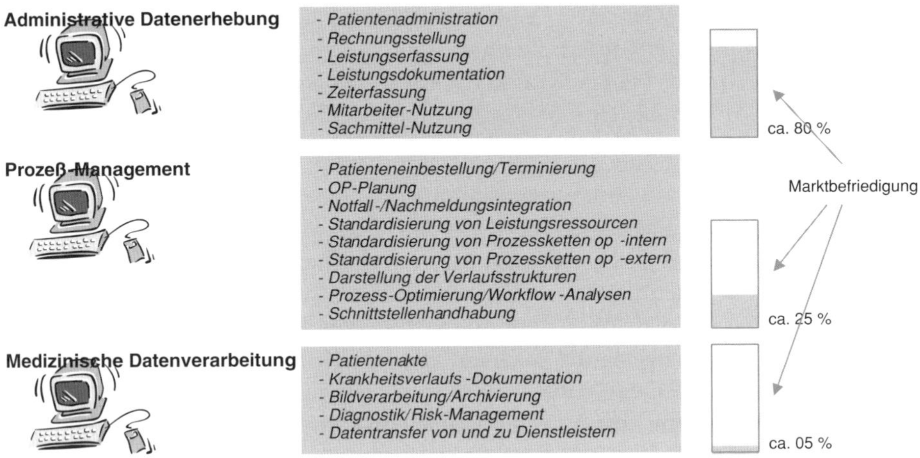

Abb. 66: Kernbereiche einer fundierten OP-DV

Erhöhte Anforderungen an die Leistungsdokumentation und neue EDV-Technologien haben jetzt verstärkt Mediziner und Pflegekräfte auf den Plan gerufen, die mit – dort oft unverstandenen – ureigenen Forderungen an Verwaltung und EDV-Abteilung herantreten. Die vielerorts – auch auf anderen Ebenen – vorgefundene Sprachlosigkeit zwischen den Bereichen und ausgeprägte Abteilungsegoismen verhelfen nicht selten auf dem Markt befindlichen Subsystemen oder „selbstgestrickten“ Lösungen zur Installation. Diese „**stand-alone-Anwendungen**“ befriedigen zwar vordergründig singuläre Interessen, haben jedoch kaum eine Chance zur langfristigen Integration in ein krankenhausweites Dokumentations- und Kommunikationssystem.

12.1 Anforderungen an das OP-EDV-System

Die Fülle der auf dem Markt angebotenen **OP-EDV-Systeme** und deren Eingabe-Philosophien stellt das OP-Management vor eine schwierige Aufgabe, wenn es um dessen Auswahl geht. Die erfassungswürdigen Inhalte einer EDV-gestützten OP-Dokumentation lassen sich aus dem Vorhergeschriebenen ableiten, es gibt jedoch einige prinzipielle Anforderungen, die es zu beachten gilt. Kernanforderung einer jeden OP-Anwendung sind:

- Daten müssen dort erfasst werden, wo sie entstehen (also auch direkt im OP-Saal),
- es ist besser, weniger Daten zu erfassen und diese gut, als viele und diese schlecht oder unvollständig,
- nicht der Anbieter sagt dem Nutzer, was er für Daten braucht, sondern der Nutzer dem Anwender,
- das OP-EDV-System muss sich der vorhandenen OP-Organisation anpassen und nicht umgekehrt (bei schlechter OP-Organisation muss diese erst verbessert und dann nach einem OP-System gesucht werden).

Auch sind klare Anforderungen an den Maskenaufbau und deren Gliederung zu stellen, denn ein OP-EDV-Verfahren wird von vielen, unterschiedlich qualifizierten oder begabten Mitarbeitern genutzt und muss die Möglichkeit bieten, neue Mitarbeiter mit möglichst geringem Aufwand schnell und unkompliziert einzuarbeiten. So zeigt die Praxis, dass sehr viele OP-EDV-Dokumentationsverfahren unübersichtlich gegliedert sind, eine Unzahl von Eingabemasken den Anwender irritieren oder deren Praktikabilität darunter leidet, dass nicht deutlich wird, welche Inhalte auf der Maske vom Anwender zur Eingabe abverlangt werden.

Oft werden gerade hoch qualifizierte Entscheider von der Vielzahl der möglichen Eingabeparameter „geblendet“, ohne sich darüber im Klaren zu sein, dass diese in der täglichen Routine und der Hektik des OP-Geschehens auch tatsächlich eingegeben werden müssen. Die Praxis zeigt, dass diese Verfahren dann durchschnittlich nur zu ca. 30 % ausgeschöpft werden und letztlich nicht die Daten zur Verfügung stellen, die man sich erhofft hat.

Deshalb ist bei der Auswahl eines Verfahrens darauf zu achten, dass die Konzeption des Verfahrens auf

- möglichst wenigen Masken zur Dateneingabe (zur Dokumentation einer Operation mit allen notwendigen Parametern sollten nicht mehr als drei Masken benötigt werden),
- einem klaren und übersichtlich gegliederten Maskenaufbau,
- einer eindeutigen Farbgestaltung und -zuordnung (viele Masken sind einfach zu bunt und somit für das Auge unnötig anstrengend),
- deutlichen Hilfs- und Suchfunktionen auf den Masken,
- praktikablen Plausibilitätskontrollen der Dateneingabe (was ist, wenn OP-Daten vor dem Geburtsdatum des Patienten liegen?) und
- verständlichen Fehlermeldungen und -vorgehensweisen auf den Masken für den Anwender

aufbaut. Ebenfalls sollte jeder Erfassungsparameter (unabhängig von der Eingabemöglichkeit mit der Maus, einem Laser-Pen, als Touch-Screen-Eingabe etc.) auch erkennbar mit der Tastatur anzusteuern sein, was die Schulung neuer Mitarbeiter erleichtert und die Abhängigkeit von diesen Sekundäreingabemöglichkeiten vermindert.

12.2 Die Auswahl von OP-EDV-Systemen und deren Einführung

Die Qualität der Auswahl eines **OP-EDV-Systems** und dessen stringente Einführung sind die wesentlichen Voraussetzungen für die Akzeptanz und Effizienz im Alltagsbetrieb. Oft finden qualitativ hochwertige OP-EDV-Systeme keine Mitarbeiterakzeptanz, weil diese unsachgemäß oder nicht mitarbeitergerecht eingeführt wurden. Oder OP-Systeme werden von den Anwendern verworfen, weil die Inhalte und Möglichkeiten der Erfassungsparameter nicht mit dem übereinstimmen, was für den Alltag tatsächlich benötigt wird.

Die vielschichtige Fragestellung, worauf nun bei der Auswahl und der Einführung eines OP-EDV-Systems zu achten ist, hängt sehr stark von den individuellen Voraussetzungen eines Krankenhauses ab. Sind die Anwender bspw. bereits gewohnt, EDV-Systeme für andere Aufgabenstellungen (Dienstplangestaltung, Arztbriefschreibung etc.) zu nutzen, steht bei der Einführung eines OP-Systems die Schulung der Bedienung eines Computers (und die Überwindung der Schwellenangst) weniger im Vordergrund. Existieren bereits konkrete Vorstellungen seitens der Mitarbeiter über die gewünschten Verfahrensinhalte, ist die Erstellung eines Anforderungskataloges weniger aufwendig.

Generell lässt sich die Vorgehensweise bei der Auswahl und Einführung eines OP-EDV-Systems in drei Abschnitte unterteilen:

a) Verfahrensplanung
b) Verfahrensauswahl
c) Verfahrensrealisierung

Zu jedem dieser Abschnitte gibt es unterschiedliche Phasen, die mit ihren Inhalten im Folgenden – quasi als Leitfaden – aufgeführt werden sollen.

a) Verfahrensplanung

Phase 1: Verfahrensidee

- Problembeschreibung:
  - auslösender Moment für das Vorhaben
  - bereits erkannte Schwachstellen
  - gegebene Rahmenbedingungen (finanziell, gesetzlich etc.)
- Abgrenzung:
  - Aufgabenstellungen, die abgedeckt werden sollen
  - Aufgabenstellungen, die nicht abgedeckt werden sollen

- Zielvorgaben:
  - gesetzliche oder kostenträgerrelevante Vorgaben
  - ablauforganisatorische Zielvorgaben
  - EDV-technische Zielvorgaben
  - Prioritätenvergabe der Zielvorgaben

Phase 2: IST-Analyse

- IST-Aufnahme:
  - welche Daten stehen für externe Anforderungen bereits zur Verfügung
  - welche Daten stehen für interne Anforderungen bereits zur Verfügung
  - welche Daten werden mehrfach erhoben
  - wer hat welchen Zugriff auf die erhobenen Daten

- Bewertung IST-Zustand:
  - welche Qualität haben die bereits erhobenen Daten
  - wo werden die Daten bereits extern verwandt
  - wo werden die Daten bereits intern verwandt
  - wo greifen die Daten bereits in die vorhandene Ablauforganisation ein

Phase 3: Anforderungen

- Eckwerte Forderungskatalog:
  - zulässige Personalbindung
  - akzeptable Bearbeitungszeiten
  - einzuhaltende Vorschriften
  - vorhandene Schnittstellen-Konzeption

Phase 4: Grobkonzeption

- Entwicklung Lösungsansätze:
  - konventionelle Möglichkeiten
  - EDV-gestützte Möglichkeiten

- Rückwirkungsuntersuchung:
  - Einfluss auf Gesamtorganisation
  - Einfluss auf interne OP-Organisation
  - Auswirkung auf Tätigkeitsprofile
  - Auswirkung auf Mitarbeitermotivation
  - Auswirkung auf Personalbedarf
  - Kosteneinflussgrößen

- Fixierung Lösungsalternativen:
  - Aussonderung nicht realisierbarer Alternativen
  - Fixierung verbliebener Lösungsansätze

Phase 5: Feinkonzeption (Pflichtenheft)

- Anforderung Informationsbedarf:
  - Stammdatenkataloge
  - Stammdateninhalte
  - Stammdatenmenge
  - Stammdatenpflege
  - Bewegungsdateninhalte
  - Bewegungsdatenmenge
  - Definition von zu erfassenden Leistungszeiten
  - Bewegungsdatenplausibilierung
  - Ort/Zeitpunkt des Datenbedarfs
- Festlegung Informationsfluss:
  - generelle Datenbankstruktur
  - Datenimportprozedere und -struktur
  - Datenexportprozedere und -struktur
  - Datenbereitstellung (Statistiken, externe Dateien etc.)
  - Daten-Zugriffsstruktur/Datenschutz
  - Datensicherungsmaßnahmen
  - Verarbeitungsprotokollierung
- Verarbeitungsregeln:
  - Einbindung in vorhandene Ablauforganisation
  - Schnittstellen Personal-/EDV-Verfahren
  - Festlegung Eingabeorte/Ausgabebedarf
  - Festlegung Eingabezeiten
  - Festlegung Eingabemitarbeiteranzahl
  - Festlegung Datenplausibilierung
  - Festlegung Datenänderungszugriff
  - Festlegung Ausfallkonzeption
- Festlegung anderer Eigenschaften:
  - System-Zuverlässigkeit
  - Maskenübersichtlichkeit/Benutzerfreundlichkeit
  - Eingabe-/Ausgabezeitverhalten
  - System-Pflegehandhabung
  - System-Übertragbarkeit

b) Verfahrensauswahl

Phase 1: Marktanalyse

- Checkliste erstellen:
  - Generelle Fragestellungen an den Anbieter
  - Fragestellungen zur benötigten Hardware

  - Fragestellungen zur benötigten Software
  - Konzeptionelle Eigengedanken des Anbieters

- Marktübersicht verschaffen:
  - Anfragen bei Standesvertretungen
  - Nachfragen bei bekannten Krankenhäusern/Mitarbeitern
  - Auswertung von Messe-/Veranstaltungsunterlagen
  - Nachfrage beim „EDV-Hauslieferant"
  - Einschaltung externer Beratung

- Präsentationsanbieter auswählen:
  - Anbieter anschreiben mit Bitte um Zusendung/Rücksendung:
    - aktuelle Programmbeschreibung
    - aktuelles Preisangebot
    - Referenzliste mit Ansprechpartner
    - ausgefülltes Pflichtenheft
    - ausgefüllte Checkliste

- Bewertung der Alternativen:
- Präsentationsanbieter auswählen nach:
  - Qualität der eingegangenen Unterlagen
  - Auswertung der Pflichtenheftangaben
  - Voranfragen bei Referenzkunden

Phase 2: Präsentation

- Begutachtung festlegen:
  - Begutachtungsteam festlegen (immer gleiches Team!)
  - Optimalen Begutachtungszeitpunkt festlegen
  - Optimalen Begutachtungsraum festlegen

- Präsentationsliste aufbauen:
  - Kompetenz des Vortragenden
  - Optischer Eindruck der Präsentation
  - Antwortqualität auf:
    - Standardfragen
    - Ausnahmefragestellungen

- Präsentation durchführen:
  - Präsentationstermin mit Anbieter abstimmen
  - Präsentationsteilnehmer einladen
  - Präsentation durchführen anhand von:
    - Pflichtenheft
    - Checkliste
    - interner Präsentationsliste

Phase 3: Anbieterverdichtung

- Vorauswahl der Anbieter:
  - Genereller Eindruck der Präsentation
  - Übereinstimmungsgrad Pflichtenheft/Präsentation
  - Übereinstimmungsrad Checkliste/Präsentation
  - Abschneiden anhand von Präsentationsliste
  - Auftauchen neuer zusätzlicher Aspekte
  - Auftauchen eines „k.o."-Kriteriums

- Begutachtung im „Echtbetrieb":
  - Fernmündliches Nachfragen in Referenzkliniken
  - Begutachtung mindestens einer Installation in einer vergleichbaren Klinik im Tagesbetrieb
  - Nachfrage nach Qualität und Verbreitungsgrad weiterer Softwareprodukte des Anbieters

- Flexibilität des Anbieters:
  - Kostenneutrale Änderungsmöglichkeiten der Software aufgrund des Pflichtenheftes
  - Flexibilität des Anbieters in Bezug auf Schnittstellen zu bereits vorhandenen Verfahren
  - Möglichkeiten von preislichen Sonderkonditionen

Phase 4: Auswahl des Verfahrens

- Präferenz der Verfahrensidee:
  - Subjektive Präferenz des einzelnen Begutachters

- Präferenzliste Erfassungsinhalte:
  - Auswertung Übereinstimmungsquote Pflichtenheft
  - Auswertung Quote zusätzlicher Eingabemöglichkeiten:
    - aktuell
    - zukünftige Anforderungen

- Präferenzliste Akzeptanz:
  - Praktikabilität und Erlernbarkeit für den Anwender
  - Tatsächliche Arbeitserleichterung
  - Einführungs- und Schulungskonzeption des Anbieters

- Präferenzliste Technik:
  - Vorhandene EDV-Systemarchitektur
  - Zukunftsorientierte Datenvorhaltung
  - Anbieterabhängigkeit bei:
    - neuen Eingabeparametern
    - zusätzlichen Auswertungen
    - Aufspielen von Updates
    - Datenbankbeschädigungen

c) Verfahrensrealisierung

Phase 1: Einführungsvorbereitung

- Verfahrensanpassung an Klinik:
  - Parametrisierung der Eingabegrundlagen nach Vorgaben aus Pflichtenheft
  - Hinterlegung von gesetzlich vorgegebenen Katalogdaten
  - Hinterlegung hausspezifischer Stammdaten
  - Aufbau interner Passwortstrukturen
  - Aufbau von Ausgabeblättern (OP-Plan, OP-Bericht etc.)
- Aufgabenverteilung intern:
  - Festlegung Stammdatenverantwortung
  - Festlegung Bewegungsdatenverantwortung
  - Benennung von System-Verantwortlichen im Bereich
    - ärztlicher Dienst
    - Pflegedienst
    - EDV
    - Verwaltung
  - Festlegung Auswertungsverantwortung
  - Festlegung Datensicherungsverantwortung
- Ablauforganisation intern:
  - Datenbereitstellungszeitpunkt aus externen Verfahren
  - Zeitpunkte der Bewegungsdatenerfassung der unterschiedlichen Bereiche
  - Zeitpunkte der Erstellung von:
    - Statistiken
    - Dokumentationsausdrucken
- Technische Vorbereitung:
  - Beschaffung und Installation der notwendigen Hardware
  - Legen der benötigten Datenleitungen
  - Aufspielen und Testen der Software
  - Aufbau und Testen der benötigten Schnittstellen
  - Erstellung eines tech. Ausfallkonzeptes

Phase 2: Schulung der Mitarbeiter

- Anwenderschulung:
  - Schulung der System-Verantwortlichen in allen Programmteilen
  - Schulung der Separatnutzer in den betreffenden Programmteilen
  - Nachschulungskonzeption
  - Einweisung und Begriffsabklärung von:
    - Programmbeschreibung
    - Nutzerdokumentation
  - Erklärung von Fehlermeldungen/-vorgehensweisen

- Technikschulung:
  - Abgrenzung der Verfahrensverantwortung im:
    - Hardwarebereich
    - Softwarebereich
    - Schnittstellenbereich
- Einweisung der EDV-Mitarbeiter:
  - Datenbankgrundlagen
  - Software-Installationsvorgang
  - Update-Installationsvorgang
  - Datensicherung und -rücksicherung
- Erklärung von Fehlermeldungen/-vorgehensweisen

Phase 3: Installation „Spielversion"

- Aufspielen mit Spieldaten:
  - Austesten der Anwendungsmöglichkeiten
  - Austesten der Anwenderfreundlichkeit/help-Funktionen
  - Austesten von Hardware-/Software-Schwachstellen
  - Simulation möglicher Anwenderfehler

Phase 4: Echtinstallation

- Testlauf unter Echtbedingungen:
  - Prüfung und Verbesserung des Eingabeverhaltens der Mitarbeiter
  - Prüfung und Anpassung der Organisationsvorgaben zur Eingabe
  - Prüfung und Verbesserung der Eingabequalität/Mitarbeiter-Motivation
  - Durchführung notwendiger Nachschulungsmaßnahmen
  - Definition von Eingabefelder (z. B. Zeiten)/Ausräumen von Begriffsunverständlichkeiten
  - Erklärung von Fehlermeldungen und deren Beseitigung
- Datenplausibilitätsprüfung:
  - Prüfen der erfassten Daten auf Datenqualität
  - Prüfen der erfassten Daten auf Datenquantität (z. B. Doppelerfassungen)
  - Prüfen von Inhalt, Rechenqualität und Akzeptanz der vorgegebenen Statistiken
- Freigabe zur Echterfassung:
  - Checkliste zur Freigabe vollständig erfüllt:
    - Hardware läuft einwandfrei (Bildschirme, Drucker etc.)
    - Software läuft einwandfrei
  - Benötigte Schnittstellen laufen „just in time"

- Lieferpflichten des Softwarelieferanten:
  - Software ist lauffähig installiert (laut Pflichtenheft)
  - Einweisung und Schulung sind abgeschlossen
  - Handbuch und Dokumentation sind vorhanden
- Vertragliche Bindung zum Softwarelieferanten:
  - Garantiebindung vorhanden
  - Hotline installiert und getestet
  - Modem-Anbindung installiert und getestet
  - Softwarepflegevertrag ist abgeschlossen
- Mitarbeiter beherrschen Handhabung des Systems
- Datenquantität und -qualität sind vom Anwender und Nutzer akzeptiert

12.3 Die Integration des OP-EDV-Systems in die gesamte Krankenhauskommunikation

Die Integration von **OP-EDV-Systemen** in die gesamte Krankenhauskommunikation ist deshalb von besonderer Bedeutung, da OP-EDV-Systeme in ihrer Praktikabilität davon leben, dass die im Krankenhaus bereits erfassten Daten dem OP-Bereich zur Dokumentation überstellt werden, umgekehrt aber auch die im OP-Bereich dokumentierten Daten wiederum anderen, nachgeordneten Systemen zur Verfügung gestellt werden können.

Fest steht, dass OP-EDV-Systeme nur dann sinnvoll zum Einsatz zu bringen sind, wenn diese in einem Datennetzwerk laufen, d. h. alle OP-Daten werden von den einzelnen Eingabeplätzen aus zentral abgelegt und sind danach an jedem anderen Eingabeplatz abrufbar.

Zur wirkungsvollen Integration des **OP-EDV-Systems** werden Daten aus zwei Ebenen der vorhandenen EDV-Anwendungen eines Krankenhauses benötigt. Die Ebenen können als

- **Patientenverlaufs-Ebene** und als
- **Administrationsdaten-Ebene**

bezeichnet werden.

Unter dem Begriff „**Patientenverlaufs-Ebene**" werden alle die Daten verstanden, die

- dem Patienten zugeordnet sind und/oder
- im Laufe eines oder mehrerer Krankenhausaufenthalte(s) für eben diesen Patienten entstehen.

Hinter dem Begriff „**Administrationsdaten-Ebene**" verstecken sich die Daten, die benötigt werden, um Leistungen oder Aufwendungen für einen Patienten definitorisch darzustellen. Dies klingt zunächst einmal relativ abstrakt, kann aber an einem einfachen Beispiel gut erklärt werden:

Um die Operation an einem Patienten dokumentieren zu können, werden als erstes bspw. die Aufnahme-Nr., der Name, das Geburtsdatum oder die derzeitige Station benötigt, um diesen Patienten zu identifizieren. Diese Daten sind im Verwaltungsrechner bereits vorhanden und können bei richtiger Integration ohne Problem dem OP-System zur Verfügung gestellt werden. Sie sind der (OP-externen) Patientenverlaufs-Ebene zuzuordnen, da sie zu diesem Patienten im Laufe seines Krankenhausaufenthaltes entstanden sind.

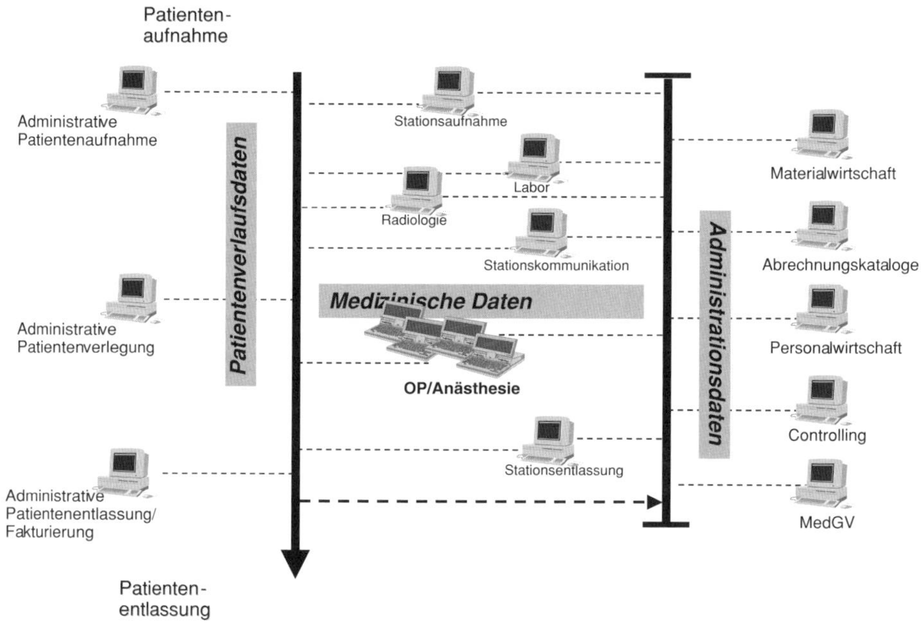

Abb. 67: Integration OP-DV-System (Beispiel)

Die Dokumentation der Operation erfordert es nun, den bereits „angezapften" Patientendaten-Pool mit weiteren Daten wie OP-Datum, OP-Fachbereich oder OP-Saal zu füllen (OP-interne Patientenverlaufs-Ebene) und somit die Informationen zu dem Krankenhausaufenthalt des Patienten weiter zu vervollständigen. Bei einer wirklichen Integration können diese Daten dann wiederum nachfolgenden Leistungsbereichen (Station, Radiologie usw.) zur Verfügung gestellt werden, wodurch deren Arbeit erleichtert wird.

Um aber die tatsächlich erbrachte Leistung oder den Verbrauch an Materialien für diese Leistung auf der Patientenverlaufs-Ebene dokumentieren zu können, muss auf vorhandene Leistungskataloge (OPS-301, EBM etc.) oder Artikelkataloge (Lagerartikel, Apotheke), sprich also auf die Stammdaten-Ebene zurückgegriffen werden. Da nicht nur der OP-Bereich seine Leistungen oder Materialverbräuche dokumentiert, sondern auch andere Bereiche, die mit den gleichen Stammdatenkatalogen arbeiten, liegt es nahe, diese zentral vorzuhalten und den jeweiligen Bereichen zur Verfügung zu stellen.

Als Daten aus der Patientenverlaufsebene werden für ein OP-System in jedem Falle die Patientenstammdaten benötigt:

- Aufnahmenummer
- Name, Vorname
- Geburtsdatum/Alter
- Geschlecht
- aktueller Patientenstatus (stationär etc.)
- aktuelle Klinik
- aktuelle Station

Optional ist es sinnvoll, weitere Angaben zum Patienten aus dem Verwaltungsrechner wie beispielsweise

- einweisender Hausarzt,
- Einweisungsdiagnose,
- Aufnahmedatum,
- Krankenkasse,
- letzte Laborwerte oder
- Telefonnummer der Angehörigen

zur Verfügung zu stellen. Da derartige Daten aber nicht unbedingt bei jedem zu operierenden Patienten zur Information im OP-Bereich benötigt werden, hat es sich bewährt, diese nicht in das Hauptmenu des OP-Verfahrens einzubinden (hierdurch würde die Maske mit den notwendigen Patientendaten nur unnötig aufgebläht), sondern als Informationsmaske hinter die Maske mit den Patientendaten zu legen und nur auf speziellen Aufruf abzufragen.

Ebenfalls aus dem Verwaltungsrechner für das OP-Verfahren zur Verfügung gestellt werden müssen alle offiziellen Leistungskataloge,

- ICD-10-Katalog,
- OPS-301-Katalog,
- EBM-Katalog und
- Abrechnungskataloge (DKG-NT, GOÄ etc.), die zwangsweise oder freiwillig zur OP-Dokumentation benötigt werden, sowie der
- Artikelkatalog aller lagerhaltigen Materialien und dem
- Artikelkatalog aller in der Apotheke vorgehaltenen Medikamente oder Materialien, um die krankenhauseinheitliche Verschlüsselung dieser Angaben zu gewährleisten.

13 Zu guter Letzt – Einführung eines OP-Managements

Wie bei der Einführung jeder Struktur- oder Organisationsveränderung, die die von den Mitarbeitern gewohnten Pfade durchkreuzt, ist es auch für den OP-Manager nicht einfach, OP-Management-Strukturen nachhaltig und wirksam zu implementieren. Wirksam bedeutet, dass diese Strukturen zumindest solange halten, bis sie Veränderungen bewirken und mögliche Potenziale heben können.

Der OP-Manager steht am Beginn seiner Tätigkeit – zumindest wenn er ein OP-Management einführen soll in den meisten Fällen vor einer riesigen Mauer an Unverbindlichkeiten, Unzuverlässigkeiten und unstrukturierten Aktivitäten. Alles Dinge, die nicht nur mit der Organisation, sondern auch mit dem Begriff Unternehmenskultur verbunden werden können. Ein Teil dieser Unternehmenskultur sollte sein, dass Regeln, die vereinbart werden, auch umgesetzt werden. Um Regeln aber sinn- und inhaltsvoll erstellen zu können, benötigt das OP-Management bestimmte Voraussetzungen, ohne die aufgestellte Regeln meist zur Prinzipienreiterei verkommen oder primär zur Durchsetzung von Eigeninteressen missbraucht werden. Grundvoraussetzung ist natürlich prinzipiell, dass ein OP-Management eingeführt ist oder wird, wobei darauf zu achten ist, dass dies ohne eine gemeinsame Willensbildung aller beteiligter Berufsgruppen, ohne die Unterstützung der Klinikleitung und ohne einen „neutral“ erhobenen Status Quo der OP-Organisation kaum zu bewerkstelligen ist.

Die Erhebung des Status Quo ist deswegen von enormer Wichtigkeit, weil er quasi einen allgemein anerkannten Ausgangspunkt der Organisationsbemühungen darstellt, an dem sich das OP-Management und die beteiligten Mitarbeiter dann wiederum im Hinblick auf Fortschritte oder Rückschritte nachvollziehbar spiegeln kann. Der Inhalt einer „Status Quo“-Erhebung sollte auf folgende Fragestellungen Antworten geben:

- Wo sind Schwächen in der OP-Organisation gegeben (z. B. zu lange Wechselzeiten)?
- Welche Ausprägung haben diese Schwächen (z. B. Ø Wechselzeit 15 Minuten länger als notwendig)?
- Welche Auswirkungen haben diese Schwächen (z. B. bei optimierter Wechselzeit eine Operation pro OP-Saal mehr)?
- Wodurch werden Schwächen verursacht (z. B. Patienten kommen zu spät von Station)?
- Wie könnten die Schwächen behoben werden (z. B. eigener Patientenholdienst aus dem OP-Bereich)?

Wichtig ist, dass die „Status Quo“-Erhebung konstruktiv abgelegt wird. Dies bedeutet, für die aufgezeigten Schwächen darf es keine Primär-Schuldigen geben und aus jeder Schwäche muss es einen Ausweg geben.

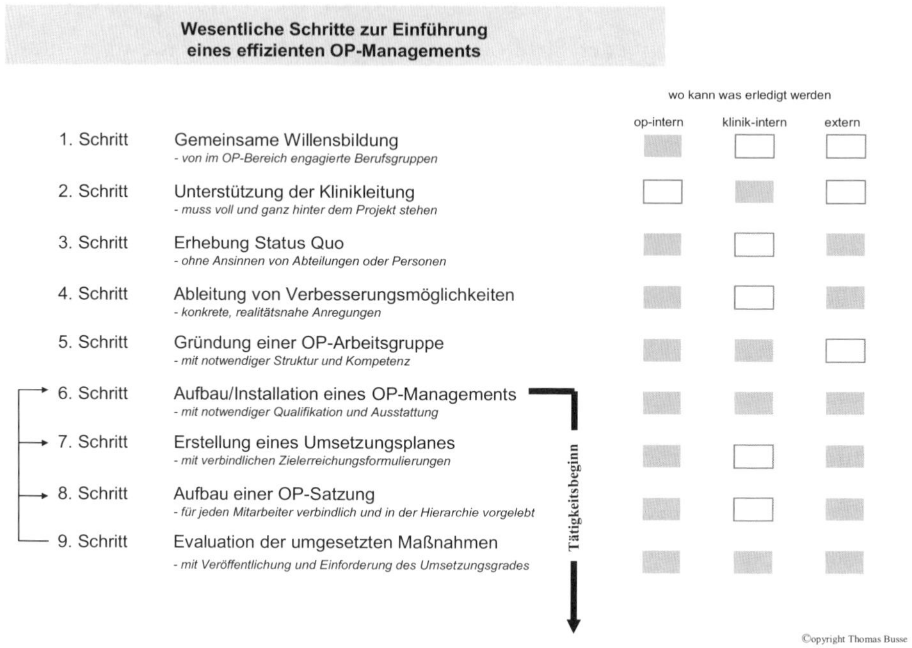

Abb. 68: Schritte zur Einführung

Der 5. Schritt sollte dann die Installation einer OP-Konferenz sein, die stringent und zielgerichtet die vorhandenen Schwächen einer Lösung zuführt und die die beschlossenen Umsetzungsmaßnahmen konsequent überwacht. Diese Arbeitsgruppe sollte professionell moderiert werden und sich eine eigene Satzung der Vorgehensweise geben. Diese Satzung ist von allen Mitgliedern und von der Geschäftsführung zu unterschreiben, damit niemand sagen kann, er sein nicht gefragt oder informiert worden.

Beispiel einer OP-Konferenz-Satzung

§ 1 Ziele und Aufgaben der OP-Arbeitsgruppe

Die OP-Konferenz hat die Aufgabe, im Klinikum … Maßnahmen der Organisations- und Qualitätsverbesserung zu

- initiieren
- koordinieren
- evaluieren

und in Absprache mit dem Ärztlichen Geschäftsführer die Umsetzung zu beschließen. Übergeordnetes Ziel ist die Einführung von effizienten und effektiven Prozessen bzw. Abläufen im zentralen OP-Trakt. Die OP-Konferenz hat die Aufgabe, weitere Verfahren zur Optimierung von Abläufen zu erarbeiten, aktuelle Problemstellungen und permanente Regelverstöße gegen die OP-Satzung und Ausführungsbestimmung zu bearbeiten und für die kontinuierliche Umsetzung der OP-Satzung Sorge zu tragen. Der OP-Konferenz obliegt die Erstellung und Fortführung eines Projektplanes und die Überwachung der beschlossenen und umgesetzten Maßnahmen. Sie ist beauftragt, die entwickelten Ergebnisse kontinuierlich und strukturiert in einem Organisationshandbuch zusammenzuführen.

§ 2 Kompetenzen der OP-Konferenz

Die OP-Konferenz hat die freie Wahl ihrer Arbeitsmethoden und Verfahren und kann in Absprache mit dem Ärztlichen Geschäftsführer eigenständig Verfahren und Abläufe festlegen. Sie übernimmt bei der Umsetzung eigenständig koordinierende Aufgaben.

§ 3 Mitglieder der OP-Konferenz

Die OP-Konferenz setzt sich zusammen aus:
- dem OP-Koordinator
- je einem operierenden Mitarbeiter pro OP-Einheit, vorzugsweise ein planverantwortlicher Oberarzt
- einem Mitarbeiter der Anästhesiologie
- je einem Mitarbeiter der OP-Pflege pro OP-Einheit, vorzugsweise die OP-Leitung
- einem Mitarbeiter der AN-Pflege, vorzugsweise die AN-Pflege-Leitung

Für diese Positionen wird jeweils eine Vertretung benannt. Die Mitglieder und die Vertretungen werden namentlich und in ihrer Funktion durch den Ärztlichen Geschäftsführer bestellt. Kann ein Mitglied nicht an der Sitzung der OP-Konferenz teilnehmen, so hat es eigenständig dafür Sorge zu tragen, dass der Vertreter daran teilnimmt.

§ 4 Arbeitsweise der OP-Konferenz

Die Sitzungen der OP-Konferenz finden nach Jahresplan 1 × monatlich statt. Bei Bedarf können weitere außerordentliche Termine anberaumt werden. Die Tagesordnung für die jeweils nachfolgende Sitzung wird grundsätzlich zu Ende einer Sitzung für die darauf folgende Sitzung festgelegt. Die Arbeit innerhalb der OP-Konferenz wird als Arbeitszeit angerechnet. Zu speziellen Fragestellungen hat die OP-Konferenz die Möglichkeit Experten einzuladen. Innerhalb der Treffen werden Verfahren zur Qualitätsverbesserung und Optimierung der Abläufe entwickelt, die Ergebnisse bewertet und dem Ärztlichen Geschäftsführer als Beschlussvorlage vorgelegt. Die OP-Konferenz ist bei Anwesenheit von mindestens 75 % der Mitglieder beschlussfähig. Eine Beschlussfassung erfolgt nur einvernehmlich. Im Falle einer Nichteinigung innerhalb der OP-Konferenz entscheidet der Ärztliche Geschäftsführer. Getroffene Beschlüsse haben verbindlichen Charakter für alle Mitglieder der OP-Konferenz und der betroffenen Mitarbeiter in den OP-Abteilungen.
Der Sprecher der OP-Konferenz ist der hauptamtliche OP-Koordinator. Er ist für die Arbeit der OP-Konferenz erster Ansprechpartner des Ansprechpartners des Ärztlichen Geschäftsführers. Die Mitarbeiter der Operationsabteilungen haben die Möglichkeit, über die OP-Konferenz Eingaben zu OP- und qualitätsrelevanten Themen zu machen.

§ 5 Ergebnissicherung

Die OP-Konferenz ist zur Sicherung der Arbeitsergebnisse verpflichtet. Verantwortlich dafür ist ein benannter Protokollant, der fortlaufend das Ergebnisprotokoll erstellt und eine LOP (Liste offener Punkte) führt und aktualisiert. Das Ergebnisprotokoll wird jedem Mitglied der OP-Konferenz und dem Ärztlichen Geschäftsführer über einen Verteiler innerhalb einer Woche nach Sitzungsverlauf zugänglich gemacht. Wird innerhalb einer Frist von 8 Tagen kein Veto zum erstellten Ergebnisprotokoll eingelegt, so gelten die getroffenen Vereinbarungen als verbindlich.

§ 6 Moderation der OP-Konferenz

Die Moderation der OP-Konferenz kann sowohl extern als auch intern erfolgen. Die Moderation wird im Vorfeld festgelegt und im Protokoll fixiert.

§ 7 Verschwiegenheitspflicht der OP-Konferenz

Die OP-Konferenz hat im Rahmen ihrer Arbeit gegenüber Dritten Verschwiegenheitspflicht zu wahren. Die Information Dritter erfolgt nach einer Konsensfindung innerhalb der Arbeitsgruppe über den Rahmen der Ergebnissicherung (Protokoll) oder vorzutragende Beschlussvorlagen.

§ 8 Satzungsbeschluss und Änderungen
Die vorliegende Satzung ist verbindlich, Änderungen bedürfen der Schriftform.

____

Unterschriften der Krankenhausleitung und der Konferenz-Teilnehmer

Aufbau eines Umsetzungsplanes im Rahmen eines Reorganisationsprojektes

		tragfähiges Konzept bis	Maßnahme umgesetzt bis	Evaluation Maßnahme
Erreichung eines morgendlichen Erst-Schnitt-Beginns um	. . .Uhr	*24. KW*	*37. KW*	*pro Quartal*
Verbesserung des monatlichen S-/N-Auslastungsgrades um	. . .%	*37. KW*	*Ende 2001*	*halbjährlich*
Abbau der geplanten OP-Saal-Nutzung nach 15:45 Uhr um	. . .%	*24. KW*	*41. KW*	*wöchentlich*
Verminderung der durchschnittlichen Wechselzeiten um	. . .%	*24. KW*	*25. KW*	*pro Quartal*
Anpassung der berufsspezifischen Arbeitszeiten im OP für	. . .alle Berufsg.	*Beginn 2003*	*26 .KW*	*3. Quartal*
" "				
" "				

Grundvoraussetzungen:

- ↳ Maßnahmen müssen von ***allen getragen*** werden
- ↳ Maßnahmenkonzept muss ***realistisch*** sein
- ↳ Umsetzungszeitraum der Maßnahmen darf die ***Organisation nicht überfordern***
- ↳ ***Erreichung*** der Maßnahme muss überprüft und ***„Umsetzungsverhinderer" kenntlich*** gemacht werden
- ↳ ***Permanente Einhaltung*** oder Verbesserungsansätze müssen überprüft werden
- ↳ ***Öffentlichkeit*** für den Erreichungsgrad der Maßnahme muss hergestellt werden

Abb. 69: Umsetzungsplan

Aufgabe der nun arbeitsfähigen Arbeitsgruppe ist es zum einen im 1. Schritt einen Umsetzungsplan für die beschlossenen Reorganisationsmaßnahmen zu erstellen, in dem die Maßnahmen, die Umsetzungszeiträume und die Überprüfungstermine benannt und verbindlich verabschiedet werden.

Zum anderen hat die OP-Konferenz die Aufgabe, **Verfahrensanweisungen** oder **Regeln** zur Organisation gemeinsam zu entwickeln, zu dokumentieren, zu kommunizieren und deren Einhaltung zu überwachen. Erfahrungsgemäß ist es in solchen Projekten nicht so schwierig die Regeln aufzustellen, sondern es scheitert meist daran, dass Regeln nicht eingehalten werden. Jeder kennt die OP-Satzung, die in der Schublade vergammelt und höchstens zur Außendarstellung bisweilen entstaubt wird.

Generell haben sich folgenden Vorgaben in der Praxis bewährt, um Regeln zum Leben zu erwecken und am Leben zu halten.

Regeln müssen

- gemeinsam erarbeitet und eindeutig bzw. verbindlich dokumentiert werden,
- sich am Machbaren orientieren,
- mit vorgegebenen Gesetzen, Verordnungen oder Richtwerten übereinstimmen und
- in ihrer Einhaltung vom ersten Tag an überprüft werden.

Ebenso ist sicherzustellen, dass

- die Ergebnisse ihrer Überprüfung allen Beteiligten periodisch und plausibel zur Verfügung gestellt werden,
- bei positiven Ergebnisabweichungen dies für alle Beteiligten positiv kenntlich gemacht wird,
- negative Ergebnisabweichungen ohne Ansinnen von Personen bewertet und in ihren Auswirkungen dargestellt werden und
- permanente negative Regelabweichungen mit Zustimmung der Beteiligten sanktioniert werden.

Abschließend zu diesem Thema hat die Erfahrung gezeigt, dass die Einführung eines OP-Managements drei Regeln folgen sollte. Zum einen sollte man mit wenigen Regeln beginnen, diese aber in voller Konsequenz durchsetzen. Zum anderen ist es ratsam, nur solche Regeln aufstellen, die man auch tatsächlich bzw. dauerhaft durchsetzen kann. Und last not least: Erlasse nie eine Regel, deren Einhaltung nicht überprüft werden kann.

14 Schlussbetrachtung

OP-Management tut not. Nur durch die klare Strukturierung von aufbau- und ablauforganisatorischen Anforderungen und deren Ausgestaltung in Form verbindlicher Vorgaben wird es dem OP-Bereich dauerhaft möglich sein, qualitativ hochwertige Leistungen in Verbindung mit einer „bezahlbaren" Kosten-/Nutzen-Relation zu erbringen.

Bezahlbar insofern, dass zum einen die finanziellen Mittel des Staates und der Krankenversicherungen zur Krankenhausfinanzierung aufgrund rückläufiger Einnahmen zunehmend knapper werden. Zum anderen aber auch, weil wachsender medizinischer Fortschritt, steigende Lebenserwartungen und die Altersstruktur unserer Bevölkerung eine Ausdehnung der quantitativen Anforderungen an die OP-Leistung erwarten lassen.

Die Anforderungen an das OP-Management bestehen im Wesentlichen aus:

- der OP-Planung
- der Koordination der Operationstätigkeiten innerhalb eines OP-Bereiches
- der effizienten Integration der Operationsleistung in den Gesamtleistungsprozess des Krankenhauses
- der Strukturierung und Überwachung der OP-Dokumentation im Hinblick auf interne Organisationsanforderungen und das externe Leistungsvermögen.

Diese Aufgaben aber sind kaum zu bewältigen, wenn die Inhalte nicht ausreichend definiert und die Anforderungen auf die jeweiligen Bereiche und Mitarbeiter des OP-Saales übertragen werden.

Dem OP-Management obliegt es, diese Anforderungen aufzustellen, sie in enger Zusammenarbeit mit den Beteiligten mit Inhalten zu füllen und die Abläufe des OP-Tages auf Basis dieser Organisationseckpfeiler zu koordinieren.

Grundlage der wirkungsvollen OP-Organisation ist die verbindliche Definition des OP-Leistungskataloges und der daraus hervorgehenden OP-Standards, wobei sich im OP-Alltag der OPS 301-Schlüsselkatalog als nicht praktikabel erwiesen hat.

Ausgangspunkt eines effizienten OP-Managements ist die OP-Planung, die wiederum aufgeteilt werden sollte in

- die kurzfristige, aktuelle OP-Planung und
- die mittelfristige OP-Planung.

Hier gilt der Grundsatz, mittelfristig so viel wie möglich, kurzfristig so wenig wie nötig. Die Qualität der OP-Planung und deren Anpassung an die tatsächlich vorhandenen Kapazitäten im OP-Bereich bestimmen entscheidend die Möglichkeiten, eine echte OP-Organisation zu betreiben. Auf einen Nenner gebracht bedeutet dies: je besser die OP-Planung, desto einfacher die OP-Organisation, desto effizienter die Nutzung der vorhandenen Ressourcen.

Haupttätigkeitsmerkmale des OP-Managements im Laufe des OP-Tages sind:

- die Organisation der Abfolge der geplanten Operationen,
- das dazugehörige Patientenmanagement,
- die Integration von Notfall- oder Nachmeldungs-Operationen,
- die zeitnahe Bereitstellung der benötigten Gerätschaften und Materialien.

Die Erfüllung dieser Aufgaben setzt die Möglichkeit einer zentralen OP-Steuerung voraus. Diese muss mit hinreichenden Kompetenzen ausgestattet werden, was nicht selten einen gravierenden Eingriff in die vorhandene OP-Hierarchie und somit den Aufbau eines anforderungsgerechten OP-Organigramms erfordert. Auch spielt deren räumliche und kommunikationstechnische Integration in den OP-Bereich eine wesentliche Rolle.

Wirkungsvoll wird diese zentrale OP-Steuerung aber nur dann, wenn durch eine ihr übertragene „Datenhoheit" alle Informationen, die zur Planung und Organisation der OP-Abläufe notwendig sind, aufgenommen und in festgelegte Organisationsabläufe umgesetzt werden können. Hierzu zählt auch der Informationsfluss zu OP-externen Leistungsstellen, die zur Durchführung einer Operation benötigt werden.

Höchste Anforderungen an das OP-Management werden vermehrt auch im Rahmen der OP-Dokumentation gestellt. Hier spielt es nicht nur eine gewichtige Rolle, die von den Krankenhausverwaltungen oder Krankenkassen geforderten Unterlagen in vollem Umfang zur Verfügung zu stellen und sich einer verstärkten Qualitätskontrolle und -sicherung zu unterwerfen.

Auch müssen Daten dokumentiert und aufbereitet werden, die es erlauben, interne Organisationsdefizite und deren Auswirkungen aufzuzeigen, um hieraus hervorgehende notwendigen Maßnahmen zur Verbesserung des Organisationsgrades einleiten zu können.

Bei allen Aufgaben und Möglichkeiten, die ein fundiertes OP-Management beinhaltet, steht und fällt dessen Wirkung jedoch mit dem Willen aller Beteiligten, Bereichsinteressen einem Gesamtinteresse unterzuordnen. Auch wird oft verkannt, dass es nicht nur wirtschaftlich sinnvoll (oder gar notwendig) ist, eine berechenbare und effiziente OP-Organisation aufzubauen, sondern dass dieses letztlich auch dem Patienten, dem sozialen Arbeitsfrieden und somit dem Image des gesamten Krankenhauses dient.

15 Begriffe und deren Bedeutung für den OP

15.1 Grundbegriffe OP-Management

Ambulantes Operieren

Ambulantes Operieren wird als Operation verstanden, bei dem der Patient die Nacht vor und nach dem Eingriff zuhause oder in einer anderen Einrichtung verbringt. Ambulante Operationen werden in Zukunft einen immer größeren Stellenwert in den Akutkrankenhäusern einnehmen, da ihre Erbringung als kostengünstiger angesehen wird als stationäre Eingriffe. Sie werden nach dem EBM (Einheitlicher Bewertungsmaßstab) abgerechnet.

Erläuterung:

Eine ambulante Operation erbringt wesentlich weniger Erlöse als eine stationäre OP. Bspw. wird 2009 eine Abrasio nach EBM ca. mit 203 EUR, als DRG jedoch ca. mit 738 EUR (Differenz ca. 72 %) vergütet. Ambulante Operationen erfordern für das OP-Management einen differenzierten Organisationsablauf, gerade was die Patienteneinbestellung, die Patientenbetreuung oder die Administration betrifft.

Aufwachraum (AWR)

Der Aufwachraum ist eine dem OP-Bereich nachgelagerte Einheit, in der frischoperierte Patienten solange intensiv überwacht und betreut werden, bis sie wieder auf die Normalstation verlegt werden können. Die personelle Bestückung des AWR erfolgt i. d. R. aus den Reihen der Anästhesie.

Erläuterung:

Dem Aufwachraum kommt insofern für die OP-Organisation ein besonderer Stellenwert zu, weil die Vorhaltung an ausreichenden AWR-Platzkapazitäten auch darüber entscheidet, ob Patienten den OP-Saal zeitnah verlassen können. Ein Problem ist auch häufig, dass der AWR als „Zwischenlager" für Patienten genutzt wird, da die Stationen diese nicht rechtzeitig aus dem OP-Bereich abholen können.

Ausleitungsraum

Der Ausleitungsraum ist ein dem OP-Saal nachgelagerter, abgeschlossener Bereich, in dem die Ausleitungsphase der Narkose des Patienten vollzogen wird, um diesen danach i. d. R. in den Aufwachraum verbringen zu können.

Erläuterung:

Das Konzept der Ausleitungsräume wird in der Praxis nicht angenommen, da – auch aufgrund verbesserter Narkoseformen – die Verbringung des Patienten für die Aufwachphase in den Ausleitungsraum keinen organisatorischen Vorteil mehr darstellt. Ausleitungsräume werden somit oft als Lagerräume genutzt.

Belegarzt

Der Belegarzt ist ein nicht am Krankenhaus angestellter Vertragsarzt, der mit diesem vertraglich vereinbart hat, seine Patienten in sogenannten Belegbetten stationär oder teilstationär zu behandeln. Der Belegarzt nutzt hierfür die Infrastruktur des Krankenhauses, erhält aber keine Vergütung durch das Krankenhaus. Ab 2005 werden für Belegpatienten gesonderte Fallpauschalen und Zusatzentgelte vereinbart.

Erläuterung:

Belegärzte stellen für das OP-Management insofern ein Problem dar, da sie auf der einen Seite eine absolute Sicherheit für OP-Termine fordern (sie müssen ihren Praxisbetrieb aufrecht erhalten), zum anderen aber nicht an der Wirtschaftlichkeit des Krankenhauses interessiert sind. Oft gibt es aus diesem Grunde Differenzen mit hausangestellten Operateuren.

Cost Center

Cost Center sind innerhalb von Unternehmen in sich abgeschlossene Teilbereiche, die über ihnen zugewiesene Budgets verfügen. Sie besitzen keinen Zugang zum Markt, da sie ihre Leistungen weder intern noch extern verkaufen können. Erlöse können somit im Gegensatz zum Profit Center nicht erwirtschaftet werden. Die Fokussierung liegt vorrangig in der Kostensteuerung.

Erläuterung:

Operationsbereiche werden heute primär als Cost Center geführt, da die verantwortlichen OP-Manager, zumindest teilweise, vereinbarte Budget-Anteile aus dem Gesamtbudget des KH erhalten. Eine eigenständige Gewinnerzielung ist nicht möglich, Ziel ist es, innerhalb der Budget-Obergrenze zu wirtschaften.

Eingriffsraum

Ein Eingriffsraum ist ein Bereich, in dem kleinere invasive Eingriffe erbracht werden können und der nicht den strengen baulichen und hygienischen Kriterien eines OP-Saals unterliegt (siehe auch RKI).

Erläuterung:

Das OP-Management sollte versuchen, kleinere Eingriffe (z. B. Schrittmacherwechsel) aus dem OP-Bereich in eventuell vorhandene Eingriffsräume zu verschieben, um die kostenintensiven OP-Kapazitäten erlösträchtiger ausnutzen zu können.

Einleitungsraum

Der Einleitungsraum ist ein dem OP-Saal vorgelagerter, abgeschlossener Bereich, in dem sowohl die Vorbereitung der Narkose am Patienten als auch die Narkose-Einleitung durchgeführt wird. Der Einleitungsraum ist i. d. R. bestückt mit einem Narkosegerät und den für eine Narkose benötigten Medikamenten bzw. Materialien.

Erläuterung:

Für die OP-Organisation ist der Einleitungsraum von Bedeutung, weil das Verbringen des narkotisierten Patienten vom Einleitungsraum in den OP-Saal als Zeitmarker „Freigabe Anästhesie" festgelegt werden kann. Auch bietet der Einleitungsraum die Möglichkeit des sogenannten überlappenden Einleitens (Patient im OP-Saal ist noch im Narkose, nächste Narkose im Einleitungsraum wird schon eingeleitet) und somit der Verringerung der Wechselzeit.

Holding-Area

Die Holding-Area ist ein dem OP-Bereich vorgelagerter Bereich, in den Patienten vor einer Operation verbracht werden, um diese dann bei Bedarf und zeitnah in den OP-Bereich einschleusen zu können. Die Holding-Area wird auch zur Narkose-Vorbereitung (meist bei Regional-Anästhesien) genutzt.

Erläuterung:

Das Konzept der Holding-Area als eine Art Pufferbereich hat sich in der Praxis bewährt und findet sich in ziemlich allen neuen OP-Bau-Projekten wieder. Umstritten ist, ob die Holding-Area vor der Patientenschleuse oder bereits im sterilen OP-Bereich angesiedelt sein soll. Auch eine Holding-Area muss zusätzlich personalisiert werden und kann sich nur durch bessere Prozess-Zeiten im OP-Bereich refinanzieren.

Hybrid-OP

Der Hybrid-OP ist ein kombinierter Operationssaal, der mit bildgebenden Großgeräten wie MRT, CT oder mit integrierten stationären bzw. mobilen Angiographie-Geräten ausgestattet ist, die eine intraoperative Diagnostik ermöglichen. Unter bestimmten Bedingungen kann der Hybrid-OP auch als reiner Diagnostikraum oder klassischer OP genutzt werden.

Erläuterung:

Das Betreiben von Hybrid-OPs ist in der Regel organisatorisch und personell aufwendiger als Operationen in klassischen OP-Sälen. Operationen in Hybrid-OPs werden aktuell nicht gesondert vergütet, so dass der Nutzen primär medizinisch gesehen werden kann. Neben den Investitionskosten sind bei der Planung somit immer auch die Folgekosten zu beachten.

Integrierte Versorgung (IV)

Der Begriff Integrierte Versorgung (IV) steht für die Vernetzung zwischen einzelnen medizinischen Versorgungssektoren. Niedergelassene Haus- oder Fachärzte erbringen Leistungen zum Beispiel gemeinsam mit Krankenhäusern. Sie kooperieren bei der Behandlung ihrer Patienten und teilen sich ein gemeinsames Budget für eine vorher festgelegte Leistung. Das Budget für diese Leistung verhandeln die Vertragspartner individuell mit einer Krankenkasse.

Erläuterung:

Gerade elektive Leistungen (wie bspw. die Hüftendoprothese) sind oft Gegenstand von IV-Verträgen nach § 140 ff. SGB V (z. B. zwischen Krankenhaus und Reha-Einrichtung). Für das OP-Management im Rahmen der OP-Dokumentation nicht unwichtig, sind bisweilen mit der Krankenkasse ausgehandelte Garantien für die Leistungsqualität.

Medizinisches Versorgungszentrum (MVZ)

Ein MVZ ist eine zur vertragsärztlichen Versorgung zugelassene, fachübergreifende Behandlungseinrichtung unter ärztlicher Leitung, in der im Arztregister eingetragene Ärzte als Inhaber (Vertragsärzte) oder Angestellte tätig sein können. Ein MVZ kann in Form einer GmbH, AG oder BGB-Gesellschaft betrieben werden. Gesellschafter eines MVZ können alle nach dem SGB V zugelassenen Leistungserbringer sein, also auch Krankenhäuser.

Erläuterung:

Regelungen zum MVZ finden sich im § 95 SGB V. Für das OP-Management bzw. Fragen der OP-Organisation spielen diese keine wesentliche Rolle. OP-Leistungen werden im Rahmen eines MVZs nicht verändert abgerechnet.

OP-Bereich

Der OP-Bereich umfasst die gesamte räumliche Sphäre, die für die Durchführung einer Operation benötigt wird. Das Betreten bzw. Verlassen des OP-Bereichs erfolgt für den Patienten durch die Patientenschleuse, für die Mitarbeiter durch die Personalschleuse. Im gesamten OP-Bereich herrschen gesonderte und festgelegte hygienische Bedingungen.

Erläuterung:

Mit Eintritt des Patienten in den OP-Bereich beginnt die Verantwortung der Mitarbeiter im OP für den Patienten. Das OP-Management hat dafür Sorge zu tragen, dass der Patient im OP-Bereich permanent physisch und psychisch optimal betreut und die Verantwortung hierfür festgelegt wird (z. B. im OP-Statut).

OP-Koordinator

Der OP-Koordinator ist zuständig für das operative OP-Management. Seine Kernkompetenz liegt in der Steuerung der Prozesse eines OP-Bereiches. Er rekrutiert sich aktuell primär aus der OP- oder Anästhesiepflege.

Erläuterung:

Kernaufgaben sind bspw. OP-Planung und Kontingenteinhaltung, Patienten-Management, OP-Steuerung, Notfallintegration, Personaleinsatzplanung, Material- und Gerätebereitstellung, Datenerfassung und -aufbereitung, Fort- und Weiterbildung der Funktionspflege, Schnittstellen-Management für OP-externe Einheiten.

OP-Management

OP-Management umfasst alle Aufgaben, die zur Führung und Bereitstellung der notwendigen Ressourcen dienen, um eine oder mehrere Operationen qualitativ und quantitativ angemessen durchführen zu können.

Erläuterung:

Ziel des OP-Managements ist der optimale Einsatz der vorhandenen Ressourcen zur Erbringung einer größtmöglichen Produktivität in Verbindung mit der Optimierung der Leistungsqualität bzw. der Patientenakzeptanz.

OP-Manager

Der OP-Manager ist zuständig für das strategische OP-Management. Seine Kernkompetenz liegt also in der Bereitstellung der Struktur eines OP-Bereiches. Er rekrutiert sich aktuell primär aus dem ärztlichen Dienst der Anästhesie oder der OP-Pflege.

Erläuterung:

Kernaufgaben sind bspw. Kapazitätsverteilung, Leistungsentwicklungsplanung, Budgetierung und Überwachung, Implementierung Qualitätsmanagement-System, Ressourcenvergabe an Belegärzte, Personalentwicklung, Material- und Gerätelogistik, Öffentlichkeitsarbeit und Marketing, Steuerung und Planung der baulichen Entwicklung.

OP-Saal

Der Operationssaal ist ein gesonderter Raum, in dem operative Eingriffe am Patienten durchgeführt werden. OP-Säle erfordern spezielle bauliche und technische Ausstattungen. Die Errichtung bzw. der Betrieb eines OP-Saales richtet sich nach den Hygienevorschriften des Infektionsschutzgesetzes. Generelle Vorgaben: konstante Temperatur von 22–26 °C, Luftfeuchtigkeit 30–60 %, zugeführte Luft stets kühler als die Raumtemperatur (siehe auch Vorgaben des RKI).

Erläuterung:

Die OP-Saal-Kapazität ist aufgrund der baulichen und hygienischen Vorgaben sehr teuer. Aus diesem Grund sollte das OP-Management bestrebt sein, dort nur Operationen durchführen zu lassen, die tatsächlich diese Voraussetzungen benötigen. Kleiner Operationen können oft auch in kostengünstigeren und weniger organisationsintensiven Eingriffsräumen durchgeführt werden.

Operation

Die Operation ist ein zu Heilzwecken (im Tierexperiment auch zu Forschungszwecken) vorgenommener Eingriff in einen lebenden Organismus, das heißt ein bei strenger Indikation kunstgerecht auszuführende fachorientierter Eingriff in den menschlichen Körper und damit in die körperliche Integrität (zulässig außer bei Lebensgefahr nur mit Einwilligung des Betroffenen bzw. der Sorgeberechtigten und nach Aufklärung über das Operationsrisiko).

(Roche Lexikon Medizin)

Erläuterung:

In Deutschland gibt es keine eindeutige allgemeinverbindliche Definition des Begriffs Operation sowie eine Abgrenzung zu dem Begriff Prozedur. Bspw. ist die Frage ungeklärt, inwieweit das Legen eines Herzschrittmachers eine Operation darstellt und ob diese Leistung im OP-Bereich erbracht werden muss.

Profit Center

Ein Profit Center ist ein verselbständigter Teilbereich eines Unternehmens, das Erlöse generiert und den eigenen Ausgaben gegenüberstellt. Ein Profit Center kann seine Dienstleistungen intern oder extern verkaufen, hierbei kommt ihm weitgehende Autonomie zu. Der Leiter eines Profit Centers hat weitreichende Entscheidungskompetenzen und ist verantwortlich für den Erfolg.

Erläuterung:

Die reine Profit Center-Form für OP-Bereiche ist eher selten und nicht unbedingt sinnvoll. Idealerweise formuliert das OP-Management gemeinsam mit der Geschäftsführung die Geschäftsfeldstrategie und kann eigenverantwortlich über Budget und erzielte Gewinne verfügen. Hierbei gilt zu bedenken, dass die Formulierung des internen Verrechnungspreises sowie die unterschiedlichen Erlösmöglichkeiten aus dem DRG-System pro Fachabteilung das größte Problem darstellen.

Shareholder

Als Shareholder werden die Miteigentümer eines Unternehmens bezeichnet (Aktionäre etc.). Diese haben sowohl Anspruch auf Beteiligung am Gewinn, als auch Mitsprachrechte bei wichtigen Entscheidungen. Der Vermögenswert (Value), den ein Anteileigner an einem Unternehmen besitzt, wird Shareholder Value genannt.

Erläuterung:

In dem Maße wie Krankenhäuser privatwirtschaftlich geführt werden, steigt auch den Einfluss derer, die nicht ein originäres Interesse an dem Krankenhaus selbst haben, sondern die ihre Investition in das Krankenhaus hauptsächlich unter Rendite-Gesichtspunkten getätigt haben.

Stakeholder

Stakeholder sind natürliche Personen, Personengruppen oder Institutionen, die ein Interesse an der wirtschaftlichen Entwicklung eines Unternehmens haben. Es wird zwischen den internen Stakeholder (Mitarbeiter, Geschäftsführer, Eigentümer) und den externen Stakeholdern (Lieferanten, Kunden, Gesellschaft) unterscheiden.

Erläuterung:

Im Gegensatz zum den Shareholdern haben die Stakeholder oft ein langfristiges Interesse an dem Krankenhaus, da diese zur dauerhaften Existenzsicherung (z. B. Arbeitsplatz, Kunde, Lieferant) beiträgt. Eine interessante Diskussion ist, ob es nicht besser ist, wenn sich die Stakeholder an dem Krankenhaus beteiligen (Stakeholder Value), um ein Krankenhaus dauerhaft zu sichern.

Stationsersetzender Eingriff

Ein stationsersetzender Eingriff ist eine speziell gekennzeichnete ambulante Operation, der im Katalog ambulant durchführbarer Operationen aufgeführt ist. Diese darf stationär nur dann erbracht werden, wenn der jeweilige Kostenträger (Krankenkasse) dem im Einzelfall zustimmt.

Erläuterung:

Unter Berücksichtigung der Vorerkrankungen gilt es zu überprüfen, ob bei einem ambulant durchgeführten Eingriff für den Patienten ungleich höhere Risiken gegenüber dem stationären zu erwarten sind. Voraussetzungen, die für eine stationäre Aufnahme sprechen, sind u. a. Morbidität, hohe postoperative Risiken, mangelnde häusliche Versorgung, fehlende Kooperation des Patienten, erhöhter postoperativer Behandlungsaufwand.

Vorrichtzone

Die Vorrichtzone ist ein – i. d. R. im Steril-Flur eines OP-Bereiches angesiedelter – Ort, an dem OP-Tische für die nächste Operation bereits aufbereitet und gerichtet werden können.

Erläuterung:

Die Einrichtung von Vorrichtzonen setzt sich in neueren Organisationskonzepten immer mehr durch, weil hierdurch eine Ersparnis an Wechselzeiten erfolgen kann. Ähnlich wie bei zentralen Einleitungsräumen müssen aber auch Vorrichtzonen personell bestückt werden und lohnen sich meist nur dann, wenn die Wechselzeitverkürzung den erhöhten Personalaufwand auffängt.

Wertschöpfung

Der Begriff Wertschöpfung kommt von „Wert schaffen" und kann im unternehmerischen Sinne als die Schaffung von Wert für den Kunden in Form eines Produktes oder einer Dienstleistung interpretiert werden, der dafür einen bestimmten Preis bezahlt. Das Wertschöpfungsmanagement spiegelt deshalb das Interesse eines Unternehmens wider, den Wert für den Kunden mit dem kleinstmöglichen Aufwand zu maximieren.

Erläuterung:

Für das OP-Management bedeutet dies bspw., die im DRG-System hinterlegten Erlöse zu kennen und den kalkulierten Erlös-Anteil der OP-Leistung in Bezug auf die Kosten zu erreichen oder zu unterschreiten.

Wertschöpfungskette

Unter Wertschöpfungskette (auch logistische Kette, Supply Chain, Lieferkette, Versorgungskette oder Leistungswirtschaft) wird in der Systematik des Betriebsprozesses der Weg eines Produktes oder einer Dienstleistung bis zum Verbraucher mitsamt der in jeder Stufe erfolgten Wertsteigerung (Mehrwert) verstanden.

Erläuterung:

Die OP-Wertschöpfungskette besteht aus einer Leistungs-Struktur die alle für eine Operation notwendigen vorgelagerten, OP-internen und nachgelagerten Prozesse beschreibt und bewertet.

Wertschöpfungskette – OP-extern

Die externe Wertschöpfungskette beschäftigt sich mit Abfolge der notwendigen vor- und nachgelagerten Prozesse einer Operation außerhalb des OP-Bereiches, so dass die Integration der Operationsleistung in den Gesamtleistungsprozess optimal erfolgen kann.

Erläuterung:

Teile der internen Wertschöpfungskette sind unter anderem die präoperativ vorgelagerte Diagnostik, die Synchronisation des Patiententransports, die Einbestellterminierung des Patienten, die Prämedikation, die Vorhaltung von Stations-, IMC-, Intensiv-Kapazitäten oder die Aufbereitung notwendiger Siebe und Gerätschaften.

Wertschöpfungskette – OP-intern

Die interne Wertschöpfungskette beschäftigt sich mit der Abfolge der notwendigen vor-, zwischen- und nachgelagerten Prozesse einer Operation innerhalb des OP-Bereiches, so dass die Kapazitäten der OP-Säle optimal genutzt werden.

Erläuterung:

Die OP-interne Wertschöpfungskette beinhaltet im Sinne des Produktionsprozesses „Operation" alle Dienstleistungen die unmittelbar zur Erstellung des Eingriffs notwendig sind. Teile der internen Wertschöpfungskette sind unter anderem die OP selbst, die OP-Reservierung, OP-Planung, Notfallintegration, Patientenorganisation, Personaleinsatzplanung der unterschiedlichen Berufsgruppen oder Bereitstellung der notwendigen Materialien und Gerätschaften.

Zentral-OP

Als Zentral-OP wird eine organisatorische Einheit in einem Krankenhaus verstanden, die aus mehreren OP-Sälen besteht. Der Zentral-OP nutzt je nach Größe eine oder mehrere Patientenschleusen, einen gemeinsamen Umkleidebereich für die Mitarbeiter, eine gemeinsame Lagerhaltung sowie einen gemeinsamen Aufwachraum.

Erläuterung:

Zentral-OPs haben den Vorteil, dass personelle oder materielle Ressourcen zur Erbringung von Operationen effizienter genutzt, Ausfälle besser kompensiert und Notfall-Operationen besser integriert werden können. Die optimale Betriebsgröße eines Zentral-OPs wird auf 4–8 OP-Säle geschätzt. Je größer ein Zentral-OP ausgelegt ist, desto anspruchsvoller sind die Aufgaben des OP-Managements im Bereich des Personal- und Konfliktmanagements. So zeigt das OP-Barometer 2013, dass mit der Größe eines Zentral-OPs die Unzufriedenheit der Mitarbeiter zunimmt.

Zentrale Einleitung

In aktuellen OP-Neubau-Konzepten werden die einzelnen – vorher dem OP-Saal vorgelagerten – Einleitungsräume oft zu einer zentralen Einleitung zusammengefasst. Patienten erhalten ihre Narkose-Einleitung in dieser zentralen Einleitung und werden dann direkt in den OP-Saal verbracht.

Erläuterung:

Zentrale Einleitungen haben vordergründig den Vorteil, dass weniger Einleitungsplätze vorgehalten werden müssen, als es OP-Säle gibt. Zu beachten ist jedoch, dass zentrale Einleitungen zusätzlich personalisiert werden müssen und die dadurch entstehenden Kosten primär nur durch die Verringerung der Anästhesie-Wechselzeiten refinanziert werden können.

15.2 Produktivität

Absatz

Als Absatz eines Unternehmens wird die Menge der in einer Zeiteinheit (meist ein Jahr) verkauften Dienstleistungen oder Güter eines Unternehmens bezeichnet.

Erläuterung:

Die Anzahl der geleisteten Operationen eines Krankenhauses kann als Absatz bezeichnet werden. Die Absatzplanung (oder Leistungsplanung) im OP-Bereich (z. B. wie viele Operationen sollen im nächsten Jahr in welcher Art geleistet werden?) spielt gerade im Hinblick auf Budgetierung oder die Personalbedarfsrechnung für das OP-Management eine große Rolle.

Arbeitsproduktivität

Die Arbeitsproduktivität beschreibt das Verhältnis aus mengenmäßiger Leistung und mengenmäßigem Arbeitseinsatz.

Erläuterung:

Die Frage der Arbeitsproduktivität gewinnt für das OP-Management zunehmend an Bedeutung. Die Aussage, wie produktiv Operateure oder Pflegekräfte in den OP-Bereichen (bspw. gemessen an Schnitt-Naht-Minuten) arbeiten, ist nicht nur für die Organisationsbetrachtung wichtig, sondern eröffnet auch gute Vergleichsmöglichkeiten mit anderen OP-Bereichen.

Best Practice

„Best Practice" bezeichnet den Aufbau von Orientierungs- oder Zielgrößen, die eine objektive Bewertung der eigenen Leistung im Vergleich zu anderen Unternehmen ermöglichen. Es werden jedoch nicht nur Kennzahlen miteinander verglichen und Leistungslücken quantifiziert, sondern auch die zugrundeliegenden Vorgehensweisen zur Erreichung der Ziele aufgezeigt.

Erläuterung:

Der Ansatz des „Best Practice" gewinnt für das OP-Management zunehmend an Bedeutung. Die Möglichkeit anhand vergleichender Analysen eigene Potenziale zu erkennen und zu verbessern, kann nicht nur helfen, die Prozesse im OP zu verbessern, sondern überzeugt eventuell auch den einen oder anderen Prozessteilnehmer, dass dies auch wirklich möglich ist.

Dienstleistung

Bei Dienstleistungen handelt es sich um immaterielle Güter, bei denen normalerweise Produktion und Konsum (Uno-Actu-Prinzip) zeitlich zusammenfallen. Sie sind demzufolge nicht lagerfähig oder transportierbar.

Erläuterung:

Die Dienstleistung Operation zeichnet sich dadurch aus, dass ihre zeitliche Ausprägung oft schwer kalkulierbar ist (z. B. individueller Operationsverlauf. Auch stellen die Einbeziehung sehr vieler unterschiedlicher Berufsgruppen oder die Nutzung weiterer Ressourcen sowie der Patientenzustand selbst sehr hohe Anforderungen an die Planung und Durchführung dieser Dienstleistung.

Optimaler Prozess

Der Optimale Prozess (Best Practice) beschreibt die Unternehmensbemühungen, nach der bestmöglichen Methode vorzugehen, um diverse Teilprozesse so optimal wie möglich zu gestalten und zu einem Gesamt-Prozess zusammenzufügen.

Hierbei können vorbildliche Lösungen entweder unternehmensintern, praxis- bzw. zielorientiert ermittelt oder im Anschluss der Betrachtung konkurrierender Unternehmen in eigene Prozesse implementiert werden.

Erläuterung:

Der „optimale" Prozess im OP-Bereich wird gekennzeichnet durch eine erstklassige Produktivität, kurze Durchlaufzeiten, optimale Ressourceneffizienz, maximale Verfügbarkeit, hohe Prozesssicherheit und großem monetären Prozessnutzen. Private Klinikbetreiber veröffentlichen vereinheitlichte Kennzahlen ihrer Leistungsbereiche und können dadurch direkte Vergleiche untereinander anstellen. Die gewonnenen Ergebnisse dienen auch dazu, besonders effiziente Bereiche zu identifizieren.

Produkt

Ein Produkt ist das Ergebnis einer Produktion oder eines Prozesses, das von einem (Produktions-)Unternehmen zur Verfügung gestellt wird. Produkte sind somit Mittel zur direkten oder indirekten Bedürfnisbefriedigung von Dritten. Produkte können materieller, physischer (Güter) oder immaterieller (Dienstleistungen) Natur sein.

Erläuterung:

Im OP-Bereich werden in der Regel nicht Produkte generiert, sondern Dienstleistungen. Die Operation ist demnach eine Teildienstleistung, die im Rahmen der Gesamtdienstleistung „Krankenhausaufenthalt" erbracht wird. Produkte wiederum werden aber immer benötigt, um eine Dienstleistung zu erstellen.

Produktionsfaktoren

Produktionsfaktoren sind Sachgüter und Leistungen, die in den Produktionsprozess eingehen, etwa die menschliche Arbeit oder Informationen. Der Produktionsprozess wird auch beschrieben als Kombination der Produktionsfaktoren.

Erläuterung:

Produktionsfaktoren im OP sind unter anderem Mitarbeiter (Operateure, Anästhesisten, OP-Pflegekräfte, Anästhesiepflege, etc.), Sachgüter (Instrumentensiebe, Implantate, KIT-Packs, Medikamente etc.), aber auch Gebäude, Gerätschaften oder Energie.

Produktivität

Produktivität ist die Mengen- oder wertmäßige Ergiebigkeit der Produktion, des Einsatzes der Produktionsfaktoren; gemessen als Verhältnis von Leistung zur Menge der eingesetzten Produktionsfaktoren. Für die Steuerung der Produktion wichtig ist die Kenntnis der Teilproduktivitäten, z. B. der Arbeitsproduktivität.

Erläuterung:

Im OP-Bereich kann Produktivität bspw. mittels Schnitt-Naht-Auslastung der OP-Säle (Nutzungsgrad) dargestellt werden. Auch könnte man errechnen, wie viele Narkoseminuten ein Anästhesist im Jahr erbringt oder wie viele Schnitt-Naht-Minuten von einer PK durchschnittlich im Jahr geleistet werden (Arbeitsproduktivität). Als unproduktiv gelten bspw. lange Wechselzeiten, hohe Wartezeiten, überdimensionierte Personalbindungen oder Materialverschwendung.

Uno-Actu-Prinzip

Das „Uno-Actu-Prinzip" beschreibt den Umstand, dass bei Dienstleistungen (im Gegensatz zur Produktion) die Leistungserbringung und der Leistungskonsum immer gleichzeitig stattfinden. Dienstleistungen können also nicht auf Vorrat erbracht bzw. gelagert werden.

Erläuterung:

Natürlich gilt auch im OP-Bereich das „Uno-Actu-Prinzip", was gerade im Rahmen der Integration von Notfall-Operationen die Organisation so schwierig macht. Dennoch kann dieses Prinzip etwas abgemildert werden, in dem bspw. das OP-Management elektive Wartelisten der einzelnen Kliniken kennt und bei geringer Kapazitätsauslastung des OP-Bereiches gemeinsam mit den Kliniken diese Wartelisten zur Auslastungssteigerung nutzen kann.

15.3 Organisation

10 Gebote

Die „10 Gebote" sind eine Form der übersichtlichen Zusammenfassung der zentralen Aussagen eines OP-Statuts auf einer Seite. Sie diesen der vereinfachten Kommunikation der Inhalte eines OP-Statuts mit den betroffenen Mitarbeitern im OP-Bereich.

Erläuterung:

Häufig verschwinden mühselig erstellte OP-Statute in der Schaublade oder sind den betroffenen Mitarbeitern vor Ort nicht präsent. In der Praxis hat es sich bewährt, die „10 Gebote“ laminiert an verschieden Orten des OP-Bereiches auszuhängen. Die Verbindlichkeit erhöht wird auch dadurch, dass die „10 Gebote“ von den jeweiligen Klinikleitungen unterschrieben werden.

Ablauforganisation

Die Ablauforganisation beschreibt die Prozesse und Abläufe (Workflow) einer Organisationseinheit. Dabei betrachtet die Ablauforganisation die Prozesse unabhängig von den hierarchischen Ebenen der Organisationsmitglieder. Bezogen auf ein Unternehmen bildet die Ablauforganisation zusammen mit der Aufbauorganisation die Betriebs- oder Unternehmensorganisation.

Erläuterung:

Das OP-Management steuert die Ablauforganisation im Hinblick auf verschiedene Ziele wie bspw. die gleichmäßige Saalkapazitätsauslastung, die Erhöhung der Produktivzeiten durch Verringerung der Durchlauf-, Warte- und Leerzeiten, die Reduktion des Ressourcenverbrauchs oder die Erhöhung der Termintreue.

Aufbauorganisation

Die Aufbauorganisation eines Unternehmens beschreibt die notwendigen Beziehungen zwischen seinen Teilnehmern und die dazugehörigen Regelungen. In Organisationen stellt die Aufbauorganisation die Organisationseinheiten in eindeutige hierarchische Beziehungen zueinander. Regelungen der Aufbauorganisation sind Voraussetzungen für das Funktionieren einer Ablauforganisation.

Erläuterung:

Kern der Aufbauorganisation im OP-Bereich ist das OP-Organigramm, das die Einbindung des OP-Managements in die Gesamtorganisation beschreibt. Weitere Säulen der Aufbauorganisation im OP können bspw. OP-Satzung, Verfahrensanweisungen, OP-Standards, Stellenbeschreibungen, Kompetenzfestlegungen oder die OP-AG sein.

Insourcing

Unter Insourcing kann das Erbringen von Tätigkeiten, die für das eigene Unternehmen erbracht werden, zusätzlich auch für andere Unternehmen verstanden werden. Insourcing-Aktivitäten werden gestartet, um eigene Kapazitäten besser auslasten zu können oder zusätzliche Einnahmen zu generieren.

Erläuterung:

Den OP-Bereich betreffend wäre Insourcing bspw. im Bereich der Sterilgutversorgung vorstellbar. Der hauseigene Steri-Bereich übernimmt die Aufbereitung und Sterilisation sieben anderer Krankenhäuser und erwirtschaftet somit Kapital, um die eigene Sterilgutversorgung durch personelle oder maschinelle Investitionen zu stärken.

Lean Management

Der Begriff Lean Management kann mit „schlanker Führung" übersetzt werden Lean Management umfasst alle Methoden, Denkweisen und Werkzeuge, die Unternehmen zur Verfügung stehen, um ihre Prozesse zu optimieren, wobei der Abbau von „überflüssigen" Hierarchien im Vordergrund steht.

Erläuterung:

Generell wirken sich gerade die sehr starken Hierarchien im ärztlichen Bereich von Krankenhäusern negativ auf das OP-Management aus – nicht der Prozess steht im Vordergrund, sondern die Person. Viele Krankhausleitungen haben dies inzwischen erkannt und versuchen, durch alternative Modelle diesem entgegen zu wirken.

Linienorganisation

Die Linienorganisation beschreibt streng hierarchisch die über- bzw. untergeordneten Organisationseinheiten. Jede Organisationseinheit hat einen direkten Vorgesetzten und einen oder mehrere nachgeordnete Bereiche.

Erläuterung:

In einer Linienorganisation kann bspw. der OP-Manager direkte Weisungsbefugnis gegenüber der OP-Gesamtleitung (und somit indirekt gegenüber dem OP-/ Anästhesie-Pflegepersonal) haben. Eine OP-Gesamtleitung wiederum direkte Weisungsbefugnis gegenüber der OP-und der Anästhesieleitung, die OP-Leitung gegenüber der OP-Pflege oder die Anästhesie-Pflegeleitung gegenüber der Anästhesiepflege.

Matrixorganisation

Die Matrixorganisation stellt ein zweidimensionales Organisationssystem dar, bei der es mehrere Verantwortliche für unterschiedliche Aufgaben gibt. Die hierarchische Linienorganisation wird durch diese Organisationsform abgelöst. In Krankenhäusern ist Matrixorganisation eine noch seltene vorzufindende Form.

Erläuterung:

Aufgrund der komplexen Zusammenhänge und der vielen Beteiligten ist für das OP-Management die Matrixorganisation die einzige mögliche Organisationsform, um Prozesse und Strategien zu gestalten und nachhaltig durchzusetzen. Diese Organisationsform verlangt allerdings die Ablösung bisheriger Hierarchieformen und eine intensive, wertschätzende Kommunikation von allen Beteiligten, was nicht immer einfach ist.

OP-Konferenz

Die OP-Konferenz stellt ein Forum dar, in dem benannte Vertreter der einzelnen Fachdisziplinen oder Abteilungen Problemstellungen des OP-Bereiches erörtern und einer Lösung zuführen. Die OP-Konferenz tagt in geregelten zeitlichen Abständen und unterstützt das OP-Management. Die Arbeitsweise wird in einem sogenannten Konferenz-Statut geregelt.

Erläuterung:

In der Praxis hat sich bewährt die OP-Konferenz monatlich einmal einzuberufen. Sie sollte nicht länger als anderthalb Stunden dauern und konkrete Maßnahmen erarbeiten, die wiederum in einem Protokoll bzw. einer LOP-Liste (Liste offener Punkte) festzuhalten sind. Die OP-Konferenz sollte aus nicht mehr als acht Mitgliedern bestehen und zu Beginn extern moderiert werden.

OP-Konferenz-Statut

Das OP-Konferenz-Statut ist das Regelwerk, das die Arbeitsweise der OP-Konferenz verbindlich regelt. Sie ist von allen Mitgliedern zu unterschreiben und dient in strittigen Fragestellungen als Grundlage.

Erläuterung:

Festgelegt werden sollten in einem Konferenz-Statut u. a. die Teilnehmer und deren Vertretungen, die Beschlussfähigkeit, die Art der Entscheidungsfindung (Mehrheits- oder Konsensentscheidung), die Ergebnissicherung (Protokolle) und Wertigkeit der getroffenen der getroffenen OP-Konferenz-Entscheidungen.

OP-Plan

Der OP-Plan ist das von den jeweiligen OP-Nutzern am Vortag erstellte, verbindliche Dokument, das die Anzahl der elektiven Operationen sowie die notwendigen Zusatzinformationen dazu aufführt. Der OP-Plan sollte von einzelnen Fachabteilungen generiert und dann vom OP-Management zu einem Gesamt-OP-Plan zusammengefasst werden.

Erläuterung:

Basisinhalte eines OP-Plans sind die geplante Operation, bei Bedarf die Seitenangabe, die Patientendaten (Name, Geburtsdatum, Geschlecht, Versicherungsstatus, Aufnahmeart), die anfordernde Klinik, die geplante OP-Zeit, das geplante OP-Team und relevante Besonderheiten (z. B. HIV-Infektion). Sinnvoll erscheint es auch, zusätzlich die geplante Narkoseform und den geplanten Anästhesisten in den OP-Plan aufzunehmen. Die Abklärung, bis wann ein OP-Plan erstellt werden muss, sollte in der OP-Satzung festgelegt werden.

OP-Planverantwortlicher

Der Planverantwortliche Operateur einer Fachabteilung ist der Mitarbeiter, der dem OP-Management für Fragestellungen der OP-Planung, der Planänderungen oder der Notfallintegration zur Verfügung steht. Planänderungen seitens einer Fachabteilung oder seitens des OP-Managements sollten nur über diesen Mitarbeiter kommuniziert werden.

Erläuterung:

Der Planverantwortliche sollte jeweils (pro Tag, Woche oder Monat) von der Leitung einer operierenden Abteilung benannt und auf dem OP-Plan vermerkt werden. Änderungsanforderungen seitens anderer Mitarbeiter sind dann für das OP-Management nicht relevant.

OP-Reporting

Das OP-Reporting ist die übersichtliche Darstellung von Kennzahlen, die der OP-Bereich erreicht hat. Es dient zur Darstellung der Leistungsfähigkeit des OP-Bereiches und zum Abgleich geplanter bzw. erreichter Soll- bzw. Ist-Größen. Auch ist das OP-Reporting Bewertungsmaßstab für die Qualität eines OP-Managements.

Erläuterung:

Ein OP-Reporting muss auf einer Seite zusammengefasst und für die Nutzer verständlich sein. Es sollte pro Quartal erstellt und in der OP-AG diskutiert werden. Wesentliche Inhalte pro Klinik bzw. OP-Saal sind u. a. die Anzahl der Operationen, die Anzahl der Narkosen, die durchschnittlichen Schnitt-Naht-Zeiten, die durchschnittliche Operateur-Präsenz, die durchschnittliche OP-Pflegepräsenz, die durchschnittliche Anästhesiepräsenz, die durchschnittlichen Narkosezeiten, der erste Narkosepräsenzbeginn, der erste Einleitungsbeginn, der erste Schnitt-Beginn, die Schnitt-Naht-Auslastungen (pro OP-Abteilung, pro OP-Saal, pro Wochentag), der Anteil der elektiven Operationen oder die Gesamtkapazitätsnutzung pro Klinik. Das OP-Reporting sollte nach verschiedenen Zeitintervallen (z. B. Z1 = 07:31–16:00 Uhr, Z2 = 16:01–20:00 Uhr, Z3 = 20:01–07:30 Uhr und Z4 = Wochenende/Feiertage) aufbereitet werden und für die jeweiligen Kennzahlen Vergleichsauswertungen zu Vorperioden enthalten.

OP-Reservierung

Die OP-Reservierung stellt die lang- und mittelfristige OP-Planung dar. Bei ihr werden nicht konkrete OP-Parameter geplant, sondern Zeitfenster für geplante, längere Operationen reserviert. Die OP-Reservierung wird am Vortag eines OP-Tages in den OP-Plan überführt.

Erläuterung:

Reserviert eine Abteilung schon längerfristig Slots für größere Operationen, kann die Beanspruchung von Mitarbeitern oder notwendigen anderen Ressourcen (z. B. Intensiv-Kapazitäten) gleichmäßiger geplant werden.

OP-Satzung/OP-Statut

Die OP-Satzung bzw. das OP-Statut ist ein Regelwerk, das sich ein OP-Bereich selbst schafft, um OP-Abläufe verbindlich festzuschreiben. Die OP-Satzung fußt in der Regel auf Verfahrensanweisungen, die einzelne Prozesse (z. B. morgendlicher Beginn) beschreiben. Die Kernaussagen einer OP-Satzung sollten in den sogenannten „10-Geboten“ auf einer Seite zusammengefasst und im OP für jeden Mitarbeiter sichtbar ausgehängt werden.

Erläuterung:

Geregelt werden sollten in einer OP-Satzung bspw. ein gemeinsames Ziel der Mitarbeiter, der Umgang mit Patienten, die OP-Planung, der morgendliche OP-Beginn, die OP-Wechsel, Integration von Notfällen, Einhaltung der Hygienevorschriften oder Maßnahmen bei Missachtung der Satzung.

Organigramm

Das Organigramm ist eine zusammenfassende Übersicht über Organisation und Aufgabenverteilung eines Unternehmens, von den Leitungsorganen bis zur Ebene der Basiseinheiten, unter grafischer Verdeutlichung der Über-/Unterordnungsverhältnisse und der Dienstwege.

Erläuterung:

Im Abgleich mit den hinterlegten Stellenbeschreibungen und den tatsächlich durchgeführten Tätigkeiten können Aufgaben ggf. neu verteilt werden. Fachfremde Arbeitsprozesse können evtl. von anderen Organisationsmitgliedern übernommen werden und ermöglichen dadurch, freiwerdende personelle Ressourcen effizienter einzuplanen und den Workflow zu optimieren.

Outsourcing

Unter Outsourcing versteht man das Ausgliedern von Tätigkeiten auf externe Dienstleister oder den Zukauf von Leistungen außerhalb des eigenen Unternehmens. Dadurch können bisher hausinterne Leistungen an Dienstleister fremdvergeben werden, die durch einen hohen Spezialisierungsgrad entsprechende Leistungen entweder kostengünstiger oder hochwertiger erstellen können.

Erläuterung:

Das Outsourcing birgt Chancen und Risiken. Gibt es keinen echten externen Markt an Anbietern (wie z. B. bei der Sterilgutversorgung), kann eine Abhängigkeit für das Krankenhaus entstehen, der die Kosten oder die Qualität der gelieferten Produkte negativ beeinflusst. Ist ein guter Anbietermarkt vorhanden, können Investitionskosten eingespart oder fixe in variable Personalkosten umgewandelt werden. Unterm Strich verliert ein Unternehmen durch Outsourcing aber immer an Einfluss auf die eigene Dienstleistungsqualität.

Stabsorganisation

Die Stabsorganisation ist eine erweiterte Organisationseinheit der Linienorganisation. Der Stab arbeitet der ihr zugeordneten Linienstelle zu und unterstützt diese fachlich und quantitativ, Stäbe gelten auch als Kompetenzzentren. Innerhalb eines Organigramms sind Stabsstellen immer in ovaler Form dargestellt.

Erläuterung:

Klassische Stabsstellen im Krankenhaus heute sind Hygiene, Controlling oder Qualitätsmanagement. Im Bereich des OP-Managements lohnen sich Stabsstellen nur in sehr großen OP-Einheiten und sind dort u. a. in den Bereichen Qualitätsmanagement, EDV oder Materialwirtschaft denkbar.

15.4 OP-Zeiten

Anästhesiepräsenz

Die Anästhesiepräsenz ist der Zeitraum von der ersten Übernahme eines Patienten im OP-Bereich durch die Anästhesie bis zur Übergabe des Operierten aus der Obhut des Anästhesisten an einen nachgeordneten Bereich (AWR, IMC, Intensivstation).

Erläuterung:

Beginn der ersten Tätigkeit der Anästhesie für einen Patienten bis zum Ende der letzten Tätigkeit der Anästhesie für einen Patienten.

Anästhesierüstzeit (Anästhesie-Bruttozeit)

Die Anästhesierüstzeit beinhaltet die Zeit für alle notwendigen Arbeiten zur Vorbereitung und Nachbereitung der Anästhesie und die morgendliche Inbetriebnahme der Narkosegeräte bzw. der dazugehörigen technischen Tests. Diese Zeit ist unabhängig von der Patientenanwesenheit, d. h. sie kann entstehen, obwohl der Patient noch nicht oder nicht mehr im OP-Bereich anwesend ist.

Erläuterung:

Beginn der ersten Tätigkeit für eine Narkose bis zum Ende der letzten Tätigkeit einer Narkose.

Freigabe Anästhesie

Der Freigabezeitpunkt ist die Zeit, zu der der Operateur den Patient zur Ausleitung der Narkose freigibt. Ab diesem Zeitpunkt benötigt der Patient keine Narkose mehr. Mit der Freigabe des Patienten endet die chirurgisch kontrollierte Zeit. Die Freigabezeit kann mit dem Zeitparameter Naht/OP-Ende übereinstimmen.

Erläuterung:

Ende der letzten Tätigkeit des Operateurs am Patienten für die direkte Operation.

Freigabe OP

Der Freigabezeitpunkt erfolgt durch das Anästhesieteam. Ab diesem Zeitpunkt ist der Patient für alle chirurgischen Maßnahmen frei. Die operativen Maßnahmen können parallel zu abschließenden anästhesiologischen (Annaht ZVK...) erfolgen, solange sie diese nicht verhindern. Mit der Freigabe des Patienten beginnt die chirurgisch kontrollierte Zeit und markiert zugleich den Beginn der wertschöpfenden Produktivzeit.

Erläuterung:

Ende der Narkoseeinleitung und aller sonstigen Tätigkeiten am Patienten zur Narkosevorbereitung.

Leerzeiten

Leerzeiten sind die Zeitabschnitte, in denen ein OP-Saal ohne Nutzung bleibt, obwohl die personellen und materiellen Ressourcen ganz oder teilweise vorhanden bzw. einsatzbereit wären. Wartezeiten auf Operateure oder Anästhesisten werden hierbei nicht mit eingerechnet.

Erläuterung:

Die Frage der Kosten einer OP-Minute und damit auch die der Kosten für entstehende Leerzeiten kann nicht pauschal beantwortet werden, da zu deren Berechnung immer die Frage der tatsächlich für diese Operation notwendigen Personal- und Sachkostenaufwendungen betrachtet werden muss.

Naht/OP-Ende

Diese Zeitmarke dokumentiert das Beenden der eigentlichen Operation. Es erfolgt i. d. R. durch das Ende der letzten Hautnaht des Operateurs.

Erläuterung:

Ende der letzten Naht oder der letzten Tätigkeit des Operateurs am Patienten für die direkte Operation.

Narkosebeginn

Der Beginn der Narkose ist das Spritzen des ersten Medikaments zur Einleitung der Narkose oder der Zeitpunkt der Hautdesinfektion bei regionalanästhesiologischen Verfahren. Die Dokumentation ist neben der medizinischen Notwendigkeit wichtig für die Erfassung der Kennzahl „reine Narkosezeit“.

Erläuterung:

Beginn der ersten Tätigkeit der Anästhesie für die direkte Narkose.

Narkoseende

Die Narkose ist mit der Extubation oder dem Abbau des Vitalparametermonitorings beendet, der Patient kann aus dem OP-Bereich ausgeschleust werden. Bei Übergabe eines intubierten Patienten oder eines Patienten mit Leitungsanästhesie markiert diese Zeit das Ende der Anästhesiepräsenz bei Übergabe an einen nachgeordneten Bereich (AWR, IMC, Intensivstation).

Erläuterung:

Ende der letzten direkten Narkosetätigkeit durch den Anästhesisten am Patienten.

Narkosezeit (Anästhesie-Nettozeit)

Die Narkosezeit beinhaltet den Zeitraum von Beginn der Narkoseeinleitung bis zum Ende der Narkoseausleitung. Die Narkosezeit kann auch als produktive Zeit der Anästhesie gewertet werden. Interessant für das OP-Management ist der Abgleich zwischen OP-Nettozeit und Anästhesie-Nettozeit.

Erläuterung:

Beginn der ersten Maßnahme zur Narkoseeinleitung bis zur letzten Maßnahme der Narkoseausleitung.

OP-Auslastung

Die OP-Auslastung beschreibt die Gegenüberstellung von vorhandenen zu tatsächlich genutzten Zeitressourcen im OP-Bereich. Zur Betrachtung der Auslastung eines OP-Bereiches sollten neben der Schnitt-Naht-Auslastung, die Narkose-Auslastung, die OP-Brutto-Auslastung und die Pflegepräsenzauslastung herangezogen werden.

Erläuterung:

Auslastungsgrade von Operationsbereichen und deren Bewertung werden im Wesentlichen von der Länge der Operation beeinflusst. OP-Bereiche mit langen OP-Zeiten sollten höhere Auslastungsgrade erreichen (es gibt dort weniger OP-Wechsel), als diejenigen mit kurzen Operationen. Bei einen OP-Bereich mit durchschnittlichem Leistungsspektrum kann eine Schnitt-Naht-Auslastungsquote von 48 % bis 52 % (bezogen auf ein 8 Stundenintervall) als gut bezeichnet werden.

OP-Pflegerüstzeit (Pflege-Bruttozeit)

Die OP-Pflegerüstzeit beinhaltet alle notwendigen Arbeiten zur Vorbereitungen und Nachbereitung der OP-Pflege für eine Operation (z. B. Richten der OP-Tische). Diese Zeit ist unabhängig von der Patientenanwesenheit, d. h. sie kann entstehen, obwohl der Patient noch nicht oder nicht mehr im OP-Bereich anwesend ist.

Erläuterung:

Beginn der ersten Tätigkeit der OP-Pflege für eine Operation bis zum Ende der letzten Tätigkeit für eine Operation.

Operateur-Präsenz (OP-Bruttozeit)

Die Operateur-Präsenzzeit beinhaltet alle notwendigen Arbeiten zur Vorbereitungen und Nachbereitung der Operateure für eine Operation (z. B. Röntgenbild-Kontrolle). Diese Zeit ist unabhängig von der Patientenanwesenheit, d. h. sie kann entstehen, obwohl der Patient noch nicht oder nicht mehr im OP-Bereich anwesend ist.

Erläuterung:

Beginn der ersten Tätigkeit des Operateurs für eine Operation bis zum Ende der letzten Tätigkeit für eine Operation.

Personalbindungszeit

Die Personalbindungszeit ist die Summe der Einzelbindungszeiten. Die Personalbindungszeit kann direkt am Patienten oder auch indirekt in zeitlichem Abstand vor oder nach einer Operation entstehen. Eine genaue Dokumentation der einzelnen Personalbindungszeiten dient auch zur Bestimmung des Gleichzeitigkeitsfaktors (Mitarbeiterbindung bei der Operation).

Erläuterung:

Beginn der ersten Tätigkeit für eine Operation bis zum Ende der letzten Tätigkeit für eine Operation.

Säulenzeit

Die Säulenzeit markiert den Zeitraum, in dem der Patient den OP-Saal tatsächlich belegt, also im OP-Saal direkt vorhanden ist. Diese Zeit entsteht unabhängig von der Narkosezeit, da die Narkose für einen Patienten ja auch im OP-Saal ganz oder teilweise ein- bzw. ausgeleitet werden kann.

Erläuterung:

Erstes Eintreffen des Patienten im OP-Saal bis letztes Ende der Patientenanwesenheit.

Schnitt/OP-Beginn

Diese Zeitmarke stellt den Beginn der eigentlichen Operation – i. d. R. nach erfolgtem erstem Hautschnitt (erster direkten Operationstätigkeit) – durch den Operateur dar.

Erläuterung:

Beginn des ersten Schnittes oder der ersten Tätigkeit des Operateurs am Patienten für die direkte Operation.

Schnitt-Naht-Zeit/reine OP-Zeit (OP-Nettozeit)

Die Schnitt-Naht-Zeit bzw. die reine OP-Zeit definiert den Zeitraum des ersten Hautschnitts (der ersten direkten Operationstätigkeit am Patienten) nach Hinzutreten des Operateurs an das Operationsfeld bis zum Zeitpunkt der letzten Hautnaht (der letzten direkten Operationstätigkeit am Patienten). Die Schnitt-Naht-Zeit kann auch als produktive Zeit bezeichnet werden.

Erläuterung:

Beginn des ersten Schnitts (bzw. der ersten direkten Operationstätigkeit) bis zum Ende der letzten Naht (bzw. der letzten direkten Operationstätigkeit).

Wechselzeit (Naht-Schnitt-Zeit)

Die Wechselzeit bezeichnet den Zeitraum zwischen dem Zeitpunkt der letzten Naht eines Patienten und dem Zeitpunkt des ersten Schnitts des darauffolgenden Patienten. Es kann zwischen „echten“ Wechselzeiten (nach der vorherigen Operation erfolgt beabsichtigt die nächste Operation) und „unechten Wechselzeiten“ (nach der vorherigen Operation ist ursprünglich keine weitere Operation vorgesehen) unterschieden werden.

Erläuterung:

Ende der letzten Naht der vorherigen Operation bis Beginn des ersten Schnitts der darauffolgenden Operation.

Wechselzeit echt/unecht

Eine echte Wechselzeit entsteht dann, wenn eine geplante Operation oder eine Notfalloperation direkt am Anschluss an die vorherige Operation erfolgt. Eine Operation, die nicht im Anschluss an die vorherige Operation erfolgt, bewirkt eine unechte Wechselzeit.

Erläuterung:

Die Wechselzeiten-Aussage kann dadurch verfälscht werden, dass bspw. nach Ende des regulären OP-Programms um 13:00 Uhr eine Notfalloperation um 15:00 Uhr erfolgt. Hierbei handelt es sich dann nicht um einen Wechsel, sondern um eine unabhängig von der Vor-Operation angesetzte, neue Startzeit.

Wechselzeit intern/extern

Eine interne Wechselzeit entsteht dann, wenn eine geplante Operation oder eine Notfalloperation direkt am Anschluss an die vorherige Operation erfolgt und diese von derselben Klinik erbracht wird. Wird eine Operation im Anschluss an die vorherige Operation von einer anderen Klinik erbracht, bewirkt dies eine externe Wechselzeit.

Erläuterung:

Das OP-Management kann eine Wechselzeitbetrachtung entweder nach Klinik oder nach OP-Saal durchführen. Bei der Betrachtung nach OP-Saal und der Suche nach den Gründen für eventuell verlängerte Wechselzeiten kann es wichtig sein, nach internen und externen Wechselzeiten zu unterscheiden.

15.5 Investition

Diversifizierungsinvestition

Die Diversifizierungsinvestition ist eine Investition, die zum Ziel hat, eine Veränderung der Angebotspalette eines Unternehmens zu bewirken. Ursachen können entweder der Wunsch sein, neue Märkte zu erschließen oder vorhandene Märkte durch Aufteilung der Angebote zu sichern.

Erläuterung:

Eine klassische Diversifizierungsinvestition von Krankenhäusern ist die Aufteilung der (früheren) Abteilung „Allgemeinchirurgie" in die beiden Abteilungen „Viszeralchirurgie" und „Traumatologie". Dadurch können neue Patienten gewonnen werden und das Risiko der Chirurgie wird auf zwei Schulten verteilt.

Ersatzinvestition

Die Ersatzinvestition ist eine Investition, die ein nicht mehr gebrauchsfähiges oder optimal gebrauchsfähiges Objekt, Gerät oder organisatorisches Konstrukt durch ein neues (i. d. R. mit der gleichen Beschaffenheit) ersetzt.

Erläuterung:

Die Maßnahme, einen alten, reparaturanfälligen OP-Tisch durch einen gleichwertigen neuen OP-Tisch zu ersetzen, kann bspw. als Ersatzinvestition bezeichnet werden.

Immaterielle Investition

Immateriell sind Investitionen, die dazu geeignet sind, die Wettbewerbsfähigkeit des Unternehmens nicht – oder nur indirekt – greifbar, aber dauerhaft zu stärken.

Erläuterung:

Immaterielle Investitionen sind die Qualifizierung der Mitarbeiter, die Erhöhung des Krankenhausimages oder auch die Bereitstellung effizienter Ablaufstrukturen im OP.

Investition

Eine Investition ist die Bereitstellung von materiellen oder immateriellen Ressourcen, um eine Wertsteigerung der Unternehmung zu erzielen oder auf eine intern definierte Markterwartung oder extern vorgegebene Marktentwicklung reagieren zu können.

Erläuterung:

Bei der Planung eines neuen OP-Traktes kann es anhand von prospektiven Zukunftsszenarien sinnvoll sein, in zahlenmäßig mehr OP-Säle zu investieren, wenn es aus strategischer Sicht zu erwartenden Fallzahlsteigerungen kommen soll, die nur über zusätzlich räumliche Kapazitäten erfolgen kann. Investitionen sollten somit längerfristige Nutzungspotenziale haben, um bestenfalls Gewinne zu erzielen, die erneut in den Leistungsprozess angelegt werden können.

Netto-Investition

Die Netto-Investition eines Unternehmens ist der Investitionsbetrag, der die Re-Investition oder Ersatzinvestition einer Periode übersteigt. I. d. R. bedeutet eine Netto-Investition immer, Geldmittel für neue, noch nicht vorhandene Bereiche oder Ressourcen zur Verfügung zu stellen.

Erläuterung:

Netto-Investitionen als Erstinvestitionen fallen nur einmalig bei der Errichtung eines neuen OP-Saales oder Kauf der benötigten technischen Apparaturen an. Investitionen für die Errichtung eines Krankenhauses inklusive der benötigten Erstausstattung mit den für den Betrieb notwendigen Anlagegütern sollen von den Ländern finanziert werden.

Rationalisierungsinvestition

Eine Rationalisierungsinvestition ist eine Investition, die ein noch gebrauchsfähiges Objekt, Gerät oder organisatorisches Konstrukt durch ein anderes ersetzt, das wirtschaftlicher arbeitet. Der Erfolg einer Rationalisierungsinvestition wird am Amortisationszeitpunkt (ab diesem hat sich die Investition gelohnt) gemessen.

Erläuterung:

Die Verwendung von im OP- und Anästhesiebereich verwendeten Mehrwegprodukten ist aus ökonomischer Sicht oftmals kostenintensiver als die Umstellung auf Einmalprodukte, wie z. B. der Einsatz von single-use Kehlkopfmasken. Hierdurch entfallen personalintensive Prozesse für die Auf- und Nachbereitung. Freiwerdende Personalressourcen können wieder für Kernprozesse bereitgestellt werden.

Re-Investition

Eine Re-Investition dient dem Wiederauffüllen der Ressourcen, die entweder durch Ge- oder Verbrauch den Bestand bzw. Zustand von Produktionsfaktoren vermindert haben.

Erläuterung:

Kleinere Baumaßnahmen oder die Wiederbeschaffung kurzfristiger Anlagegüter werden im Rahmen der Pauschalförderung durch jährliche Pauschalbeträge geför-

dert (§ 9 Abs. 3 KHG). Kriterien und Höhe der Beträge sind in den jeweiligen Landeskrankenhausgesetzen geregelt. Die Versorgungsstufe eines Krankenhauses bestimmt die Höhe der Pauschalförderung. Im Rahmen der Zweckbindung kann jedes Krankenhaus über diese Förderungssummen zur Re-Investition verfügen.

Sicherungsinvestition

Sicherungsinvestitionen werden vorgenommen, um den Bestand eines Unternehmens gegenwärtig abzusichern oder zukünftig zu sichern.

Erläuterung:

Sowohl bauliche Maßnahmen im OP oder die Bildung von Rücklagen als auch die Investition in neue diagnostische oder therapeutische Verfahren können als Sicherungsinvestition bezeichnet werden.

Umstellungsinvestition

Die Umstellungsinvestition ist der Einsatz von Geldmitteln, um entweder unausgelastete Kapazitäten verstärkt nutzen zu können oder Ressourcen gegen andere auszutauschen, weil diese qualitativ besser sind oder eine höhere Produktivität ermöglichen.

Erläuterung:

Der Aufbau von multifunktionalen OP-Sälen kann als Umstellungsinvestition bezeichnet werden, da hierdurch OP-Saal-Kapazitäten besser genutzt werden können. Auch die Wechsel von Mehrmal-Material in Einmal-Material ist eine typische Umstellungsinvestition.

15.6 Finanzierung

AEB *Aufstellung der Entgelte und Budgetberechnung*

Grundlage der Kassenverhandlungen mit Krankenhäusern ist die Aufstellung der Entgelte und Budgetberechnung (AEB). Die AEBs beinhalten die Aufstellung der Art und Menge der Leistungen (primär DRGs), die ein Krankhaus in der nächsten Periode erbringen möchte. Sie dienen als Grundlage zur Ermittlung des Krankenhausbudgets und befinden sich in den Anlagen zum Krankenhausentgeltgesetz (KHEntgG).

Erläuterung:

Der Einblick in die AEBs (E1 = Aufstellung der Fallpauschalen, E2 = Aufstellung der Zusatzentgelte, E3 = Aufstellung der nach § 6 KHEntgG krankenhausindividuell verhandelten Entgelte) zeigt dem OP-Management, welche Leistungsentwicklung im nächsten Jahr geplant ist und auf welche Anforderungen sich der OP-Bereich einstellen muss.

Außenfinanzierung

Die Außenfinanzierung ist die Form der Finanzierung, bei der einem Unternehmen Gelder durch Kapitalgeber von außen entweder durch eine externe Eigenfinanzierung oder durch eine externe Fremdfinanzierung zugeführt werden.

Erläuterung:

Nimmt ein Krankenhaus Kredite auf, um bspw. den OP-Bereich zu sanieren, ist dies eine klassische Außenfinanzierung. Auch Konsignationslager können z. B. als Außenfinanzierung gelten, da das ein Lager bestückende Unternehmen die Kapitalbindungskosten übernimmt, bis das Material tatsächlich verbraucht worden ist.

Baserate/Basisfallwert

Der durchschnittliche Preis eines Behandlungsfalles wird auch Basisfallwert genannt. Die Höhe der DRG ergibt sich aus dem Basisfallwert und dem Relativgewicht der jeweiligen Diagnose. Der Basisfallwert kann hausintern, landesweit oder bundesweit berechnet werden.

Erläuterung:

Bis 2010 werden die hausinternen Basisfallwerte der Krankenhäuser an den jeweils landesweiten Basisfallwert angepasst, bis 2014 sollen die landesweiten Basisfallwerte bundesweit angepasst werden (Konvergenzphase). Krankenhäuser, deren hausinterner Basisfallwert niedriger ist als der landesweite Basisfallwert, werden als Konvergenzgewinner bezeichnet.

Case-Mix

Der Case-Mix ist die Summe der von einem Krankenhaus in einem bestimmten Zeitraum abgerechneten Relativgewichte im Rahmen der DRGs.

Erläuterung:

Für das OP-Management ist es wichtig, den Zusammenhang zwischen Case-Mix und Ressourceneinsatz zu kennen. Es gibt Operationen, bei denen der Case-Mix niedrig ist, sich der Ressourceneinsatz jedoch erhöht. Dies bedeutet, dass die Gefahr besteht, dass der OP-Bereich weniger kostendeckend arbeitet.

Case-Mix-Index (CMI)

Der Case-Mix-Index („Fallschwere-Index im DRG-System") beschreibt die durchschnittliche Schwere der Patientenfälle gemessen an einer Skala, die dem Gesamt-Ressourcenaufwand entspricht. Er stellt ein Maß für den relativen ökonomischen Ressourcenaufwand aller behandelten Krankenhausfälle dar.

Erläuterung:

Ein Krankenhaus mit einem hohen CMI muss weniger Patienten behandeln, um das gleiche Budget zu erhalten, als ein Krankenhaus mit niedrigem CMI. Ein hoher CMI weist auf ein hochwertiges Leistungsspektrum hin, aus diesem Grund ist für das OP-Management die Kenntnis des CMI pro operierender Klinik nicht unwichtig.

DRG (Diagnosis Related Groups)

DRGs sind ein Patientenklassifikationssystem, mit dem einzelne stationäre Behandlungsfälle anhand bestimmter Kriterien (Diagnosen, Schweregrad, Alter usw.) zu Fallgruppen zusammengefasst werden. Die meisten DRG-Systeme haben zwischen 500 und 1.000 unterschiedliche Gruppen. Es werden solche Behandlungsfälle zusammengefasst, die medizinisch ähnlich und hinsichtlich des Behandlungskostenaufwands möglichst homogen sind. Der Erlös einer DRG errechnet sich aus: Anzahl der DRGs x Basisfallwert (Baserate) x Relativgewicht.

Erläuterung:

Die Identifikation hoch profitabler bzw. Schlüssel-DRGs ist für den wirtschaftlichen Betriebserfolg einer Operationsabteilung von entscheidender Bedeutung. Die Optimierung der Steuerung von Ressourcen muss dazu führen, innerhalb des DRG-Systems qualitativ hochwertige, sichere und vor allem kostendeckende Leistungen zu generieren. Eine Liste mit allen DRGs und deren Bewertungsrelationen befindet sich im Anhang des Krankenhausentgeltgesetzes (KHEntgG).

Drittmittel

Drittmittel sind alle Geld-, Sach- oder sonstigen Leistungen von öffentlicher oder privater Seite, die einem Krankenhaus oder einem seiner Mitglieder für die Forschung, Behandlung oder Pflege gewährt werden, ohne dass dafür eine Gegenleistung im Sinne eines Austauschverhältnisses vereinbart oder erwartet wird. Die Leistungen bestehen vor allem aus Geldüberweisungen, aber auch aus Spenden oder Erbschaften. Sie sind meist zweckgebunden.

Erläuterung:

Das Eintreiben oder die Annahme von Drittmitteln ist für ein Krankenhaus oder einen OP-Manager nicht ganz problemlos und muss primär unter dem Aspekt betrachtet werden, dass durch die Drittmittelannahme kein Abhängigkeitsverhältnis entsteht oder ein chancengleicher Wettbewerb verhindert wird.

Duale Krankenhausfinanzierung

Die duale Krankenhausfinanzierung besagt, dass Krankenhäuser zum einen durch Investitionen aus dem Budget der Bundesländer (also über Steuern), zum anderen über die Einnahmen der Krankenkassen (also über Beiträge) finanziert werden. Die Bundesländer haben demnach dafür zu sorgen, dass die Versorgungsstruktur aufrechterhalten wird, die Krankenkassen dafür, dass der Patient innerhalb der Versorgungsstrukturen auch behandelt werden kann.

Erläuterung:

Die Mitarbeiter des OP-Bereiches werden aus den Erlösen z. B. der DRGs seitens der Krankenkassen finanziert, neue OP-Trakte oder Re-Investitionen (wie Blutdruckmanschetten) seitens der Investitionsmittel der Bundesländer.

Eigenkapital

Unter Eigenkapital werden jene finanziellen Mittel verstanden, die einem Unternehmen entweder unentgeltlich zur Verfügung gestellt oder im Unternehmen erwirtschaftet und belassen wurden.

Erläuterung:

Die Höhe des Anteils des Eigenkapitals eines Krankenhauses wird in der Eigenkapitalquote gemessen. Als Mindestquote werden ca. 22–40 % genannt. Eine hohe Eigenkapitalquote macht ein Krankenhaus unabhängiger, erhöht seinen Wert und lässt es eher Unternehmenskrisen überstehen.

Fehler-DRG

Alle fehlerhaft kodierten, unzulässigen oder nicht zuordenbare Patientenfälle werden als Fehler-DRGs zugeordnet. Diese dienen zur Abbildung von bestimmten, unerwünschten Dokumentationsergebnissen und beginnen mit 9 (z. B. „960Z – Nicht gruppierbar“ oder „961Z – Unzulässige Hauptdiagnose“).

Erläuterung:

Nicht richtig kodierte, als Fehler-DRGs abgelegte Fälle können zu Erlös-Verlusten führen, die wiederum bei OP-Leistungen der OP-Bereich mitzutragen hat.

Fremdkapital

Fremdkapital ist ein Sammelbegriff für alle einem Unternehmen von fremden Kapitalgebern zeitlich befristet zur Verfügung gestellten finanziellen Mittel. Das Fremdkapital besteht meist aus Bankverbindlichkeiten oder Verbindlichkeiten aus Lieferungen und Leistungen und wird auf der Passivseite (rechts) einer Bilanz ausgewiesen.

Erläuterung:

Die Höhe des Anteils von Fremdkapital im Verhältnis zum Eigenkapital sollte nicht zu hoch sein, weil Krankenhäuser in einem solchen Fall viele Zinsen zahlen müssen und diese Mittel nicht für notwendige Investitionen bereitstehen.

Grenzverweildauer

Die Verweildauer ist relevant für die Falldefinition als Kurz- oder Langlieger. Unterschieden wird zwischen oberer Grenzverweildauer (OGVD) und unterer Grenzverweildauer (UGVD). Bei Überschreiten der oberen Grenzverweildauer werden Zuschläge zum Erlös, bei Verlegung und Unterschreitung der unteren GVD werden Abschläge vom Erlös vorgenommen. Die Festlegung der Grenzverweildauer soll dazu beitragen, die Qualität und Sicherheit der Behandlungen zu gewährleisten.

Erläuterung:

Die Vorgabe einer kalkulierten durchschnittlichen Verweildauer pro Fall hat spürbar mehr Auswirkungen auf den OP-Bereich. Die kontinuierliche Verkürzung der Verweildauer, insbesondere der chirurgischen Patienten, bedeutet für die Krankenhäuser entweder einen Abbau der vorgehaltenen Kapazitäten oder eben das Ziel, mehr Fälle innerhalb des angestrebten Betrachtungszeitraums zu behandeln. Die GVDs sind innerhalb der Liste der DRGs aufgeführt, die sich im Anhang des Krankenhausentgeltgesetzes (KHEntgG) befindet.

Grouper

Die vom Krankenhaus abzurechnende DRG wird mittels sogenannter Grouper ermittelt. Dabei handelt es sich um verschiedene auf dem Markt angebotene Softwareprodukte, die einen Krankenhausfall anhand verschiedener Parameter, wie z. B. Hauptdiagnose, Prozeduren und Alter des Patienten, einer DRG zuordnet. Der Grouper ermittelt ebenfalls auch den Erlös, den ein Krankenhaus mit der jeweiligen DRG erzielt.

Erläuterung:

Im Internet werden diverse Online-Grouper zur Verfügung gestellt, mit denen der OP-Manager selbständig die Wirkungsweise von Veränderungen des OPS-301 gerade auch auf den Erlös testen kann.

Hauptdiagnose (HD)

Nach den Kodierrichtlinien ist die Hauptdiagnose die Diagnose „… die nach Analyse als diejenige festgestellt wurde, die hauptsächlich für die Veranlassung des stationären Krankenhausaufenthaltes des Patienten verantwortlich ist." Für die Vergütung im DRG-System durch die Krankenkassen ist die Hauptdiagnose entscheidend.

Erläuterung:

Für das OP-Management wichtig erscheinen die dort verankerten Definitionen von einer „Hauptprozedur", der „nicht vollendeten oder unterbrochenen Prozeduren" sowie der „Wiedereröffnung eines OP-Gebietes/ Re-OP".

ICD-10

Die Abkürzung ICD steht für International Classification of Diseases and Related Health Problems und wird von der WHO veröffentlicht, die aktuelle Ausgabe wird als ICD-10 bezeichnet. Die im ICD-10 verschlüsselten Diagnose-Angaben werden zu Eingruppierung der Patienten (stationär und ambulant) verwendet. In Deutschland wird der ICD durch das DIMDI (Deutsches Institut für medizinische Dokumentation und Information) übersetzt und für das deutsche Gesundheitswesen modifiziert.

Erläuterung:

Diagnosen können in Einweisungs-, Aufnahme- und Entlassungsdiagnosen unterteilt werden. Für das OP-Management spielt die sogenannte OP-Plan-Diagnose eine Rolle. Die Dokumentation dieser Diagnose kann Aufschluss darüber geben, inwieweit die Patienten ausdiagnostiziert (Negativ-Beispiel: unklarer Bauch) sind, bevor diese auf dem OP-Plan erscheinen.

Innenfinanzierung

Die Innenfinanzierung ist die Form der Finanzierung, bei der sich ein Unternehmen Finanzmittel aus Rücklagen oder dem eigenen Betriebs- und Umsatzprozess beschafft.

Erläuterung:

Die Beschaffung von neuen Gerätschaften für den OP-Bereich oder bauliche Maßnahmen, die bspw. aus erwirtschafteten Überschüssen eines Krankenhauses finanziert werden, können als innenfinanziert bezeichnet werden.

Kodierrichtlinien

Um die gesetzlich vorgegebene leistungsgerechte Vergütung der Krankenhäuser zu ermöglichen, ist es unerlässlich, dass vergleichbare Krankenhausfälle auch derselben DRG zugeordnet werden. Diese Forderung kann jedoch nur dann erfüllt werden, wenn Diagnosen- und Prozedurenklassifikationen in einheitlicher Weise angewendet werden. Kodierrichtlinien regeln und unterstützen diesen Prozess, um möglichst auch in schwierigen Fällen eine eindeutige Verschlüsselung zu ermöglichen

Erläuterung:

Innerhalb der Kodierrichtlinien ist bspw. zum Begriff der signifikanten Prozedur (also auch die Operation) Folgendes festgelegt: „Alle signifikanten Prozeduren, die vom Zeitpunkt der Aufnahme bis zum Zeitpunkt der Entlassung vorgenommen wurden und im OPS-301 abbildbar sind, sind zu kodieren. Diese schließt diagnostische, therapeutische und pflegerische Prozeduren ein.“

Leasing

Leasing (von „to lease“) bedeutet so viel wie mieten oder pachten. Beim Leasing wird dem Leasingnehmer (Kunde) ein Leasinggegenstand (eine Ware) von einem Leasinggeber (Hersteller, Finanzierer) auf Grundlage eines Leasingvertrages zur Verfügung gestellt. Leasingverträge haben ähnliche Eigenschaften und Funktionsweisen wie ein Mietvertrag. In einem Leasingvertrag werden Raten festgelegt, die der Leasingnehmer zahlen muss, so dass der Hersteller oder Finanzierer seine Kosten deckt und daraus noch Gewinn erzielen kann.

Erläuterung:

Der Vorteil der Leasingfinanzierung von Geräten oder Instrumentarien für ein Krankenhaus hängt sehr stark von den haushaltsrechtlichen Umfeldbedingungen und den steuerlichen Fragestellungen, aber auch von den Leasingbedingungen selbst ab. Prinzipieller Vorteil von Leasingfinanzierungen für ein Krankenhaus ist die Erhöhung der Liquidität.

Monistik

Als Monistik wird ein System der Krankenhausfinanzierung bezeichnet, bei dem die Entscheidungs- und Finanzierungsverantwortung für laufende Betriebs- und Investitionskosten in der Hand der Krankenkassen als alleinigen Finanzierungsträgern liegt. Die Monistik ist bereits in einigen Bundesländern umgesetzt und löst die duale Krankenhausfinanzierung ab.

Erläuterung:

Durch die monistische Krankenhausfinanzierung gewinnen die Krankenkassen deutlich an Einfluss auf die Krankenhäuser, was sich eventuell auch in der Leistungsgestaltung und Leistungsplanung eines OP-Bereiches niederschlagen kann.

OPS-301

Der Operationen- und Prozedurenschlüssel (OPS) ist die Prozedurenklassifikation für Leistungsnachweise und dient den Krankenhäusern zur Abrechnung mit den Kostenträgern. Das Suffix 301 bezieht sich auf den § 301 SGB V. Der OPS wird jährlich durch das DIMDI modifiziert und veröffentlicht. Jede Operation oder Prozedur wird mit Hilfe des OPS-301 verschlüsselt und ist entscheidend für die Abrechnung einer DRG.

Erläuterung:

Für das OP-Management ist die Auflistung der Operationen nach OPS-301 quasi so etwas wie die Leistungsstatistik. Die Frage, inwieweit der im OP dokumentierte OPS-Schlüssel auch tatsächlich relevant in die Erlösgestaltung eingeht, wird jedoch nicht durch die OP-Diagnose, sondern mit Hilfe der Hauptdiagnose entschieden.

Patientenbezogener Gesamt-Schweregrad (PCCL)

Als PCCL (englisch: Patient Clinical Complexity Level) wird der nach einer aufwendigen mathematischen Formel berechnete Wert zwischen 0 und 4 bezeichnet, der den patientenbezogenen medizinischen Gesamtschweregrad bei einer DRG beschreibt. Einer Basis-DRG können ein oder mehrere PCCL-Stufen zugeordnet werden.

Erläuterung:

Vorteil des PCCL ist, dass DRGs unterschiedlichster Fachrichtungen im Hinblick auf deren medizinische Ausprägung und somit auch Beanspruchung verglichen werden können. Für das OP-Management spielt der PCCL keine wesentliche Rolle.

Pauschale Fördermittel

Pauschale Fördermittel sind Investitionsmittel, die von den Ländern primär für Ersatzinvestitionen von kurzlebigen Gebrauchsgütern zur Verfügung gestellt werden. Einen rechtlichen Anspruch hierauf besitzen alle Krankenhäuser, die im Krankenhausplan aufgenommen sind (KHG). Pauschale Fördermittel werden je Bett oder Fall unabhängig vom jeweiligen Bedarf, aber in Abhängigkeit der jeweiligen Versorgungsstufe jährlich bereitgestellt (§ 9 KHG). Je höher die Versorgungsstufe ist, desto höher die pauschale Förderung.

Erläuterung:

Ein Krankenhaus der Maximalversorgung erhält einen höheren Investitionsbetrag als eines der Grund- und Regelversorgung. Die Frage, ob dieser Betrag pro Bett oder pro Fall bezahlt wird, ist in den Bundesländern unterschiedlich geregelt.

Quer-Subvention

Eine Quer-Subvention ist eine Art Mischkalkulation. Bereiche, die Verluste generieren, werden durch Bereiche subventioniert, die Gewinne erwirtschaften, so dass diese Verluste aufgefangen werden.

Erläuterung:

Im OP-Bereich bedeutet dies, dass Operationen, die im Rahmen der DRG-Erlöse Verluste erbringen, durch solche ausgeglichen werden können, die profitabel sind. Gründe hierfür sind oft ein bestehender Versorgungsauftrag oder die Implementierung neuer, noch nicht ausreichend kalkulierter Operationen.

Relativgewicht

In der Systematik des DRG-Systems ist jeder DRG ein definiertes Kostengewicht zugeordnet. Durch die Relativgewichte wird festgelegt, wie teuer bzw. wie billig ein konkreter Fall bezogen auf einen Standardwert mit dem Relativgewicht von 1,0 ist.

Erläuterung:

Eine DRG mit dem Relativgewicht von 2,0 bedeutet, dass der Fall als doppelt so schwer angesehen wird, als ein Durchschnittsfall. Aus diesem Grund erhält das Krankenhaus eine doppelt so hohe – auf den Basisfallwert (Baserate) bezogene – Vergütung (also Basisfallwert x 2,0).

Subvention

Subventionen sind Begünstigungen, die meist der Staat einer bestimmten Gruppe von Empfängern ohne marktwirtschaftliche Gegenleistung zukommen lässt. Subventionen an private Haushalte werden als Transferzahlungen bezeichnet.

Erläuterung:

Da ein Krankenhaus Aufgaben im Interesse des Staates oder der Länder wahrnimmt, kann man bei der Investitionsförderung von Krankenhäusern, von denen ebenfalls die OP-Bereiche profitieren, nicht von Subventionen sprechen.

Zusatzentgelte

Für einen kleinen Teil der im Krankenhaus erbrachten Leistungen, die nicht sachgerecht über eine DRG abgebildet werden können, existieren sogenannte Zusatzentgelte. Diese können neben den G-DRGs von den Krankenhäusern zusätzlich abgerechnet werden. Die Erlöse für die Zusatzentgelte sind bundeseinheitlich gleich geregelt.

Erläuterung:

Zusatzentgelte sind für den OP-Bereich weniger relevant, weil diese i. d. R. keine OP-bereichsrelevanten Leistungen abbilden.

15.7 Kostenrechnung

Abschreibung

Unter Abschreibung wird die Verteilung einer einmaligen Investition für langfristig nutzbare Wirtschaftsgüter auf eine Anzahl von Jahren verstanden. Bezogen auf ein Wirtschaftsgut soll durch die Abschreibungen ein gleichmäßiger Kostenverbrauch, am besten entsprechend der entstehenden Erlöse aus dem Wirtschaftsgut, angesetzt werden.

Erläuterung:

Es besteht ein Wahlrecht für die Abschreibungsmethode – linear (jährlich gleicher Betrag) oder geometrisch degressiv (jährlich gleicher Prozentsatz). Eine Abschreibung mit progressiv ansteigenden Prozentsätzen ist nicht zulässig.

Amortisation

Unter dem Begriff Amortisation versteht man die zeitlich vereinbarte Tilgung einer Schuld durch regelmäßige Zahlung von Zinsen und der aufgenommenen Kapitalsumme. Den Zeitraum, innerhalb dessen der in einer Investition gebundene Kapitaleinsatz zurückgeflossen ist, bezeichnet man als Amortisationszeit.

Erläuterung:

Eine Investition im OP-Bereich hat sich dann amortisiert, wenn der Kaufpreis für das Produkt (bspw. einen OP-Tisch) bezahlt ist und dieser Tisch danach noch im Einsatz ist.

Bilanz

Eine Bilanz ist die zahlenmäßige Gegenüberstellung von Vermögenswerten einschließlich der Forderungen (Aktiva) einerseits sowie Verbindlichkeiten eines Unternehmens und seines Eigenkapitals (Passiva) andererseits. Die Differenz ergibt den Bilanzgewinn oder -verlust. Die Bilanz ist Bestandteil des Jahresabschlusses eines Unternehmens.

Erläuterung:

Wie alle Teilnehmer der Gesundheitsversorgung unterliegt auch das Krankenhaus einer sogenannten Bilanzpflicht. In der Bilanz sind vielfältige Informationen enthalten, die über die bisherige Entwicklung, die aktuelle Situation und die Perspektiven eines Krankenhauses wesentlich mehr aussagen als der Gewinn.

Break-Even-Point

Der Break-Even-Point ist derjenige Punkt, bei dem sich die Kurve der Gesamtkosten und Gesamterlöse eines Unternehmens schneiden. Er bezeichnet den Punkt, an dem der Verlust des Unternehmens gerade aufhört und der Gewinn gerade beginnt.

Erläuterung:

In einem OP-Bereich wäre bspw. der Break-Even-Point in dem Augenblick überschritten, wenn die Gesamt-Erlöse der erbrachten Operationen höher sind als die Kosten, die hierfür aufgewendet werden müssen.

Cash Flow

Als Cash Flow wird der Überschuss der regelmäßigen betrieblichen Einnahmen über die regelmäßigen laufenden betrieblichen Ausgaben bezeichnet. Der Cash Flow stellt also den Betrag dar, der sich ergibt, wenn man von den Einnahmen die Ausgaben abzieht. Er gibt an, in welchem Maße bspw. ein Krankenhaus Finanzmittel aus eigener Kraft erwirtschaftet hat.

Erläuterung:

Je aktueller und qualifizierter die Leistungsbereiche bspw. der Patientenadministration abrechnungsrelevante Daten (z. B. OPS-301) liefern, desto schneller kann die Patientenabrechnung durch das Krankenhaus erfolgen. Wenn die Krankenkasse die Rechnung dann auch noch zügig begleicht, wird der Cash Flow erhöht.

Deckungsbeitrag

Der Deckungsbeitrag ist der Betrag, der sich nach Abzug der variablen Kosten von den Erlösen ergibt und der zur Deckung der Fixkosten dient. Der über die Fixkostendeckung hinausgehende Betrag wird als Gewinn bezeichnet.

Erläuterung:

Werden vom Erlös einer Operation die variablen Kosten (z. B. Materialien) abgezogen, verbleibt ein Betrag, um die fixen Kosten (z. B. Funktionspflege) abzudecken. Wenn die fixen Kosten wiederum kleiner sind als der verbliebene Betrag, wird ein Gewinn erzielt.

Fixe Kosten

Fixe Kosten sind diejenigen Kosten, die innerhalb bestimmter Beschäftigungsgrenzen und eines bestimmten Zeitraums keine Veränderungen ermöglichen (wie Tariflöhne, Mieten, Energiekosten, Versicherungen...). Sie fallen immer an, unabhängig von der Ausbringungsmenge.

Erläuterung:

Die Gehälter von OP-Personal sind als fixe Kosten zu bezeichnen, sie werden bezahlt, unabhängig davon, wie viele Operationen erbracht worden sind. Somit können fixe Kosten nicht über die Ausbringungsmenge gesteuert werden. Fixe Personalkosten können bspw. durch Leiharbeit oder Outsourcing in variable Personalkosten umgewandelt werden.

Gemeinkosten

Gemeinkosten sind Kosten, die gemeinsam für mehrere Leistungen anfallen, insbesondere Kosten, die keinem Produkt (keiner Leistung) als Kostenträger allein zugeordnet werden können. Gemeinkosten werden deshalb nach einem Schlüssel, also pauschal, umgelegt oder aber über die innerbetriebliche Leistungsverrechnung. Gemeinkosten werden auch „Overheads" oder neudeutsch „Overheadkosten" genannt. Gemeinkosten steigen oder sinken nicht proportional zur Leistungsmenge. Je nach Zurechenbarkeit wird unterschieden zwischen „echten Gemeinkosten" (z. B. Gehälter, Energiekosten, Gebühren etc.) und „unechten Gemeinkosten" (Medizinischer Sachbedarf, der von allen Leistungserbringern genutzt wird).

Erläuterung:

Klassische echte Gemeinkosten im OP-Bereich sind bspw. Energiekosten für den OP-Saal, unechte Gemeinkosten sind z. B. die verwendeten Hautdesinfektionsmittel oder Verbandsmaterialien.

Gewinn

Ein Gewinn liegt dann vor, wenn der Ertrag den Aufwand für ein Produkt oder eine Dienstleistung übersteigt. Die Summe aller Erträge abzüglich aller Kosten ergibt den Reingewinn oder Nettogewinn.

Erläuterung:

Gewinne könnten im OP-Bereich nur dann ermittelt werden, wenn den vorhandenen Kosten auch tatsächliche Erlöse gegenübergestellt werden könnten. Dies ist schwer möglich, da die OP-Leistung im Rahmen der Gesamtpauschale für einen Patienten vergütet wird und die Abgrenzung der OP-Erlöse zu den Gesamterlösen schwierig ist. Ein Hilfsmittel zur Erlösermittlung im OP-Bereich könnten interne Verrechnungspreise sein.

Gewinn- und Verlustrechnung (GuV)

Die Gewinn- und Verlustrechnung ist ebenfalls Bestandteil des Jahresabschlusses. Sie zeigt eine Gegenüberstellung der Kosten und Erlösen eines Unternehmens am Ende eines Geschäftsjahres. Die Differenz zwischen den Kosten und den Erlösen zeigt den Jahreserfolg (Gewinn oder Verlust) an, es wird daher bei der Gewinn- und Verlustrechnung auch von der Erfolgsrechnung gesprochen. Die GuV unterteilt sich in das Betriebsergebnis, das Finanzergebnis und in das außerordentliche Ergebnis.

Erläuterung:

Die Gewinn- und Verlustrechnung liefert eine detaillierte Unterteilung des Jahresüberschusses oder -fehlbetrages in die Ertrags- und Aufwandsdaten, wodurch ein Außenstehender erst einen Einblick in die tatsächliche Ertragslage eines Krankenhauses gewinnt.

Grenzkosten

Grenzkosten sind variable Kosten, deren Höhe abhängig ist von der Veränderung der Leistungsmenge in der Spitze (Leistungsmenge plus 1 oder minus 1) oder die bei Wegfall eines Teils der bisher erbrachten Leistungen entfallen. Grenzkosten sind relevant, wenn die variablen Kosten nicht proportional zur Leistungsmenge steigen oder fallen, z. B. aufgrund von Kostenvorteilen bei höherer Leistung.

Erläuterung:

Für jede zusätzliche Operation, die ein OP-Bereich leistet, entstehen zusätzliche Kosten (Grenzkosten). Eventuell müssen ab einer gewissen Leistungsgrenze neue Mitarbeiter eingestellt werden. In diesem Falle würden sich die Kosten pro Operation erhöhen, da der neue Mitarbeiter auf alle Operationen umgerechnet werden muss. Es könnte aber auch sein, dass die Kosten für eine weitere Operation niedriger ausfallen, da der OP-Bereich bspw. mehr Produkte von einem Lieferanten abnimmt und dadurch die Kosten pro Produkt sinken.

Interner Verrechnungspreis

Interne Verrechnungspreise sind (oft fiktive) Preisbildungen für Produkte oder Dienstleistungen bei unternehmensinternen Lieferungen zwischen verschiedenen Abteilungen oder Einheiten innerhalb eines Unternehmens.

Erläuterung:

Das OP-Management könnte einen internen Verrechnungspreis mit den Operateuren aushandeln, wie viel die Inanspruchnahme einer OP-Minute kostet. Die Summe alle Inanspruchnahme-Minuten multipliziert mit dem internen Verrechnungspreis ergäbe dann der Erlös des OP-Bereichs.

Kalkulatorische Kosten

Kalkulatorischen Kosten sind Kosten, die nicht mit tatsächlichen Geldströmen übereinstimmen, sondern vielmehr zu den realen Kosten hinzugerechnet werden, um erwartete Gewinne oder antizipierte Kosten bereits in der Kalkulation des Produktes oder der Dienstleistung einzuberechnen.

Erläuterung:

Kalkulatorischen Kosten werden benötigt, um eine faire, vergleichbare Kostenstruktur u. a. bei der Kalkulation eines Profit Center zu gewährleisten. Wären bspw. die Mitarbeiter in einem OP-Bereich bereit, 50 % unter dem Lohn eines anderen OP-Bereiches zu arbeiten, wäre ein Kostenvergleich beider Bereiche betriebswirtschaftlich nicht sinnvoll.

Kapitalbindungskosten

Kapitalbindungskosten sind Kosten, die dadurch entstehen, dass ein Unternehmen für die Produktion oder die Dienstleistung benötige Materialen oder Ressourcen einkauft, aber noch nicht verarbeitet. Hierdurch wird Kapital gebunden, das dann nicht für andere Investitionsanforderungen genutzt werden kann.

Erläuterung:

Kapitalbindungskosten werden im OP-Bereich meist durch überdimensionale Lagerhaltung bzw. ein nicht ausreichend gesteuertes Material-Management verursacht. Kapitalbindungskosten können durch die Einrichtung eines Konsignationslagers vermindert werden.

Kostenarten

Kostenarten (welche Kosten sind angefallen) beschreiben die Art der angefallenen Kosten und werden insbesondere in Personal- und Sachkosten gegliedert. Die Kostenartenrechnung gibt wichtige Informationen über die Struktur der Kosten und damit über die Möglichkeiten zur Beeinflussung der Wirtschaftlichkeit. Die Darstellung erfolgt hierarchisch nach Gliederungsebenen (nach Kontenklasse wie bspw. Sach-, Kapital- und Risikokosten, nach Kostenarten wie bspw. Büro- und Verwaltungskosten oder nach Unterkostenarten wie bspw. Geschäftsbedarf).

Erläuterung:

Materialkosten werden in verschiedene Kostenarten unterteilt. Es gibt z. B. die Kostenartengruppe „medizinischer Sachbedarf". Innerhalb dieser Kostenartengruppe gibt es dann die Kostenarten, wie bspw. „Implantate" oder „Naht-Material". Die verbrauchten Kostenarten werden i. d. R. den Kostenstellen zugeordnet.

Kostenstellen

Kostenstellen (wo sind Kosten angefallen) sind diejenigen Orte in einem Unternehmen, an denen Kosten anfallen. Kostenstellen werden vornehmlich nach räumlichen Gesichtspunkten, nach betrieblichen Funktionen oder nach Verantwortungsbereichen gebildet. Es wird u. a. unterschieden zwischen Hauptkostenstellen (dienen unmittelbar der Leistungserstellung) und Neben- bzw. Hilfskostenstellen Die Auflistung aller Kostenstellen wird Kostenstellenplan genannt. Dieser richtet sich nach dem in der Krankenhausbuchführungsverordnung (KHBV) vorgegebenen Kostenstellenrahmen und ist bei jeder Krankenhausverwaltung abrufbar.

Erläuterung:

Eine klassische Hauptkostenstelle im Krankenhaus ist die der „OP-Einrichtungen". Dieser Kostenstelle werden alle Verbrauchs-Materialien (Kostenarten) – die dort verbraucht werden – zugeordnet (KHBV, Anlage 5, „92 medizinische Institutionen", „925 Anästhesie, OP-Einrichtungen und Kreißzimmer").

Kostenträger

Als Kostenträger (wofür sind Kosten angefallen) werden alle Güter und Dienstleistungen bezeichnet, die zur Erfüllung des Unternehmenszweckes erstellt bzw. verbraucht werden und wiederum Kosten verursachen. Im Gesundheitswesen wird der Begriff der Kostenträger synonym für Krankenkassen verwendet. Die Zuordnung von Kosten zu einem Kostenträger wird Kostenträgerrechnung genannt.

Erläuterung:

Mit Einführung der DRGs wurde die Gesamt-Leistung am Patienten (inkl. der Operation) als Kostenträger definiert. Somit können alle Leistungserbringer verglichen werden. Wichtig ist, alle direkten und indirekten Kosten den Operationen zuzuordnen, um die jeweiligen Kosten zu ermitteln und den Erlösen gegenüberstellen zu können.

Liquidität

Die Liquidität beschreibt die Fähigkeit und die tatsächliche Bereitschaft eines Unternehmens, allen noch offenen Zahlungsverpflichtungen rechtzeitig und in vollem Umfang nachzukommen.

Erläuterung:

Hauptanliegen eines Krankenhauses muss es sein, seine Liquidität soweit zu sichern, dass es seinen kurzfristigen Zahlungsverpflichtungen (wie z. B. den Gehaltszahlungen) nachkommen kann. Ist die Liquidität nicht gesichert, muss das Krankenhaus Kredite in Anspruch nehmen.

Opportunitätskosten

Opportunitätskosten oder Alternativkosten sind der in Geld oder Mengen ausgedrückte entgangene Nutzen oder Ertrag, der durch eine alternative Verwendung eines eingesetzten Gutes oder Produktionsfaktors erzielbar gewesen wäre. Sie entstehen immer dadurch, dass Ressourcen nur einmal verwendet und nicht gleichzeitig anderen Zwecken zugeführt werden können.

Erläuterung:

Die Steuerung der Leistungserbringung durch das OP-Management muss stringent unter einer ökonomischen Perspektive erfolgen, um Opportunitätskosten zu vermeiden. Opportunitätskosten könnten theoretisch dann entstehen, wenn zugunsten schlecht vergüteter Eingriffe lukrative Operationen abgesetzt werden würden.

Personalkosten

Personalkosten umfassen alle materiellen Aufwendungen für die Bereitstellung und den Einsatz menschlicher Arbeitskraft in einem Unternehmen. Diese setzen sich zusammen aus den Lohnkosten, den Lohnnebenkosten I (tarifliche, gesetzliche Lohnnebenkosten) und den Lohnnebenkosten II (vom AG freiwillig übernommene Leistungskosten). Anteilig an den Gesamtkosten eines Krankenhauses betragen die Personalkosten ca. 65–70 %.

Erläuterung:

Krankenhäuser mit einem Versorgungsauftrag (§ 109 SGB V) müssen für die bedarfsgerechte Versorgung der Patienten das notwendige Personal vorhalten, so dass im Bedarfsfall Operationen erfolgen können. Ob der Bedarfsfall eintritt oder nicht, kann nicht vorhergesagt werden. Dies wirkt sich auf die Kosten-Nutzen-Relation der Personaleinsatzkosten im OP-Bereich negativ aus.

Preis

Der Preis ist der Gegenwert für ein Produkt oder eine Dienstleistung, der meist in Geld ausgedrückt wird. Ein Preis setzt sich i. d. R aus den Kosten (für die Erstellung, Vermarktung etc.) sowie dem gewünschten Gewinn zusammen.

Erläuterung:

Preise im Krankenhausbereich können nur relativ selten gestaltet werden, da i. d. R. die Erlöse (z. B. DRG) vorgegeben sind.

Preis-Elastizität

Die Preis-Elastizität beschreibt, inwieweit die Nachfrage nach einem Produkt oder einer Dienstleistung durch Preisveränderungen beeinflusst wird.

Erläuterung:

Da im Krankenhaus und somit auch im OP-Bereich keine Preise sondern primär Erlöse existieren, spielt die Preis-Elastizität noch eine untergeordnete Rolle. Dies könnte sich mit einer eventuell zunehmenden Zuzahlungspflicht des Patienten (z. B. zu einer Hüfte) jedoch ändern.

Rendite

Der Begriff Rendite beschreibt das Verhältnis zwischen eingezahltem und ausgezahltem Kapital oder zwischen einer Investition und dem daraus folgenden Ertrag, sie wird meist als Prozentsatz angegeben. Eine allgemeine gebräuchliche Messung der Rendite ist der Zinssatz.

Erläuterung:

Eine positive Rendite wird bspw. dann erzielt, wenn die Kosten für die Beschaffung und Wartung eines Gerätes niedriger sind als die zusätzlichen Erlöse, die mit diesem Gerät erzielt werden.

Rentabilität

Die Rentabilität eines Unternehmens gibt Auskunft darüber, wie erfolgreich das Unternehmen mit dem eingesetzten Kapital wirtschaftet. Die Rentabilität ergibt sich aus dem Verhältnis zwischen Erlös und Kosten.

Erläuterung:

Ein OP-Bereich ist dann rentabel, wenn die Kosten für das Betreiben des OP-Saals (fixe, variable Kosten etc.) niedriger sind, als die Erlöse, die er OP-Bereich erzielt.

Sachkosten

Die Sachkosten beinhalten alle materiellen Aufwendungen für die Erstellung von Produkten oder Dienstleistungen in einem Unternehmen. Im Krankenhaus bestimmen die Sachkosten (z. B. medizinischer Sachbedarf, Wirtschaftsbedarf, Wasser, Energie, Lebensmittel, Verwaltung) 35–40 % der Gesamtkosten.

Erläuterung:

Gerade im OP nehmen die Sachkosten (besonders in der Endoprothetik) einen immer größeren Stellenwert ein. Medizinische Sachgüter sollten in einer ABC-Analyse (A = hohe Kosten, C = hohe Anzahl) kategorisiert werden, wobei A-Güter (wie Implantate, Transplantate, Blutkonserven...) möglichst patientenbezogen zu erfassen sind, um diese Kosten direkt den DRGs zuordnen zu können.

Teilkostenrechnung

Die Teilkostenrechnung berücksichtigt nur die Kosten, die direkt einer Kostenstelle zugeordnet werden können. Abhängig von der jeweils angewandten Kostenrechnung werden bspw. nur variable Kosten, Prozesskosten oder Einzelkosten berücksichtigt. Die übrigen Kosten werden als Gemeinkosten dargestellt.

Erläuterung:

Bei der Kalkulation der Kosten für eine Operationsleistung wird in den meisten Fällen die Teilkostenrechnung (direkt zuzuordnende Kosten wie Material etc. zzgl. einem Anteil an den kalkulierten Gemeinkosten) verwendet.

Transaktionskosten

Transaktionskosten sind „Marktbenutzungskosten", die entstehen, wenn Produzenten, Dienstleister oder Kunden, die auf einem Markt tätig sind, Informationen sammeln und Verträge aushandeln müssen. Unterschieden werden kann zwischen Anbahnungskosten (z. B. Informationssuche) und Vereinbarungskosten (z. B. Verhandlungen), Wichtig ist die Betrachtung der Transaktionskosten für die Prüfung von Outsourcing- bzw. Privatisierungsmöglichkeiten.

Erläuterung:

Wenn das OP-Management bspw. neue OP-Tische beschaffen möchte, entstehen Transaktionskosten durch Messebesuche, Marktanalysen oder Vertragsverhandlungen.

Umsatz

Unter Umsatz wird das Ergebnis des Absatzes von Dienstleistungen oder Gütern innerhalb einer Zeitperiode, multipliziert mit den jeweiligen Erlösen verstanden. Der Umsatz trifft keine Aussage über den Gewinn eines Unternehmens.

Erläuterung:

Der Umsatz eines OP-Bereiches könnte als „Anzahl der geleisteten Operationen multipliziert mit dem bei einer DRG kalkulierten Anteil der Operationserlöse" bezeichnet werden. Für das OP-Management sind Umsatzzahlen nicht unwichtig, lassen sich daraus doch wesentliche Argumente für die Notwendigkeit zusätzlicher Ressourcen (z. B. Mitarbeiter) gegenüber der kaufmännischen Krankenhausleitung ableiten.

Umsatzrendite

Die Umsatzrendite ist die Maßzahl für die Profitabilität eines Unternehmens. Sie wird in Prozent ausgedrückt. Je höher die Prozentzahl, desto profitabler ist das Unternehmen. Die Umsatzrendite wird berechnet, indem der Gewinn eines Unternehmens durch den Umsatz dividiert und das Ergebnis mit 100 multipliziert wird.

Erläuterung:

Je höher die erzielte Umsatzrendite eines Krankenhauses ist, desto mehr kann in das Krankenhaus investiert oder desto höher kann ein Investor befriedigt werden. Ein Krankenhaus gilt dauerhaft überlebensfähig ab einer Umsatzrendite von 5 %, private Klinikbetreiber streben eine Umsatzrendite von 15 % an.

Variable Kosten

Variable Kosten sind Kosten, die sich bei schwankenden Beschäftigungsgraden unmittelbar ändern (z. B. beschäftigungsabhängige Materialkosten, Fertigungskosten). Sie können entweder Einzelkosten oder Gemeinkosten sein und fallen nur an, wenn Leistungen erstellt werden, sind also abhängig von der Ausbringungsmenge.

Erläuterung:

Variable Kosten sind diejenigen Kosten, die in Abhängigkeit der Häufigkeit einer Operation entstehen. Je mehr Eingriffe durchgeführt werden, desto höhere Kosten für Verbrauchsmaterial wie Abdeckungen, Siebe, Prothesen entstehen. Sie verhalten sich also proportional zur Leistungserstellung.

Vollkostenrechnung

Als Vollkostenrechnung wird bezeichnet, wenn sämtliche im Unternehmen anfallende Kosten auf den jeweiligen Kostenträger verrechnet werden. Sie befindet sich damit im Gegensatz zur Teilkostenrechnung.

Erläuterung:

Eine Vollkostenrechnung im Krankenhaus im Rahmen der DRGs ist höchst aufwendig und mit einem enormen Dokumentationsaufwand verbunden.

15.8 Controlling

Balanced Scorecard (BSC)

Die Balanced Scorecard ist ein Kennzahlen-System zur Unternehmensplanung, Unternehmenssteuerung und Strategieumsetzung. Das Management kann mit diesem Kennzahlen-Cockpit erkennen, ob es mit seiner Strategieumsetzung auf Kurs ist. Die BSC betrachtet nicht nur finanzielle Erfolgsfaktoren, sondern auch kunden- und prozessbezogene Kennzahlen sowie die Lern- und Entwicklungsfähigkeit der Mitarbeiter.

Erläuterung:

Ein BSC-System allein nur für den OP-Bereich wird selten angetroffen und erscheint auch nicht sinnvoll. Für ein gesamtes Krankenhaus erfreut sich dieses System jedoch wachsenden Akzeptanz. Falls das Krankenhaus ein BSC einführt, sollte das OP-Management unbedingt wissen, welche Kenngrößen einen Bezug zum OP-Bereich haben.

Controlling

Controlling umfasst alle Aufgaben der Kontrolle, Planung, Lenkung und Steuerung wirtschaftlicher Prozesse. Controlling ist ein Teilbereich der Unternehmensführung.

Erläuterung:

Eine OP-Abteilung unter betriebswirtschaftlichen Zielen zu leiten und zu organisieren verlangt Kenntnisse der Betriebswirtschaft und Fähigkeiten, diese richtig einzusetzen. In einem durch Kennzahlen dominierten Bereich werden die Informationsschnittstellen zwischen OP-Management und Controlling maßgeblich dazu beitragen, erwirtschaftete Erlöse dem Output entgegenzustellen und daraus strategische und operative Maßnahmen abzuleiten.

Kennzahlen

Kennzahlen sind statistische Werte, die den Zustand eines Unternehmens in unterschiedlichsten Teilbereichen aufzeigen. Es sind Zahlenwerte, die dem Management als Steuerungsinstrumente, insbesondere zur Festlegung eines Zieles und zur Überprüfung eines Zielerreichungsgrades, dienen.

Erläuterung:

Kennzahlen im OP-Bereich spielen für das OP-Management eine zentrale Rolle. Diese werden u. a. benötigt, um die Leistungs- und Entwicklungsfähigkeit des OP-Bereiches aufzuzeigen, aber auch um die Wertigkeit und den Nutzen des OP-Managements zu dokumentieren. Auch haben sie eine große Relevanz in der Argumentation gegenüber den OP-Nutzern.

Kennzahlen-System

Ein Kennzahlen-System ist eine geordnete Menge von verschiedenen Kennzahlen, die miteinander in Beziehung stehen. In Unternehmen werden Kennzahlen-Systeme zum einen für den Erhalt schneller und verdichteter Informationen über die Leistung verwendet, zum anderen dienen sie zur Planung, Kontrolle und Steuerung von Unternehmenszielen. Das bekannteste Kennzahlen-System ist aktuell die Balanced Scorecard (BSC).

Erläuterung:

Die Arbeit mit Kennzahlen im OP-Bereich ist nur zielführend, wenn diese in einem Kennzahlen-System erfolgt – also in der Aufstellung und Gegenüberstellung mehrerer Kennzahlen. So kann bspw. der Auslastungsgrad eines OP-Bereiches nur dann sinnvoll interpretiert werden, wenn die durchschnittlichen Schnitt-Naht-Zeiten bekannt sind.

Operatives Controlling

Das Operative Controlling ist der Teil eines umfassenden Controlling-Systems, das auf die Erstellung von Planungs- und Kontrollkonzepten und die Einhaltung der Erfolgsziele im kurzfristigen Bereich abzielt.

Erläuterung:

Maßgeblicher Bezugspunkt des operativen Controllings ist die Erhaltung der Liquidität, um das Betriebsergebnis zu sichern. Es beschäftigt sich hierzu mit allen Prozessen, die eine monetär vergütete Leistungserstellung betreffen. Fokus ist das eigene Unternehmen in einem kurz- bis mittelfristigen Zeithorizont. Bei Unter- oder Überschreiten von Budgets kann das Controlling regulativ als Frühwarnsystem eingesetzt werden. Trends können frühzeitig erkannt und entsprechende Maßnahmen eingeleitet werden.

Strategisches Controlling

Strategisches Controlling beschreibt einerseits eine Denkhaltung und andererseits die Errichtung einer Infrastruktur zur Unterstützung des Prozesses zur Strategieplanung und -durchsetzung. Aufgabe des strategischen Controllings ist es, die nachhaltige Existenzsicherung des Unternehmens zu gewährleisten.

Erläuterung:

Das strategische Controlling betrachtet die Unternehmensumwelt und interpretiert (sozial)politische, wirtschaftliche Entwicklungen für das Unternehmen.

Weiter werden Erfolgspotentiale gesichert und weiterentwickelt. Kritische Erfolgspotentiale werden auf Stärken und/oder Schwächen hin analysiert, um Wettbewerbsvorteile zu sichern. Somit unterstützt das Controlling die Geschäftsführung und das OP-Management, indem es ökonomische Risiken langfristig abschätzt.

15.9 Budgetierung

Budget

Ein Budget ist ein Wertgrößenplan, der für eine künftige Periode vorgegeben wird und einen gewissen Verbindlichkeitscharakter aufweist. Dabei kann es sich sowohl um einen Gesamtplan als auch um einen Teilplan handeln. Man unterscheidet Erfolgsbudgets und Finanzbudgets. Die Erfolgsbudgets enthalten zahlenmäßige Vorgaben für Kosten, Leistungen und Erfolge. Die Budgetierung von Kosten und Leistungen erfolgt meist für kurze Perioden (Monate) und ist Gegenstand der Plankostenrechnung. Budgetkosten und Plankosten sind Synonyme.

Erläuterung:

Gemäß der Leistungsvorgaben durch die Geschäftsführung sollte das OP-Management kontrolliert auf die Einhaltung des Budgets hinarbeiten. Die Leistungsvorgaben können Richtwerte sein, die angeben, wie viele Eingriffe welcher Art innerhalb des Planungshorizontes erbracht werden können/müssen kraft des Budgets.

Externes Budget

Das externe Budget ist die Summe aller Teilbudgets und wird mit den jeweiligen Kostenträgern (Krankenkassen) vorab für eine Periode (meist ein Jahr) ausgehandelt (Budgetverhandlung).

Erläuterung:

Das interne Budget eines OP-Bereiches ist immer ein Teil des externen Budgets eines Krankenhauses.

Internes Budget

Das interne Budget ist ein Teilbudget, das mit den jeweiligen Budgetverantwortlichen vorab für eine Periode (meist ein Jahr) ausgehandelt wird.

Erläuterung:

Im OP-Bereich werden meistens Sachkostenbudgets verhandelt, bei hoher Selbstverantwortung des OP-Managements kann aber auch das Personalkostenbudget vereinbart werden.

Personalbudget

Ein Personalbudget ist ein auf konkrete Leistungsziele abstellender Plan, der die Obergrenze des Personalaufwandes eines Bereiches oder einer Abteilung in der Regel für den Zeitraum eines Jahres festlegt. Personalbudgets lassen sich über „genehmigte Stellen" mit entsprechender Entgeltbewertung oder als Euro-Budget formulieren.

Erläuterung:

I. d. R. erhält das OP-Management keine Verantwortung für das Personalbudget, da die Geschäftsführung in diesem Falle dem OP-Management vollständige Handlungsfreiheit in der Schaffung bzw. Besetzung von Stellen geben müsste.

Sachkostenbudget

Ein Sachkostenbudget ist ein auf konkrete Leistungsziele abstellender Plan, der die Obergrenze des Sachkostenaufwandes eines Bereiches oder einer Abteilung in der Regel für den Zeitraum eines Jahres festlegt.

Erläuterung:

I. d. R. erhält das OP-Management Verantwortung für die Einhaltung des Sachkostenbudgets des OP-Bereiches. Beschaffungslogistik, strategischer Einkauf und in besonderem Maße Prozess-Standardisierungen bieten dem OP-Management Möglichkeiten, die Sachkostenbudgets besser zu kontrollieren.

15.10 Personalmanagement

Absatzplanung

Grundlage einer fundierten Personalplanung ist die Absatzplanung. Diese beschreibt, wie viele Produkte oder Dienstleistungen in einer bestimmten Periode erwirtschaftet werden sollen.

Erläuterung:

Wichtigste Grundlage der Personalplanung für den OP-Bereich ist die Klärung der Frage mit der Klinikleitung, wie viele Operationen, von welcher Art für einen bestimmten Planungszeitraum durchgeführt werden sollen (AEBs).

Analytische Methode

Die analytische Methode der Personalbedarfsrechnung wird in Bereichen angewandt, in denen es weder Kennzahlen noch die Möglichkeit der Zeitmessungen gibt. Sie berechnet den Personalbedarf aufgrund von fiktiven Annahmen. Die Anwendung betrifft i. d. R. Abteilungen, die neu aufgebaut werden und zu denen keine vergleichbaren Daten existieren.

Erläuterung:

Bei Aufnahme einer neuen, aufwendigen Operationsmethode könnte es für das OP-Management einen Sinn machen, die analytische Methode anzuwenden, um einen eventuellen Mehrbedarf an Personal in entsprechende Prozess- oder Kostenkonzeptionen einfließen zu lassen.

Arbeitsplatzmethode

Die Arbeitsplatzmethode berechnet den Mitarbeiterbedarf unter dem primären Postulat, vorhandene Arbeitsplätze im OP-Bereich mit Mitarbeitern zu besetzen. Die Berechnung findet unabhängig von der tatsächlichen Auslastung des Arbeitsplatzes statt, Gleichzeitigkeitsfaktoren fließen als Kennzahlen ein. Die Methode wird aktuell eingesetzt, um die Mindestbesetzung eines Arbeitsplatzes zu garantieren. Der Abbau von Personalbedarfsansprüchen kann nur durch die Zusammenlegung mehrerer Arbeitsplätze erfolgen.

Erläuterung:

Ein klassischer Ansatz der Arbeitsplatzmethode wäre die Berechnung des benötigten Personals anhand fester Personalzuordnungen (z. B. pro OP-Saal 2 Pflegekräfte). Diese Methode ist sicherlich die einfachste, aber nicht unbedingt die sinnvollste.

Arbeitszeit/Regeldienst

„Die werktägliche Arbeitszeit der Arbeitnehmer darf acht Stunden nicht überschreiten. Sie kann auf bis zu zehn Stunden nur verlängert werden, wenn innerhalb von sechs Kalendermonaten oder innerhalb von 24 Wochen im Durchschnitt acht Stunden werktäglich nicht überschritten werden.“ (§ 3 Satz 1 ArbZG).

Die Arbeitszeit stellt im Rahmen der gesetzlichen Möglichkeiten und der gültigen Tarifverträge die festgelegte Dienstzeit der Mitarbeiter eines Unternehmens dar. Überschreitungen der täglichen Höchstarbeitszeit müssen entsprechend dokumentiert werden (§ 16 Satz 2 ArbZG).

Erläuterung:

Umsetzung von festgesetzten Erst-Schnitt-Zeiten, realistische OP-Zeiten, geringe Wechselzeiten, effektives Notfallmanagement und die Vermeidung von Wartezeiten tragen maßgeblich zum pünktlichen Arbeitsende innerhalb des Regeldienstes bei. Geplante Eingriffe, die ablauforganisatorisch bedingt über die Regelzeit hinaus laufen, sind in Operationsabteilungen Auslöser der Mitarbeiterdemotivation und darüber hinaus Kostentreiber, da Überstunden zu vergüten sind.

Arbeitszeitkonto

Das Arbeitszeitkonto ist die dokumentierte Form der tatsächlich geleisteten Arbeitszeit und beinhalt die Über- und Mehrarbeitsstunden, Urlaub, Krankheit und Fortbildungszeiten eines Arbeitnehmers. Unter Berücksichtigung der arbeits-/tarifvertraglich zu leistenden Arbeitszeit werden die geleisteten Arbeitsstunden verrechnet. Bei Über- oder Unterschreitung der vertraglich festgesetzten Zeiten wird dem Arbeitszeitkonto ein Guthaben oder entsprechend ein Defizit verbucht.

Erläuterung:

Die Einführung von Arbeitszeitkonten ermöglicht, abhängig vom aktuell täglichen Personalbedarf die Arbeitszeiten zu flexibilisieren. Für ein Arbeitszeitkonto sprechen weniger ungeplanten Überstunden. Eine Ausweitung der Arbeitszeit zu best. Jahreszeiten kann die Nachfrage nach mehr Eingriffen erfüllen, ohne den Bereitschaftsdienst zu belasten. Die Notfallversorgung kann, durch flexibilisierte Arbeitszeit, die Termintreue des elektiven Tagesprogramms sichern.

Assessment Center

Ein Assessment Center (AC) ist ein 1–3 tägiges Seminar mit einer bestimmten Anzahl an Mitarbeitern oder Bewerbern, die von Führungskräften und Personalfachleuten in Rollenübungen und Fallstudien beobachtet und beurteilt werden.

Erläuterung:

Die Durchführung eines AC zur Besetzung der Stelle eines OP-Managers bzw. -Koordinators hat sich in den letzten Jahren verstärkt durchgesetzt, weil in diesen

Positionen nicht nur Sachkenntnisse, sondern gerade auch soziale Kompetenzen verlangt werden. Diese sind in einem klassischen Einstellungsgespräch nur schwer zu überprüfen.

Bereitschaftsdienst

„Bereitschaftsdienst leisten die Beschäftigten, die sich auf Anordnung des Arbeitgebers außerhalb der regelmäßigen Arbeitszeit an einer vom Arbeitgeber bestimmten Stelle aufhalten, um im Bedarfsfall die Arbeit aufzunehmen. Der Arbeitgeber darf Bereitschaftsdienst nur anordnen, wenn zu erwarten ist, dass zwar Arbeit anfällt, erfahrungsgemäß aber die Zeit ohne Arbeitsleistung überwiegt." (§ 45 Abs. 1 TVöD).

Erläuterung:

Im Sinne eines Bereitschaftsdiensts, muss der Arbeitnehmer nicht unmittelbar am Arbeitsplatz anwesend sein, kann also seine Zeit frei einteilen und ebenso frei darüber verfügen. Die Verpflichtung der Aufenthaltsbeschränkung erfolgt lediglich, um bei Bedarf unmittelbar/sofort seine volle Arbeitstätigkeit aufnehmen zu können, um beispielsweise ohne größere Zeitverzögerung notfallmäßig zu einer Kaiserschnittentbindung hinzugerufen werden zu können. Die Aufnahme des Bereitschaftsdienstes setzt (genauso wie die des Rufdienstes) voraus, dass die reguläre Arbeit zuvor beendet wurde.

Boreout

Das Boreout-Syndrom beschreibt den Zustand der permanenten Unterforderung, der Langeweile und des Desinteresses am Arbeitsplatz. Der Mitarbeiter möchte eigentlich arbeiten, sucht aber vergeblich nach Herausforderung und Anerkennung. Mögliche Folgen sind Müdigkeit, Lustlosigkeit, Gereiztheit und Frustration bis hin zu Anzeichen einer krankhaften Depression.

Erläuterung:

Das Phänomen des Boreout ist aktuell in den OP-Bereichen wohl kaum vorhanden. Wenn überhaupt ist es in Administrationen großer Krankenhäuser mit einer überbordenden Struktur zu finden.

Bruttojahresarbeitszeit

Die Bruttojahresarbeitszeit (BJAZ) ist die Arbeitszeit, die ein Arbeitnehmer seinem Unternehmen theoretisch nach Arbeitsvertrag zur Verfügung steht.

Erläuterung:

Die Bruttojahresarbeitszeit einer Vollkraft (VK) im Krankenhaus in Deutschland beträgt i. d. R. zwischen 1.850 und 1.950 Stunden pro Jahr.

Burnout

Das Burnout-Syndrom (to burn out = ausbrennen) ist ein Phänomen, das häufig bei Personen auftritt, die zu Berufsbeginn sehr engagiert sind, im Laufe ihrer Tätigkeit jedoch zunehmend unter ausgesprochenen emotionalen Erschöpfungszuständen leiden und eine zunehmend distanzierte Einstellung zu ihrer Arbeit entwickeln. Auswirkungen sind reduzierte Leistungsfähigkeit, Isolierung, Depressionen bis hin zum dauerhaften Totalausfall.

Erläuterung:

Die Entstehung des Burnouts ist ein schleichender Prozess in unterschiedlichsten Phasen. Führungskräfte sollten bei der Entwicklung nicht nur nachgeordnete Mitarbeiter im Blick haben, sondern auch sich selbst. Je weiter ein Burnout ausgeprägt ist, desto weniger lässt sich die betroffene Person wieder dauerhaft in den Leistungsprozess integrieren.

Coaching

Coaching ist die professionelle Beratung, Begleitung und Unterstützung von Personen mit Führungs- oder Steuerungsfunktionen und von Experten in Unternehmen oder Organisationen. Zielsetzung von Coaching ist die Weiterentwicklung von individuellen oder kollektiven Lern- und Leistungsprozessen bzgl. primär beruflicher Anliegen. Das Coaching ist immer auf eine begrenzte Zeit angelegt.

Erläuterung:

Heute ist das Coaching von Führungskräften eine Selbstverständlichkeit. Gerade OP-Manager bzw. -Koordinatoren sollten die Möglichkeit, sich in der Anfangsphase ihrer Tätigkeit (extern) coachen zu lassen, wahrnehmen oder von ihrem Dienstvorgesetzten einfordern.

Externer Beschaffungsweg

Als externer Beschaffungsweg wird die Maßnahme bezeichnet, neue bzw. vakante Stellen oder auch zusätzliche Anforderungen an das Arbeitsvolumen außerhalb des Unternehmens zu gewinnen. Als externer Beschaffungsweg sind nicht nur die externe Stellenausschreibung zu sehen, sondern auch Maßnahmen des Personalleasings, das Einschalten eines Headhunters oder die Inanspruchnahme von Personalvermittlungsagenturen.

Erläuterung:

Die externe Beschaffung von Mitarbeitern birgt die Gefahr der Falscheinschätzung des neuen Mitarbeiters und somit der Schwächung das Gesamtleistungspotential. Der Vorteil kann wiederum in anderen, eventuell innovativen Sichtweisen des neuen Mitarbeiters liegen, die einen Leistungsprozess verbessern helfen.

Gleichzeitigkeitsfaktor

Der Gleichzeitigkeitsfaktor oder auch Personalbindungsfaktor gibt an, welche Anzahl Mitarbeiter, je Personalgruppe und Leistungsphase parallel im Wertschöpfungsprozess benötigt werden, um ein Produkt oder eine Dienstleistung zu erstellen.

Erläuterung:

Der Gleichzeitigkeitsfaktor gibt die Anzahl der Mitarbeiter an, die parallel benötigt werden, um einen Eingriff durchzuführen oder einen OP-Saal zu besetzen. Er ist in den verschiedenen Klinikbereichen oder Berufsgruppen unterschiedlich einzusetzen. Der Gleichzeitigkeitsfaktor ist wesentlich bei der Berechnung des Personalbedarfs, da ein höherer Gleichzeitigkeitsfaktor immer den Anspruch auf mehr Personal beinhaltet. Aussagefähige, gemeingültige Kennzahlen zu Gleichzeitigkeitsfaktoren für den OP-Bereich sind in Deutschland nicht bekannt.

Initiativbewerbung

Eine Initiativbewerbung ist eine Bewerbung um einen Arbeitsplatz bei einem Unternehmen, ohne dass eine konkrete Stelle ausgeschrieben ist. Sie erfolgt meist aus Interesse an dem Unternehmen oder nach Beendigung einer Ausbildung.

Erläuterung:

Der Traum eines OP-Managements, einer Pflegedienstleitung oder eines Chefarztes ist in der aktuellen Situation das Vorliegen möglichst vieler Initiativbewerbungen. Diese mindern die Kosten der Personalbeschaffung und weisen auf einen attraktiven Arbeitsplatz und ein gutes Image des Krankenhauses hin.

Interner Beschaffungsweg

Als interner Beschaffungsweg wird die Maßnahme bezeichnet, neue bzw. vakante Stellen oder auch zusätzliche Anforderungen an das Arbeitsvolumen aus den

Reihen der bereits im Unternehmen vorhandenen Mitarbeiter zu rekrutieren. Eine interne Personalbeschaffung wird nicht nur durch interne Stellenausschreibung abgewickelt, sondern auch durch weitere Maßnahmen der Personalentwicklung wie bspw. der Versetzung oder der Mehrarbeit.

Erläuterung:

Da die externe Beschaffung von fähigen Mitarbeitern im OP-Bereich immer schwieriger wird, gewinnt die interne Personalbeschaffung – im Rahmen einer mittelfristigen Personalentwicklung – massiv an Bedeutung.

Investitionsplanung

Die Investitionsplanung legt im Rahmen der Personalplanung fest, wie viele finanzielle Mittel für das aus der Absatz- und Produktionsplanung hervorgegangenen Personal zur Verfügung stehen. Sind nicht genügend finanzielle Mittel vorhanden, muss entweder die Absatz- oder die Produktionsplanung angepasst werden.

Erläuterung:

Natürlich ist gerade die Investitionsplanung für den OP-Bereich von zentraler Bedeutung. Sie zeigt, wie viel die Krankenhausleitung für diesen Bereich im Rahmen der Personalvorhaltung ausgeben möchte, bzw. eröffnet die Möglichkeit, frühzeitig den Bedarf an Personal für den OP-Bereich zu signalisieren.

Job Enlargement

Unter Job Enlargement wird das Hinzufügen von qualitativ gleichwertigen Aufgaben zu dem aktuellen Arbeitsauftrag verstanden. Ziel ist es u. a., die Möglichkeit für Mitarbeiter zu schaffen, sukzessive spezifische Kernkompetenzen in bestimmten Bereichen aufbauen zu können.

Erläuterung:

Auch das Job Enlargement dient häufig der Personaleinsparung. Ein klassisches Beispiel wäre, wenn im Rahmen des Job Enlargement die OP-Pflegeleitung zusätzlich die Position der Anästhesie-Pflegeleitung übernehmen würde.

Job Enrichment

Unter Job Enrichment wird die vertikale Ausweitung von Arbeitsinhalten für einen Mitarbeiter verstanden. Ziel ist es, eine Höherqualifizierung durch die Übernahme neuer, zusätzlicher Verantwortungsbereiche zu erreichen.

Erläuterung:

Das Job Enrichment wird häufig auch „missbraucht", um Personal einzusparen. Ein klassisches Beispiel wäre, wenn im Rahmen des Job Enrichment die OP-Pflegeleitung zusätzlich die Position des OP-Koordinators übernehmen würde.

Job Rotation

Unter Job Rotation wird der systematische Arbeitsplatztausch verstanden, um Erfahrungen und Kenntnisse der Mitarbeiter zu überprüfen und Lernprozesse zu ermöglichen. Zielstellung ist die Vermittlung zusätzlicher Qualifikationen, die Selektion von Führungsnachwuchs und die Erweiterung des Erfahrungshorizonts.

Erläuterung:

Im Bereich der OP-Pflege sollte Job Rotation eine große Rolle spielen. Der gezielte, strukturierte und systematisch durchgeführte Einsatz in anderen Kliniken bewirkt eine höhere Einsatz-Flexibilität und eine bessere Bereitschaftsdienst-Qualifikation.

Kennzahlenmethode

Die Kennzahlenmethode berechnet den Mitarbeiterbedarf unter der Inanspruchnahme von Kennzahlen. Kennzahlen sind externe oder interne Vorgaben, die die Ausprägung (meist zeitlich) oder die Ressourcenbindung einer Leistung beschreiben. Kennzahlen müssen erhoben und fortgeschrieben werden. Sie haben den Vorteil, dass sie die Vergleichbarkeit verschiedener Einrichtungen oder Bereiche zulassen. Nachteil ist, dass sie nicht situationsorientiert verändert werden können.

Erläuterung:

Offizielle Kennzahlen für den OP-Bereich gibt es bisher nicht. Sie werden meist individuell ermittelt und hausintern angewandt. Typische Kennzahlen für den OP-Bereich sind durchschnittliche Wechselzeit, durchschnittliche Schnitt-Naht-Zeit in Bezug auf einen OP-Typ, Gleichzeitigkeitsfaktor der Mitarbeiter, Erstpatient-Stabilität etc.

Kostenträgermethode

Die Kostenträgermethode berechnet den Mitarbeiterbedarf unter Berücksichtigung der verfügbaren Erlöse pro Leistung. Ein vordefinierter monetärer Betrag gilt als Grundlage auf dessen Basis die Menge der dafür einsetzbaren Mitarbeiter unabhängig von dem tatsächlichen Bedarf generiert wird. Vorteile sind eine transparente Vorgabe für das Personalmanagement und die Garantie der Einhaltung der Budgetvorgaben (Leistungen x Erlös). Nachteile sind die geringe Orientierung an den tatsächlichen Bedürfnissen, die fehlenden Möglichkeiten der Quer-Subventionen sowie die starke Abhängigkeit von der Erlösentwicklung.

Erläuterung:

Innerhalb der Kostenträgermethode gilt es für das OP-Management zu ermitteln, welcher Erlös-Anteil aus den DRGs dem OP-Bereich für die Bereitstellung bspw. für Funktionspflegepersonal zur Verfügung steht. Anhand dieses Betrages kann dann ermittelt werden, wie viel Personal in welcher Qualität vorgehalten werden kann, ohne Verluste zu erwirtschaften.

Leistungsmethode

Die Leistungsmethode berechnet den Mitarbeiterbedarf unter Einbeziehung der tatsächlich vor Ort pro Leistung benötigten Minutenwerte. Sie hat den Vorteil, dass sie die wirklich in Anspruch genommenen Leistungsminuten und somit die individuellen Gegebenheiten des Leistungsbereiches einbezieht. Nachteil ist ein hoher Erfassungsaufwand, die mangelnde Vergleichbarkeit und Einbeziehung möglicher struktureller oder organisatorischer Defizite in die Personalbedarfsrechnung. Die Leistungsmethode nach Mitarbeiterbindung ist Ursprung der Leistungsmethode nach Kennzahlen.

Erläuterung:

Die Leistungsmethode eignet sich, um den aktuellen Bedarf an Personal zu berechnen und somit Organisations- oder Raumdefiziten Rechnung zu tragen. Sie eignet sich nicht, um die optimale Personalvorhaltung zu definieren. Die Differenz zwischen Personalbedarf aus Leistungsmethode und Kennzahlenmethode beschreibt die Möglichkeit, Personal einzusparen oder zusätzliches Personal bereitzustellen.

Mobbing

Mobbing (to mob bedeutet anpöbeln) bezeichnet eine sozialpsychologische Beanspruchungssituation, die durch arbeitsorganisatorische oder zwischenmenschliche Gegebenheiten ausgelöst wird. Konkrete Definitionen gehen von einem Zustand aus, bei dem eine Person mindestens einmal wöchentlich über einen Zeitraum von einem halben Jahr durch eine oder mehrere von 45 speziellen Handlungsmöglichkeiten belästigt wird.

Erläuterung:

Gerade im OP-Bereich ist die Gefahr des Mobbings relativ groß. Echte Mobbingaktivitäten zu erkennen und diese strukturiert zu unterbinden ist sicherlich eine wesentliche Aufgabe des OP-Managements im Hinblick auf die Wahrung des sozialen Friedens und somit auf die Erhaltung der Leistungsfähigkeit der Mitarbeiter.

Nettojahresarbeitszeit

Die Nettojahresarbeitszeit (NJAZ) ist die Arbeitszeit, die ein Arbeitnehmer seinem Unternehmen tatsächlich zur Verfügung steht. Neben Urlaub (größter Faktor) werden u. a. die Krankheitstage, Weiterbildung oder Mutterschutz von der BJAZ abgezogen, um zur NJAZ zu gelangen (insgesamt ca. 15–20 % der BJAZ).

Erläuterung:

Die NJAZ ist die Kern-Relation, an der sich fast alle Personalbedarfsrechnungen im OP-Bereich orientieren. Eine Senkung der NJAZ (z. B. aufgrund von älteren Mitarbeitern oder hohem Krankheitsausfall) hat theoretisch immer einen höheren Personalbedarf zur Folge, in der Praxis kann dies jedoch nicht eingefordert werden. Zielführend wäre die Bindung des tatsächlich verfügbaren Personals zu erhöhen, was durch betriebsinterne Maßnahmen (jüngere Mitarbeiter einstellen, Gesundheitsprogramme auflegen, Mitarbeitermotivation steigern etc.) oder durch gesetzliche Maßnahmen (Länge der Arbeitszeiten erhöhen, Urlaubsansprüche mindern etc.) erreicht werden kann.

Organisationsplanung

Als letztes Grundlagenelement der Personalplanung ist die Organisationsplanung zu sehen. Sie beschreibt den nicht direkt an der Leistungserbringung beteiligten Personalbedarf in den jeweiligen Hierarchien einer Organisationseinheit.

Erläuterung:

Im Rahmen des OP-Managements stellt bspw. der OP-Manager eine zusätzliche Hierarchie dar, die einen zusätzlichen Personalbedarf generiert. Die organisatorische Zusammenlegung von OP- und Anästhesiepflege wiederum kann den Personalbedarf in der Führungshierarchie mindern.

Personalbedarfsrechnung

Die Personalberechnung ist die Festlegung des Arbeitskräftepotentials, dass ein Gesamt- oder Teilbereich eines Unternehmens aktuell oder in Zukunft benötigt, um die geforderten oder geplanten Aktivitäten quantitativ und qualitativ durchführen zu können.

Erläuterung:

Anhand der retrospektiven Betrachtung der geleisteten Fälle kann prospektiv ein Trend zur Abnahme bzw. Zunahme erkannt werden. Das OP-Management muss dafür Sorge tragen, dass für den zukünftigen Planungshorizont ausreichend spezialisiertes OP-Personal und Saalkapazitäten vorhanden sind. Wichtige Einflussgrößen sind Altersstruktur des Personals, Ausbildungsstand, Fehlzeiten, gesetzliche Auflagen, Wirtschaft und Politik.

Personalbeschaffung

Die Personalbeschaffung befasst sich mit der Bereitstellung von für das Unternehmen erforderlichen Arbeitskräften in quantitativer, qualitativer und zeitlicher Hinsicht. Sie umfasst dabei die folgenden Aufgabengebiete: die Auswahl der Beschaffungswege, die Bearbeitung der Bewerbungen, die Auswahl der geeigneten Bewerber und letztlich die Ausfertigung der Arbeitsverträge.

Erläuterung:

Das OP-Management sollte Personalbedarfsplanung vornehmlich antizipativ und unter strategischer Betrachtung des Marktes vornehmen. Gemäß dem vorgegebenen Leistungsprogramm muss eine Über- als auch Unterdeckung des Personals vermieden werden, da beide Zustände mit hohen Kosten verbunden sind.

Personalentwicklung

Personalentwicklung ist ein umfassendes Konzept der Einwirkung auf Mitarbeiter. Sie erfolgt mit dem Ziel, Qualifikationen aufzubauen bzw. weiterzuentwickeln, die der einzelne Mitarbeiter benötigt, um seine beruflichen Aufgaben zu erfüllen und um den Arbeitsplatz attraktiver zu machen. Personalentwicklung erfolgt dann, wenn eine sogenannte Fähigkeitslücke (das Anforderungsprofil und das Fähigkeitsprofil der Mitarbeiter stimmt nicht überein) entstanden ist. Anstatt der Personalentwicklung kann ein Unternehmen auch Personalbeschaffung betreiben.

Erläuterung:

Die Personalentwicklung spielt im OP-Bereich eine zunehmend wichtigere Rolle, da es immer schwieriger wird, Personal auf dem Arbeitsmarkt zu finden und jeder Wechsel von Personal zusätzliche Kosten (Beschaffung, Einarbeitung etc.) hervorruft. Instrumente der Personalentwicklung sind u. a. Projektarbeit, Job Rotation, Job Enrichment, Job Enlargement, Supervision, Coaching oder aber auch das Outplacement.

Personalfreisetzung

Die Personalfreisetzung umfasst alle Maßnahmen, mit denen ein Unternehmen Personal abbaut. In der Regel findet die Personalfreisetzung im Rahmen der Trennung des Unternehmens von einem einzelnen Mitarbeiter oder in Folge von Personalentwicklungsmaßnahmen für mehrere Mitarbeiter statt. In Teilen wird Personalfreisetzung auch als Outplacement bezeichnet.

Erläuterung:

Für das OP-Management spielen bisweilen Aspekte der langfristigen Personalfreisetzung eine wichtige Rolle. Mitarbeiter, die aus unterschiedlichsten Gründen den Anforderungen im OP-Bereich nicht mehr gewachsen sind, müssen früh erkannt und in einem langfristigen, einvernehmlichen Prozess aus dem OP-Bereich heraus in andere, adäquatere Bereiche entwickelt werden.

Personalplanung

Die Personalplanung ist die gedankliche Vorwegnahme zukünftiger Personalanforderungen. Sie hat die Aufgabe, kurz-, mittel- und langfristig die vom Unternehmen benötigten Mitarbeiter in der erforderlichen Qualität und Quantität zum richtigen Zeitpunkt, am richtigen Ort und unter Berücksichtigung der unternehmenspolitischen Ziele zu sichern.

Erläuterung:

Das Thema Personalplanung hat leider gerade auch im Bereich der OP- und Anästhesie-Pflege einen sehr geringen Stellenwert. Dies führt für das OP-Management oft zu Engpässen bei dieser Berufsgruppe, deren Ursprünge nicht unbedingt nur auf aktuelle Ereignisse zurückzuführen sind.

Produktionsplanung

Die Produktionsplanung legt im Rahmen der Personalplanung fest, wie viele Mitarbeiter bei den jeweils geplanten Leistungen pro Leistungseinheit zur Leistungserbringung benötigt werden (siehe Gleichzeitigkeitsfaktor).

Erläuterung:

Für die Personalplanung im OP-Bereich ist es ein wesentlicher Unterschied, ob bspw. die Arthroskopie von einem Operateur und einem Assistenten durchgeführt wird oder ob der Operateur keinen Assistenten benötigt, weil diese Funktion die Instrumentier-Pflege übernimmt.

Rufbereitschaft

„Der Arbeitgeber darf Rufbereitschaft nur anordnen, wenn erfahrungsgemäß lediglich in Ausnahmefällen Arbeit anfällt. Durch tatsächliche Arbeitsleistung innerhalb der Rufbereitschaft kann die tägliche Höchstarbeitszeit von zehn Stunden (§ 3 ArbZG) überschritten werden (§ 7 ArbZG)." (§ 45 Abs. 8 TVöD).

Erläuterung:

Rufbereitschaft erfolgt meist in kleineren Krankenhäusern mit überschaubarem Notfallaufkommen bzw. medizinischen Abteilungen, in denen mögliche Notfälle kein sofortiges Eingreifen erforderlich machen. Arbeitsrechtlich bedarf der Beginn einer echten Rufbereitschaft das Beenden der regulären Arbeitszeit und Verlassen der Betriebsstätte, um sich in Rufbereitschaft zu begeben.

Supervision

Supervision ist ein auf das Arbeit- und Berufsleben zugeschnittener professioneller Beratungsansatz, der sich an Mitarbeiter in unterschiedlichen Arbeitsfeldern und unterschiedlichen Funktionen richtet. Sie bietet qualifizierte Unterstützung bei der Bewältigung beruflicher Aufgaben und der Reflexion beruflichen Handelns. Die Supervision muss zeitlich nicht begrenzt sein.

Erläuterung:

Die Supervision im OP-Bereich ist heute eher selten. Sie ist jedoch unbedingt notwendig, wenn Mitarbeiter vor Situationen gestellt werden, die sie nicht selbständig verarbeiten können (z. B. emotionale Teamsituation, schwerwiegende Operationen).

Transfergesellschaft

Die Transfergesellschaft ist ein arbeitsmarktpolitisches Instrument. Sie wird eingerichtet, um konkret von Arbeitslosigkeit bedrohte Mitarbeiter im Rahmen einer maximal einjährigen befristeten Beschäftigung in neue Arbeitsverhältnisse zu bringen. Der Wechsel in eine Transfergesellschaft ist für die von Arbeitslosigkeit bedrohten Beschäftigten freiwillig. Transfergesellschaften werden über ein gesetzlich definiertes Verfahren (§ 216b SGB III) in enger Zusammenarbeit mit der Agentur für Arbeit installiert.

Erläuterung:

Im Krankenhausbereich spielen Transfergesellschaften aktuell noch keine Rolle. Es ist aber denkbar, dass sich dies in Zukunft ändern wird, nämlich dann, wenn große Klinikketten oder -verbünde von einer Insolvenz bedroht sind.

15.11 Materialwirtschaft

ABC-Analyse

Die ABC-Analyse nimmt eine Einteilung von Lagergütern nach ihrem relativen Anteil am Wert des gesamten Lagerbestands in A-Güter (z. B. kostenintensiv), B-Güter und C-Güter (z. B. mengenintensiv) vor. In der Praxis hat sich gezeigt, dass meist ein relativ kleiner Teil der Güterarten den Hauptanteil am gesamten Lagerbestandswert repräsentiert (sog. A-Güter).

Erläuterung:

Nach Ermittlung der kostenintensiven A-Güter (Implantate, Blutkonserven...) kann der Verbrauch niederwertiger B- und C-Güter wertmäßig durch Subtraktion der gesamten medizinischen Sachgüter im OP berechnet werden. Die Ermittlung von B- und C-Gütern erfolgt aus dem Verrechnungsschlüssel der OP-Minuten. SNZ für Sachkosten der OP-Abteilung und Einleitungs-Ausleitungszeiten für Sachkosten der Anästhesie.

Gleitender Durchschnittspreis

Als gleitender Durchschnittspreis wird die Bestandsbewertung von Produkten verstanden, die zu unterschiedlichen Preisen eingekauft wurden. Er verwendet die Methode des gleitenden Mittels, um zu einem jeweils definierten Zeitpunkt (meist Jahreswechsel) einen durchschnittlichen Einkaufspreis eines Produktes zu berechnen. Dieser kann dann zur Kostenkalkulation einer Leistung herangezogen werden.

Erläuterung:

Wird bspw. dieselbe Prothese im Januar für 1.200 EUR, im Mai für 1.300 EUR und im Oktober für 1.400 EUR gekauft, wäre der gleitende Durchschnittspreis für dieses Jahr mit 1.300 EUR (= (1.200 EUR + 1.300 EUR + 1.400 EUR) / 3) anzusetzen.

Konsignationslager

Das Konsignationslager ist ein Lager, das vom Lieferanten im Unternehmen eines Kunden eingerichtet und dort betrieben wird. Der Kunde kann je nach Bedarf Material entnehmen, die Bestände verbleiben bis zur Entnahme im Eigentum des Lieferanten. Die Ware wird erst zum Zeitpunkt der Entnahmemeldung durch den Kunden berechnet. Das Konsignationslager wird vom Kunden kostenlos zur Verfügung gestellt, außerdem versichert er die Lagerbestände gegen Wasser, Feuer und Diebstahl. Der Lieferant füllt das Lager eigenverantwortlich auf.

Erläuterung:

Konsignationslager im OP-Bereich sind für kostenintensive Produkte (z. B. Prothesen) sinnvoll. Der Lieferant erhält eine dauerhafte Kundenbindung. Das OP-Management ist vor eventuellen Verfallsterminen geschützt und kann immer auf die neuste Produktpalette zurückgreifen, ohne veraltete Produkte aufbrauchen zu müssen.

Lagerbestand

Als Lagerbestand wird ein zu einem Zeitpunkt vorrätiger Bestand an Materialien in einem bzw. mehreren Lagern bezeichnet.

Erläuterung:

Die Definition und Vorhaltung eines optimalen Lagerbestand spielt im Rahmen des OP-Managements eine wichtige Rolle, weil dieser auf der einen Seite vor unnötiger – da kostenintensiver – Lagerhaltung schützt, auf der anderen Seite aber auch verhindert, dass aktuell nicht im Lager verfügbare Materialien den Leistungsprozess behindern.

Lagerhaltungskosten

Lagerhaltungskosten umfassen alle mit der Pflege und Erhaltung von Materialvorhaltungen in Lagern verbundenen Kosten. Hierzu zählen die Kosten für den

Lagerraum, für die Lagerbestände, für die Behandlung der Lagerbestände und für die Lagerverwaltung.

Erläuterung:

Die meisten OP-Bereiche müssen aufgrund hoher Lagerhaltungskosten inzwischen mit sehr geringen Lagerkapazitäten vor Ort auskommen. In dem Maße, wie aber Lagerhaltungskosten im OP-Bereich minimiert werden, entstehen Kosten für die Materiallogistik, da die benötigten Materialien von externen Lagerorten angeliefert werden müssen. Das OP-Management sollte Lagerhaltungskosten gegenüber Logistikkosten abwägen können.

Lagerinventur

Die Lagerinventur bedeutet die mengen- und wertmäßige Bestandsaufnahme aller auf Lager liegenden Materialen zu einem bestimmten Stichtag (meistens Jahresende).

Erläuterung:

Eine regelmäßige Lagerinventur im OP-Bereich dient nicht nur zum Abgleich zwischen den theoretisch und den tatsächlich entnommenen Materialien, sie gibt auch Aufschluss über Kapitalbindungskosten, überflüssig gelagertes Material oder den sogenannten Materialschwund (Material ist nicht mehr auf Lager, obwohl es offiziell nicht entnommen wurde).

Lagerreichweite

Die Lagerreichweite gibt an, wie viele Tage der Lagerbestand an Materialien ausreichen würde, um davon Produkte bzw. Dienstleistungen zu erstellen bzw. zu erbringen.

Erläuterung:

Die Lagerreichweite spielt speziell bei der Frage eine Rolle, zu welchem Zeitpunkt und in welcher Quantität das OP-Management Materialien bestellen muss, um den Leistungsprozess nicht zu gefährden.

Logistik

Die Logistik umfasst alle Aufgaben zur Planung, Koordination, Durchführung und Kontrolle von Materialflüssen. Sie sichert die Verfügbarkeit des richtigen Materials, in der richtigen Menge, im richtigen Zustand, am richtigen Ort, zur richtigen Zeit, für den richtigen Patient, zu den „richtigen" Kosten. Teilbereiche sind z. B. Beschaffungs-, Lager-, Transport-, Produktions-, Distributions- und Entsorgungslogistik.

Erläuterung:

Das Thema Logistik ist insofern auch für das OP-Management von Interesse, weil die Senkung der Logistikkosten die variablen Kosten einer Operation senken kann, ohne eine direkte qualitative oder quantitative Veränderung des Materials vornehmen zu müssen.

Medizinproduktegesetz (MPG)

Das Medizinproduktegesetz beinhaltet die nationale Umsetzung der europäischen Richtlinien für aktive implantierbare medizinische Geräte, für Medizinprodukte und für In-vitro-Diagnostika. Es enthält technische, medizinische und Informations-Anforderungen für das Inverkehrbringen von Medizinprodukten. Der Begriff Medizinprodukte umfasst nicht die Arzneimittel.

Erläuterung:

Im Rahmen der stetigen Technisierung und des medizinischen Fortschritts hat das MPG an Bedeutung auch für den OP-Bereich stetig gewonnen. Das OP-Management sollte die Anforderungen aus dem MPG kennen und auf deren Umsetzung dringen.

Modulschrank-System

Das Modulschrank-System ist ein Lagerhaltungskonzept, bei dem in einem Lagerschrank zwei Fächer vorhanden sind, die identisch mit Materialen bestückt sind – ein Entnahmefach (vorne) und ein Vorratsfach (hinten). Ist das Entnahmefach leer, wird das Entnahmefach mit dem Vorratsfach ausgetauscht. Ein Versorgungsassistent entnimmt das leere Entnahmefach, füllt es wieder auf und ordnet es wieder als Vorratsfach hinter dem aktuellen Entnahmefach an.

Erläuterung:

Die Einrichtung von Modulschrank-Systemen hat sich im OP-Bereich bewährt. Es zwingt zum einen zur exakten (vorgegebenen) Bestückung von Schränken mit Materialien, zum anderen können Tätigkeiten der Lagerlogistik von der Funktionspflege an Versorgungsassistenten übergeben werden.

Strategischer Einkauf

Im Gegensatz zur kurzfristigen Beschaffung von Materialien (operativer Einkauf), beinhaltet der strategische Einkauf langfristige Überlegungen bei der Materialbeschaffung, wie Unternehmensstrategie, Einkaufsvolumen, Preisentwicklung oder Lieferanten- oder Beschaffungsmärkte. Hierzu gehören auch die Definition von Lieferantenportfolios und Rahmenvereinbarungen. Wesentliche Instrumente des strategischen Einkaufs sind die Lieferantenreduzierung (Einkauf der Produkte über möglichst wenige Lieferanten) und die Mengenbündelung (gemeinsame Bestellungen mehrerer Endverbraucher, um hierdurch weitere Kostenreduktionen oder eine Verbesserung der Einkaufskonditionen zu erreichen).

Erläuterung:

Für das OP-Management ist es wichtig – in enger Kooperation mit der Materialwirtschaftsabteilung – Eckpunkte des strategischen Einkaufes festzulegen, da diese Vereinbarungen einen erheblichen Einfluss auf die Ablauforganisation und somit auf die Leistungsfähigkeit des OP-Bereiches haben können.

Supply Chain Management

Konzept zum Management der Versorgungskette vom Lieferanten über den Handel bis zum Endverbraucher. Dabei werden in die Wertschöpfungskette auch Lieferanten und Abnehmer einbezogen, d. h. dass Lieferanten ihre Preise und Kosten, Kunden ihre Nutzen bzw. Preisvorstellungen über ein Produkt offenlegen sollen. Wesentliche Säulen des Supply Chain Managements sind das E-Procurement (Beschaffungspolitik wie Produktauswahl, Bestellwesen oder Rechnungsstellung via Internet) und die Logistik (Planung, Steuerung, Abwicklung und Kontrolle des Materialflusses).

Erläuterung:

Die Wettbewerbsfähigkeit der Krankenhäuser wird zusehends davon abhängen, wie schnell, qualitativ hochwertig, innovativ und wertschöpfend die Prozesse zur Behandlung und Versorgung der Patienten erfolgen. Einen nicht unwesentlichen Part hierbei nimmt die Frage ein, wie stabil die Beziehungen zu Lieferanten sind und wie schnell und zu welchen Kosten die Produkte vom Lieferanten in den OP-Bereich (Schlagwort „just in time“) gelangen.

Versorgungsassistent

Der Versorgungsassistent ist ein Mitarbeiter, der eigenverantwortlich die Ver- bzw. Entsorgung von Verbrauchsgütern oder sonstigen Materialien einer Abteilung zentral übernimmt.

Erläuterung:

Der Versorgungsassistent hat sich im OP-Bereich im Hinblick auf die Materialversorgung bewährt. Er entlastet das Funktionspersonal von nicht originären Aufgaben und hat einen zentralen Überblick über alle Ver- bzw. Entsorgungsaktivitäten.

Wagen-Konzept

Das Wagen-Konzept legt zugrunde, dass es am Ort des Verbrauchs von Materialien keine festen Lagerorte mehr gibt. Die für eine Leistung benötigten Materialen werden auf einem individuell bestückten mobilen Wagen vorgehalten und von dort entnommen. Das Wagen-Konzept minimiert die Lagerhaltungskosten, es maximiert die Logistikkosten.

Erläuterung:

Das Wagen-Konzept ist im OP-Bereich umstritten. Es geht davon aus, das Fallwagen (konkret für eine Operation), Fallgruppenwagen (für verschiedene Operationen mit ähnlicher Verbrauchsstruktur) und Standardwagen (bspw. für eine Notfall-Operation) vorgehalten werden. Das Konzept setzt voraus, dass es für die jeweiligen Operationen exakte Materialstandards gibt und dass das OP-Management über eine verlässliche OP-Planung verfügt.

15.12 Qualitätsmanagement

Aktionsbündnis Patientensicherheit

Das Aktionsbündnis Patientensicherheit wurde im Jahr 2005 als gemeinnütziger Verein gegründet. Träger sind Vertreter und Verbände von Gesundheitsberufen bzw. Patientenorganisationen. Ziel des Aktionsbündnisses ist eine sichere Gesundheitsversorgung und die Erforschung, Entwicklung und Verbreitung dazu geeigneter Methoden.

Erläuterung:

Aktuell für den OP-Bereich interessante Projekte sind „Action on Patient Safety: High 5s“, „Aktion Saubere Hände“, „Krankenhaus-CIRS-Netz Deutschland“ oder „SimParTeam“ (ein Projekt der AG Behandlungsfehlerregister).

Arbeitsanweisung

Arbeitsanweisungen dienen zur Beschreibung von arbeitsplatzbezogenen dispositiven, verwaltungs- oder fachtechnischen Arbeitsabläufen für Einzelpersonen oder für Personengruppen mit gleichartigen Tätigkeiten oder gleicher Qualifikation, wobei die Beschreibungstiefe von konkreten Qualifikationsanforderungen an den Arbeitsplatz abhängt.

Erläuterung:

Die Beschreibung des Zusammenbaus eines Narkosegerätes ist bspw. als Arbeitsanweisung zu bezeichnen.

Audit

Ein Audit ist eine systematische und unabhängige Untersuchung, um festzustellen, ob die qualitätsbezogenen Tätigkeiten und die damit zusammenhängenden Ergebnisse den Vorgaben entsprechen, tatsächlich verwirklicht und darüber hinaus geeignet sind, die deklarierten Ziele zu erreichen. Es wird unterschieden zwischen dem externen und dem internen Audit bzw. dem Vor-, Überwachungs- oder Wiederholungsaudit.

Erläuterung:

Audits erfolgen in der Regel im Rahmen von Zertifizierungen. Im Vorfeld eines Audits ist es notwendig, dass die Mitarbeiter die festgelegten Regelungen (z. B. Verfahrensanweisungen) kennen und sich dementsprechend verhalten. Ein OP-Management erhält i. d. R. mit Hilfe eines externen Vor-Audits gute Anhaltspunkte, wo es im Rahmen seiner Qualitätsmanagementbemühungen steht.

Corporate Behaviour

Die Corporate Behaviour beschreibt das Verhalten sämtlicher Mitglieder eines Unternehmens oder einer Organisation, deren Handlungsweisen und Reaktionen in bestimmten Situationen. Diese sollten nach bestimmten Grundsätzen ausgerichtet sein. Auch das Corporate Behaviour bezieht sich sowohl auf das Verhalten nach außen wie auch auf den firmeninternen Umgang miteinander.

Erläuterung:

Zum Corporate Behaviour zählen bspw. der Umgang mit Patienten bzw. Angehörigen, der Umgang zwischen den Mitarbeitern innerhalb/außerhalb der Berufsgruppen, die Fähigkeit und der Wille zur Kommunikation, die Motivation der positiven Image-Verbreitung außerhalb der Einrichtung oder auch die Bereitschaft der Interessenswahrnehmung der Organisation in der Öffentlichkeit.

Corporate Communication

Die Corporate Communication (Unternehmenskommunikation) umfasst alle kommunikativen Maßnahmen und Instrumente eines Unternehmens, mit denen es sich und seine Leistungen den relevanten Zielgruppen präsentiert. Auch ist es Aufgabe der Corporate Communications, die Werte und Normen des Unternehmens nach außen wie nach innen zu kommunizieren.

Erläuterung:

Zur Corporate Communication zählen bspw. die Medien der Kommunikation (Telefon, Internet, Flyer, Video), Maßnahmen der externen Kommunikation (Sprechstunden, Vorträge, Stellenanzeigen), Maßnahmen der internen Kommunikation (Rundbriefe, Betriebszeitung) oder auch die Gestaltung der Öffentlichkeitswahrnehmung (Pressekonferenzen, Spezialangebote) bzw. der Mitarbeiterwahrnehmung (Weiterbildungsangebote, Umfragen).

Corporate Design

Corporate Design kann gleichgesetzt werden mit dem Begriff Unternehmenserscheinung. Es bezeichnet einen Teilbereich des CI und beinhaltet das gesamte interne und externe Erscheinungsbild eines Unternehmens oder einer Organisation.

Erläuterung:

Zum Corporate Design zählen bspw. die Gestaltung von Kommunikationsmitteln wie Architektur, Logos, Geschäftspapieren oder der Internetauftritt. Welcher OP-Bereich hat seinen eigenen Part im Internetauftritt eines Krankenhauses?

Corporate Identity (CI)

Corporate Identity ist die strategisch geplante und zielentsprechend eingesetzte Selbstdarstellung und Verhaltensweise eines Unternehmens und deren Mitarbeiter nach innen und außen auf der Basis einer festgelegten Unternehmensphilosophie, einer langfristigen Unternehmenszielsetzung und eines festgelegten Soll-Images.

Erläuterung:

Mögliche CI-Maßnahmen von Operationsabteilungen sind bspw. Veranstaltungen wie Tag der offenen Tür, Betriebsausflüge, Internetauftritt des OPs, Berichte über neue Operationsmethoden, Namenschilder der Angestellten.

Critical Incident Reporting System (CIRS)

Unter Critical Incident Reporting System (CIRS) oder auch Fehlerberichtssystem, wird ein Berichtssystem zur (i. d. R. anonymen) Meldung von kritischen Ereignissen (critical incident) oder Beinahe-Schäden (near miss) verstanden. CIRS ist primär ein Instrument zur Verbesserung der Patientensicherheit.

Erläuterung:

2007 hat das Aktionsbündnis Patientensicherheit Empfehlungen zur allgemeinen Einführung von CIRS im Krankenhauswesen veröffentlicht. Die Einführung eines CIRS setzt gerade im OP-Bereich aber die Bereitschaft voraus, Fehler einzugestehen, zuzuordnen und aus diesen zu lernen (Fehlerkultur).

Deming-Kreis/PDCA-Zyklus

Der Deming-Kreis oder auch PDCA-Zyklus ist ein systematischer Ansatz, um im Rahmen des Qualitätsmanagements die Einführung und den Erhalt qualitätssichernder Maßnahmen zu erleichtern. Über die Schritte PLAN (planen), DO (umsetzten), CHECK (überprüfen), ACT (handeln) wird jede Qualitätssicherungsmaßnahme einer kontinuierlichen Überprüfung unterworfen und in den sogenannten KVP (Kontinuierlicher Verbesserungsprozess) überführt.

Erläuterung:

In einigen Zertifizierungsmodellen spielt der PDCA-Zyklus eine herausgehobene Rolle – bspw. bei der KTQ.

DIN ISO

Die DIN (Deutsche Institut für Normung) ISO (Internationale Standard Organisation) 9000-Familie ist eine Reihe von Regelwerken, die allgemeingültige Leitlinien und Empfehlungen zu Qualitätsmanagementsystemen gibt. Die externen Begutachter, die das Qualitätsmanagementsystem vor Ort bewerten, werden Auditoren genannt.

Erläuterung:

Eine Zertifizierung für ein Krankenhaus oder einen Teilbereich (z. B. Chirurgie) ist nach der DIN ISO 9001 möglich. Die DIN ISO 9004 setzt auf dem TQM (Total Quality Management) auf und enthält somit keine Zertifizierungsmöglichkeit.

Dokument

Ein Dokument ist eine physisch existente Information (z. B. als Papier-Dokument oder Datei in einem Computer). Ein Dokument muss als Einheit speicherbar und versendbar sein und als solche auch aufgefunden, wahrgenommen (gesehen, gelesen, gehört) und verwendet werden können. Ein Dokument kann Informationen beliebiger Darstellungsform enthalten und unterliegt i. d. R. einer bestimmten Aufbewahrungsfrist (siehe BGB).

Erläuterung:

Das OP-Management sollte alle OP-relevanten Dokumente kennen sowie diese in ihrer Aufbau und ihrer Aktualität dokumentieren. Zu vermeiden sind redundante Dokumente oder Informationen auf Dokumenten.

Dokumentenlenkung

Dokumentenlenkung bedeutet, dass alle Mitarbeiter bzw. Abteilungen, die von einem bestimmten Dokument (z. B. einer Verfahrensanweisung) tangiert werden, dieses Dokument sowie alle künftigen Änderungen zeitnah und vollständig zur Kenntnisnahme erhalten.

Erläuterung:

Für das OP-Management ist es wichtig, dass alle betroffenen Mitarbeiter bspw. dieselbe Verfahrensanweisung befolgen. Das bedeutet, die Mitarbeiter müssen wissen, dass es eine neue oder geänderte Verfahrensanweisung gibt, wo diese Verfahrensanweisung zu finden ist und wie nach dieser verfahren werden soll.

Durchdringungsgrad

Der Durchdringungsgrad beschreibt den Durchsatz von Qualitätssicherungsmaßnahmen in einem Unternehmen bzw. in den verschiedenen Bereichen eines Unternehmens. Der Begriff spielt bei der Bewertung innerhalb der KTQ eine zentrale Bedeutung.

Erläuterung:

Bei einem Zentral-OP mit 10 OP-Sälen gibt der Durchdringungsgrad Aufschluss darüber, in welchen bzw. in wie vielen OP-Sälen die Qualitätssicherungsmaßnahmen eingeführt sind.

Ergebnisprotokoll

Ein Ergebnisprotokoll hält in kurzer und übersichtlicher Form die Ergebnisse einer Besprechung schriftlich fest. Es dient als Orientierung der Beteiligten an den besprochenen oder verabschiedeten Resultaten und als Grundlage zur Umsetzung vereinbarter Maßnahmen.

Erläuterung:

Das OP-Management sollte darauf achten, erzielte Vereinbarungen stets kurz und präzise in einem Ergebnisprotokoll festzuhalten. Bewährt haben sich ein einheitliches, übersichtliches Protokoll-Layout und eine zeitnahe Erstellung des Ergebnisprotokolls.

Ergebnisqualität

Die Ergebnisqualität im Krankenhaus beschreibt die gegenwärtigen oder zukünftigen Veränderungen im Gesundheitszustand oder Gesundheitsverhalten von Patienten, die als Folge der vorgenommen Interventionen eingetreten sind. Maßgebliche Bewertungskriterien der Ergebnisqualität sind der Gesundheitszustand des Patienten nach der Behandlung, die Qualität der pflegerischen und medizinischen Leistungen und gleichermaßen die Patienten bzw. Kundenzufriedenheit.

Erläuterung:

Für die Evaluation der Dienstleistungen innerhalb des OPs ist die Ergebnisqualität entscheidend. Indikatoren für die Ergebnisqualität im OP sind bspw. erfolgreiches Operationsergebnis, niedrige nosokomiale Wundinfektionsrate, Infektionsstatistiken, niedrige Komplikations- und Re-Operationsrate oder geringe Mortalität.

Erreichungsgrad

Der Erreichungsgrad beschreibt die Qualität der Kriterienerfüllung bei Qualitätssicherungsmaßnahmen in einem Unternehmen bzw. in den verschiedenen Bereichen eines Unternehmens. Der Begriff spielt bei der Bewertung innerhalb der KTQ eine zentrale Bedeutung.

Erläuterung:

Bei einem Zentral-OP mit 10 OP-Sälen gibt der Erreichungsgrad Aufschluss darüber, in welchen der OP-Sälen welche Qualitätssicherungsmaßnahmen in welcher Ausprägung erreicht sind.

European Foundation for Quality Management (EFQM)

Die EFQM (European Foundation for Quality Management) ist eine gemeinnützige Organisation, die die Verbreitung und Anwendung von Qualitätsmanagement-Systemen nach dem sogenannten EFQM-Modell anstrebt. Das EFQM-Modell gehört zu den TQM-Systemen und ist somit nicht zertifizierbar (es können verschiedene Stufen der Excellence erreicht werden). Die externen Begutachter, die das Qualitätsmanagementsystem vor Ort bewerten, werden Assessoren genannt.

Erläuterung:

Das EFQM-Modell ist ein extrem aufwendiges Modell, es findet in der Krankenhauslandschaft zunehmend Verbreitung, da ein Krankenhaus damit noch einen gewissen Marketingvorsprung erarbeiten kann. Für die Anwendung im OP-Bereich ist es nur dann sinnvoll, wenn das OP-Management eine große Erfahrung in der Durchsetzung von QM-Maßnahmen hat.

Externe Qualitätssicherung

Die externe Qualitätssicherung beschreibt Maßnahmen der Qualitätssicherung, die einrichtungsübergreifend durchgeführt werden. Diese Maßnahmen sind i. d. R. verbindlich vorgeschrieben und ermöglichen den Vergleich gleichartiger Leistungen verschiedener Institutionen. Federführend bei externen Qualitätssicherungsanforderungen ist der G-BA. Dieser kann Beschlüsse zu solchen Maßnahmen sektorenspezifisch oder sektorenübergreifend für den vertragsärztlichen sowie vertragszahnärztlichen Bereich und für zugelassene Krankenhäuser fassen.

Erläuterung:

Aktuell primär betroffen von externen Qualitätssicherungsmaßnahmen ist der OP-Bereich durch die BQS (Bundesgeschäftsstelle Qualitätssicherung). Diese fordert regelmäßig von den Krankenhäusern Daten zu erbrachten Leistungen ein und erstellt Auswerten hieraus. Ein Teil der eingeforderten Datensätze betrifft auch den OP-Bereich.

Fehler

Ein Fehler kann allgemein als Abweichung von einem erwünschten, idealen oder standardmäßigen Zustand oder einem Verfahren innerhalb eines Systems bezeichnet werden. Auch gilt ein Fehler als Nichterfüllung einer Erwartung. Generell unterschieden wird zwischen zwei Typen von Fehlern, dem erwarteten und dem unerwarteten Fehler.

Erläuterung:

Wie überall gibt es auch im OP-Bereich viele Fehlermöglichkeiten. Ein großes Problem in diesem Bereich scheint es zu sein, dass Fehler gemacht, diese aber nicht als solche wahrgenommen oder erkannt werden.

Fehlerkultur

Als Fehlerkultur wird der Umgang mit Fehlern bezeichnet. Sie beschreibt, wie Fehler wahrgenommen, bewertet und auf sie reagiert wird. Erkennbar ist die Fehlerkultur in der Ausprägung von Qualitätssystemen, in der Entstehung von Innovationen, im Risikomanagement, in der Unternehmenskultur und vor allem in der Kommunikation. Während im Qualitätsmanagement die Null-Fehler-Konzepte – also die Fehlervermeidung – im Vordergrund steht, sieht die Fehlerkultur Fehler als unvermeidbar an und begreift die Fehlerfreundlichkeit als Chance, Wissen aufzubauen und Kompetenzen zu erweitern.

Erläuterung:

Einer positiven, konstruktiven Fehlerkultur in den OP-Bereichen steht leider immer noch die starre Hierarchie zwischen den Berufsgruppen (Pflege zu Operateur) bzw. innerhalb einer Berufsgruppe (Chefarzt zu Assistenzarzt) im Weg.

Fehlermanagement

Das Fehlermanagement hat die Aufgabe, Fehler zu identifizieren, zu analysieren und zu beheben. Es ermöglicht im zweiten Schritt, Fehler präventiv zu vermeiden. Im Fehlermanagement wird ein Fehler als Chance zur Optimierung von Prozessen verstanden und gewährleistet deren permanente Anpassung an Veränderung.

Erläuterung:

Die Implementation eines Fehlermanagements im OP-Bereich gilt als eine der wesentlichen Aufgaben des OP-Managements. Fehler im OP-Bereich haben oft eine große Öffentlichkeitswirkung und beeinflussen die Wahrnehmung des gesamten Krankenhauses.

Führungsprozess

Als Führungsprozess wird die Prozessebene bezeichnet, die die Unternehmensplanung und -steuerung bewerkstelligt. Führungsprozesse beinhalten bspw. die Definition von Unternehmenswerten und Unternehmenszielen, aber auch die Finanz- und Investitionsplanung. Die Führungsprozesse werden vielfach auch als Managementprozesse bezeichnet.

Erläuterung:

Der Führungsprozess spielt im OP-Management eine entscheidende Rolle. Ist er nicht ausreichend in der Aufbauorganisation verankert (Organigramm, Stellenbeschreibung, Kompetenzzuordnung etc.), fehlt es dem OP-Manager an Durchsetzungskraft und Autorität.

Joint Commission on Accreditation of Healthcare Organizations (JCAHO)

Die JCAHO (Joint Commission on Accreditation of Healthcare Organizations) ist eine unabhängige, nicht profitorientierte amerikanische Organisation. Die JCAHO und ihr internationaler Ableger legen Standards fest, nach denen die Qualität von Gesundheitseinrichtungen bewertet wird, und führen hierzu Zertifizierungen durch.

Erläuterung:

Die JCAHO und ihre Zertifizierungsangebote streben auf den deutschen Gesundheitsmarkt, spielen aber aktuell im Bereich der Krankenhauszertifizierung eine untergeordnete Rolle.

Kernprozess

Der Kernprozess lässt sich auch als Haupt- oder Wertschöpfungsprozess bezeichnen. Er bildet die Aktivitäten eines Unternehmens ab, auf Grund derer sich das Unternehmen auf dem Markt bewegt. Im Gegensatz zu den Führungs- und Unterstützungsprozessen erwirtschaftet ein Unternehmen mit den Kernprozessen seinen Erlös. Kernprozesse sind also fundamentale, wertschöpfende und funktionsübergreifende Aktivitäten.

Erläuterung:

Der Kernprozess im OP-Bereich ist eindeutig die Operation. Wegen dieser kommt ein Patient ursächlich in das Krankenhaus und nur diese kann auch einen Erlös erzielen. Umstritten ist, inwieweit die Narkose ein Hauptprozess abbildet (kein Patient kommt nur für eine Narkose in das Krankenhaus, ohne Narkose wiederum ist aber eine Operation nicht möglich), Gleiches gilt für die OP-Pflege.

Kontinuierlicher Verbesserungsprozess (KVP)

Der Kontinuierliche Verbesserungsprozess (KVP) ist synonym zu setzten mit der Übersetzung der aus Japan stammenden Kaizen-Methode. Die Methode beschreibt den Versuch, positive Veränderungen nicht durch große und unregelmäßige Sprünge, sondern durch viele kleine Innovationen hervorzurufen. Ziel des KVP ist die stetige Optimierung der Prozess- und Produktqualität.

Erläuterung:

Der KVP ist die eigentliche Herausforderung beim Qualitätsmanagement. QM-Maßnahmen müssen ständig reflektiert und umgesetzt werden. Inwieweit dies wirklich geschieht, tritt meist bei einer Re-Zertifizierung zu Tage.

KTQ

KTQ steht für: Kooperation für Transparenz und Qualität im Gesundheitswesen. Die KTQ wurde 2001 ins Leben gerufen und entwickelte zunächst ein Zertifizierungsverfahren, das auf die spezifischen Anforderungen von Krankenhäusern zugeschnitten war. Inzwischen gibt es weitere Zertifizierungsverfahren, die auf Bereiche der Rehabilitation, Pflegeeinrichtungen, alternative Wohnformen und Arztpraxen anwendbar sind. Die externen Begutachter, die das Qualitätsmanagementsystem vor Ort bewerten, werden Visitoren genannt.

Erläuterung:

Für das OP-Management ist die KTQ insofern von Bedeutung, weil es das einzige Verfahren ist, das konkrete Fragen zum Thema OP-Management vorgibt und somit die Bedeutung des OP-Managements stärkt.

Leitlinie

Eine Leitlinie stellt eine evidenzbasierte systematisch entwickelte sowie praxisnahe Entscheidungshilfe für medizinisches Personal und Patienten dar. Leitlinien haben im Gegensatz zu Richtlinien keinen verbindlichen Charakter. Im klinischen Bereich ist das primäre Ziel von Leitlinien die Qualität der medizinischen Prozesse durch Wissensvermittlung zu erhöhen.

Erläuterung:

Leitlinien sind für das OP-Management eher von untergeordneter Bedeutung, da relevante organisatorische Prozessabläufe primär in hausindividuellen Verfahrensanweisungen geregelt werden.

Liste offener Punkte (LOP)

Die Liste offener Punkte dokumentiert, wer welche Leistungen bis wann erledigen muss. Sie beinhaltet i. d. R. die folgenden vier Spalten:

1. Welche Aufgabe wurde gestellt?
2. Wer hat diese Aufgabe übernommen?
3. Wann wurde die Aufgabe gestellt?
4. Bis wann ist die gestellte Aufgabe zu erledigen?

Sinnvollerweise ist die LOP eine Bestandteil eines Protokolls und dient zur Orientierung der Beteiligten.

Erläuterung:

Die LOP hat sich zur stringenten Abarbeitung von Aufgaben innerhalb der OP-Konferenz sehr bewährt. Wichtig ist, dass zu Beginn der nächsten OP-Konferenz nicht mehr das Protokoll diskutiert wird, sondern eine Abfrage der LOP erfolgt. Ist eine Aufgabe nicht erfüllt worden, verbleibt die Aufgabe auf der LOP und die 4. Spalte wird mit einem neuen Datum versehen.

Mindestmengen

Mindestmengen für bestimmte Eingriffe wurden mit dem Gesundheitsmodernisierungsgesetz (§ 137 SGB V) eingeführt unter der Annahme, dass die Qualität des Behandlungsergebnisses in besonderem Maße von der Menge der erbrachten Leistung abhängig ist. Wird eine Mindestmenge einer festgelegten Leistung nicht erbracht, darf die Behandlung von dem Krankenhaus nicht mehr erbracht werden. Für die Festlegung der Mindestmengen ist der G-BA (Gemeinsamer Bundesausschuss) zuständig.

Erläuterung:

Seit 2004 sind Mindestmengen definiert für Leber-, Nieren- und Stammzelltransplantation sowie komplexe Eingriffe an Speiseröhre und Bauchspeicheldrüse. Bereits seit 2005 hat der G-BA eine verbindliche Mindestmenge von 50 Knie-TEP-Eingriffen pro Krankenhaus und Kalenderjahr festgelegt.

Nachhaltigkeit

Nachhaltigkeit ist ein übergeordnetes Prinzip zur Ressourcen-Nutzung, bei dem die Bewahrung der wesentlichen Eigenschaften, der Stabilität und die natürliche Regenerationsfähigkeit im Vordergrund stehen. Unter Nachhaltigkeit wird auch der verantwortungsvolle Umgang mit den verfügbaren Ressourcen (wirtschaftlich, sozial oder ökologisch) verstanden.

Erläuterung:

Nachhaltigkeit wird im OP-Bereich nicht nur im Bereich der Nutzung von Produkten zunehmend gefordert. Sie spielt aktuell gerade im Hinblick auf das Personalmanagement eine große und entscheidende Rolle (z. B. Vermeidung von Fluktuation).

Norm

Eine Norm ist ein Dokument, das durch Konsens erstellt und von einer anerkannten Institution akzeptiert wurde. Die Norm legt für allgemeine, wiederkehrende Anwendungen Regeln, Leitlinien oder Tätigkeitsmerkmale bzw. deren Ergebnisse fest.

Erläuterung:

Normen spielen sowohl innerhalb des Qualitätsmanagements als auch im Rahmen möglicher gerichtlicher Auseinandersetzungen eine große Rolle und dürften zukünftig an Einfluss auf das Management weiter an Stellenwert gewinnen.

Pareto-Prinzip

Das Pareto-Prinzip (auch 80-20-Regel genannt) besagt allgemein, dass 20 % aller möglichen Ursachen 80 % der gesamten Wirkung erreichen.

Erläuterung:

Im Rahmen des Qualitätsmanagements spielt das Pareto-Prinzip insofern eine große Rolle, da es primär Sinn macht, zwischen Ursache und Wirkung eines Qualitätsmangels zu entscheiden. Eine Operation am falschen Organ eines Patienten kommt höchst selten vor, hat aber eine wesentlich größere Wirkung auf das Krankenhaus als z. B. das häufig vorkommende Absetzen von Operationen.

Prozessqualität

Die Prozessqualität bezeichnet die Gesamtheit der Interaktionen, also der Handlungen und Kommunikation bei der Erbringung medizinischer, pflegerischer und therapeutischer Leistungen am Patienten. Die Bewertungskriterien beinhalten – auf Basis der Ablauforganisation – alle prozessualen Abläufe der Patientenversorgung aus technischer und zeitlicher Sicht.

Erläuterung:

Um Prozesse auf die Güte ihrer Qualität beurteilen zu können, müssen Prozesse definiert und schriftlich fixiert werden. Alle Mitarbeiter müssen Zugang zu den Prozess definierenden Plänen und Verfahrensanweisungen erhalten. Indikatoren für die Prozessqualität im OP sind Warte- und Transportzeiten für Patienten, Termintreue des OP-Routineprogramms, Ressourcennutzung der OP-Kapazitäten, mengenmäßige Verfügbarkeit und Vollständigkeit der OP-Siebe, Verfügbarkeit und Vollständigkeit der Patientenunterlagen.

QM-System

Ein Qualitätsmanagementsystem ist ein Managementsystem zum Leiten und Lenken einer Organisation bezüglich Qualität. Es gibt Vorgaben zur Durchführung und Bewertung von Qualitätsmaßnahmen sowie deren Einführung und Dokumentation. QM-Systeme erlauben den Vergleich zwischen Krankenhäusern.

Erläuterung:

Auf dem deutschen Markt sind für das Krankenhaus derzeit drei QM-Systeme in der Fläche vertreten, die DIN ISO (Deutsches Institut für Normierung/International Standard Organisation), die KTQ (Kooperation für Transparenz und Qualität im Gesundheitswesen) und der EFQM (European Foundation for Quality Management). Nach (einem Teil) der DIN ISO und der KTQ können Krankenhäuser zertifiziert werden, eine Zertifizierung nach EFQM ist nicht möglich, da es sich hierbei um ein sogenanntes Total Quality Management System (TQM) handelt.

Qualität

Qualität ist die anhand von vorgegebenen (Qualitätsnormen, Standards, Leitlinien etc.), vereinbarten (Zielvereinbarungen, Absprachen etc.) oder erwarteten (Kundenbefragung) Merkmalen handlungs- oder ergebnisorientierte gemessene Eigenschaft eines Produktes/einer Dienstleistung, eines Prozesses oder einer gesamten Organisation oder Organisationseinheit.

Erläuterung:

Das Thema Qualität und Qualitätsmanagement hat für das OP-Management einen extrem hohen Stellenwert, da hierüber zum einen die Nachfrage nach Operationen (seitens der einweisenden Ärzte oder Patienten) gesteuert wird und zum anderen eine schlechte Qualität bzw. eine schlechte Darstellung von Qualität i. d. R. zum Marktausschluss (z. B. durch Krankenkassen) führt.

Qualitätsmanagement-Beauftragter (QMB)

Der QMB administriert das Qualitätsmanagement-System in einem Unternehmen. Er bildet die Schnittstelle zwischen den Unternehmensbeteiligten und den formalen Umsetzungsanforderungen der Qualitätsnormen. Er ist nicht primär für die Qualität im Unternehmen verantwortlich, sondern für die Aufrechterhaltung der Qualitätsstrukturen und die Fortschreibung der Qualitätsanforderungen.

Erläuterung:

Der QMB hat für das OP-Management eine besondere Bedeutung. Er hilft, Veränderungen in der Organisation standardisiert zu dokumentieren und in das QM-System des gesamten Krankenhauses zu integrieren. Auch kann er das OP-Management bei der Dokumentenlenkung unterstützen.

Qualitätsmanagement-Handbuch (QMH)

Das QMH ist das Kerndokument des Qualitätsmanagements. Es enthält alle für das Unternehmen allgemein gültigen und verbindlichen Regelungen, Vorschriften und Vorlagen. Das QMH kann sich auf das gesamte Unternehmen oder nur auf einzelne Teilbereiche beziehen. Es beinhaltet grundsätzliche Aussagen über die Qualitätspolitik des Unternehmens, die Verantwortung und Zuständigkeiten, die Einbeziehung der Mitarbeiter, die Organisation oder die Verfahren (Prozesse) und Anweisungen (Methoden) zur Umsetzung einzelner Maßnahmen des Qualitätsmanagementsystems. Auch werden Maßnahmen zur Überprüfung, Verbesserung und Validierung von Prozessen, Methoden oder des Qualitätsmanagementsystems selbst dort dokumentiert.

Erläuterung:

Das OP-Management benötigt die Teile des QMH, die direkt oder indirekt die Prozesse im OP-Bereich betreffen. Wichtig ist es für das OP-Management, gerade auch Veränderungen der indirekten Prozesse (z. B. Veränderungen im stationären Ablauf) zu verfolgen, da diese nicht selten erst verzögert Einfluss auf die OP-Abläufe nehmen.

Richtlinie

Richtlinien dienen als Ausführungs- und Verwaltungsvorschrift und werden oftmals dazu benötigt, Inhalte von Gesetzen im Sinne der Selbstverwaltung zu konkretisieren. Richtlinien können aber letztlich eine Entscheidung entsprechend den Umständen des jeweiligen Einzelfalles in ärztlicher Verantwortung nicht ersetzen.

Erläuterung:

Im OP-Bereich spielen Richtlinien primär eine Rolle im Bereich der Hygiene, des Qualitätsmanagements oder des Datenschutzes und sollten dem OP-Management auf alle Fälle bekannt sein.

Risiko

Das Risiko gilt üblicherweise als ein Ereignis oder eine Folge von Ereignissen, die unerwünschte oder negative Auswirkungen (in der Regel Schäden) nach sich ziehen.

Erläuterung:

Im Gegensatz zum verantwortlichen Operateur, dem Anästhesisten oder der Funktionspflege ist das OP-Management keinem direkten Risiko (am Patienten) ausgesetzt. In Schadensfällen könnten das OP-Management jedoch im Rahmen seiner Führungskompetenzen mit Fragestellungen des Organisationsverschuldens konfrontiert werden.

Risikoassessment

Risikoassessments werden allgemein zur Identifikation und Bewertung von Risiken eingesetzt. Als wichtige Phasen des Risikoassessments sind die Risikoidentifizierung, die Risiko-Ursachenanalyse, die Risikobewertung und die Risikoquantifizierung zu nennen.

Erläuterung:

Ein Risikoassessment zum Thema Patientenverwechslung im OP-Bereich gilt bspw. als wesentliche Voraussetzung, um das Team Time Out zu implementieren bzw. nachhaltig und akzeptiert umzusetzen.

Risikoberatung

Unter Risikoberatung wird die Analyse und Beurteilung des Schadens- oder Gefährdungspotenzials eines Unternehmens verstanden. Die Risikoberatung erfolgt i. d. R. durch externe Anbieter und mündet in einer Risikobewertung.

Erläuterung:

Eine Risikoberatung für den OP-Bereich ist dann sinnvoll, wenn kein Überblick über vorhandene Risiken und dem Umgang damit besteht oder durch neue Leistungsangebote zusätzliche Risiken auftauchen.

Risikobewertung

Die Risikobewertung beurteilt auf Grundlage der Risikoberatung, ob ein Risiko unter gegebenen gesellschaftlichen oder gesetzlichen Rahmenbedingungen akzeptabel ist bzw. eventuelle Restrisiken vertreten werden können. Sie kann auch als quantitative Beschreibung eines Risikos bezeichnet werden. Die Bewertung des Risikos basiert meist auf einem Vergleich mit anderen Risiken.

Erläuterung:

Im Rahmen des Risikomanagements im OP-Bereich gilt die Risiko-Bewertung als wesentliche Grundlage. Auch gilt im Einzelfall die Abschätzung eines Operationsrisikos nach der Indikationsstellung zur OP als wichtigste präoperative Maßnahme.

Risikomanagement (Riskmanagement)

Risikomanagement ist der Teil des Managements, der sich mit der Identifizierung, Analyse und Beherrschung von Risiken für einen geplanten oder durchgeführten Prozess beschäftigt.

Erläuterung:

Für das OP-Management gewinnt das Risikomanagement insofern zunehmend an Bedeutung, da es nicht nur aufgrund der enormen Leistungsverdichtung im OP-Bereich hilft, Fehler zu vermeiden (z. B. Operation an der falschen Extremität), sondern auch zunehmend von den Versicherungsunternehmen gefordert wird. Das Risikomanagement sollte ein fester Bestandteil des Qualitätsmanagements sein.

Servicequalität

Die Servicequalität ist Teil der Ergebnisqualität und beschreibt die produktbegleitende Leistungsfähigkeit von Dienstleistungen. Für Unternehmen ist die Servicequalität mindestens genauso relevant wie die Qualität der abgesetzten Produkte/Dienstleistungen, da sie neben der Produktqualität maßgeblich zur Positionierung auf dem Markt beiträgt.

Erläuterung:

Die Betrachtung des Patienten als Kunden verlangt auch innerhalb des OPs alle Arbeitsabläufe so zu gestalten, dass Patientenanforderungen entsprechend erfüllt werden können. Das Verhalten der Mitarbeiter gegenüber den Patienten und auch untereinander spiegelt in erheblichem Maße die Kultur des Hauses wider.

Sign in/Sign out

Übersetzt heißt dies wörtlich: eintragen und austragen. Diese beiden Begriffe ergänzen das Team Time Out und sind zwei Bestandteile der dreigeteilten Abfrage. „Sign in“ erfolgt vor Einleitung des Anästhesie Verfahrens, „sign out“ erfolgt vor Eingriffsende bzw. bevor der Patient den OP-Saal verlässt.

Erläuterung:

Das OP-Management hat dafür Sorge zu tragen, dass das Sign in bzw. das Sign out verbindlich durchgeführt und dokumentiert wird.

Standardisierung

Standardisierung beschreibt die einheitlich angewandte (verbindliche) Prozessdurchführung zur Erstellung eines Produktes oder einer Dienstleistung. Die festgelegten Standardverfahren gewährleisten, dass Prozesse sicher, wiederholbar und produktiv verrichtet werden. In definierten Zeiträumen werden sie überarbeitet, um diese auf veränderte Umweltbedingungen hin zu kontrollieren. Die Abgrenzung zwischen Begriffen wie Standard, Leitlinien oder Richtlinien ist nicht eindeutig vorgegeben.

Erläuterung:

Verbindliche Standards für OP/Anästhesie und alle beteiligten Leistungserbringer rund um die Operation können bspw. für Prozesse wie Prämedikation, Patientenvorbereitung, Patientenanforderung, Einschleusen/Ausschleusen, Bestellung OP-Team, Lagerung, Leistungserfassung/Dokumentation oder Reanimation beschrieben werden. Ziel der Standardisierungsansätze ist es, die Behandlungsqualität zu sichern, Prozesssicherheit und Patientenzufriedenheit zu erhöhen sowie eine Reduktion der Behandlungskosten zu erreichen.

Strukturierter Qualitätsbericht

Strukturierte Qualitätsberichte (§ 137 SGB V) werden seit 2005 durch die Krankenhäuser aktuell jedes Jahr erstellt und (im Internet) veröffentlicht. Ziel ist es, die durchgeführten Leistungen für Patienten, Leistungserbringer und Kostenträger transparent darzustellen und Orientierungs- und Entscheidungshilfe zu angebotenen Behandlungsmöglichkeiten zu geben.

Erläuterung:

Im Rahmen der strukturierten Qualitätsberichte müssen mindestens die häufigsten Operationen (nach OPS-301), die häufigsten ambulanten Operationen (nach

EBM), die häufigsten DRGs oder auch die Anzahl der Funktionspflegekräfte und deren Ausbildungsgrad veröffentlicht werden. Einige Krankenhäuser veröffentlichen inzwischen freiwillige Angaben wie bspw. die Mortalitätsrate. Mit Hilfe der strukturierten Qualitätsberichte kann sich das OP-Management einen Überblick über das Leistungsangebot konkurrierender Krankenhäuser verschaffen oder dazu beitragen, den eigenen OP-Bereich positiv zu bewerben.

Strukturqualität

Die Strukturqualität beschreibt, welche fest verankerten Ressourcen wie Aufbau der Organisation, verfügbare finanzielle Mittel, Anzahl und Qualifikation der Mitarbeiter, bauliche Gegebenheiten, apparative Ausstattung, aber auch Vereinbarungen, Leitlinien etc. einem Unternehmen zur Leistungserbringung zur Verfügung stehen.

Erläuterung:

Die Strukturqualität dient als Ausdruck für das Leistungspotential einer Operationsabteilung. Indikatoren der Strukturqualität im OP sind die Transportwege zum OP, Schleusensystem, Anzahl, Größe und Auslastung der OP-Säle, Grundsätze und Regeln der Organisation, Anzahl und Qualifikationen der Mitarbeiter, Möglichkeiten der Fort- und Weiterbildung, medizinisch-technische Ausstattung und Zustand derselben sowie Organisation der Materialwirtschaft.

Team Time Out

Das Team Time Out dient praktisch als letzter Sicherheitscheck vor dem ersten Schnitt einer Operation. Es dient dazu, das Risiko von Verwechslungen oder anderen Fehlern zu minimieren. Dabei werden alle an einer Operation beteiligten Mitglieder der OP-Teams eingebunden. Das Team Time Out beinhaltet u. a. systematische Fragen im Bereich der Patientenidentifikation, zu Besonderheiten des Eingriffs oder Eingriffsart und zum Eingriffsort.

Erläuterung:

Für den OP ist das Team Time Out ein sehr wirksames Instrument im Bereich der Qualitätssicherung. In der Praxis beginnt die Überprüfung der patientenbezogenen Daten häufig schon beim Einschleusen des Patienten und wird unmittelbar vor der Narkoseeinleitung durch den Anästhesisten wiederholt durchgeführt. Im OP-Barometer 2013 gaben nur knapp 60 % der Befragten an, dass in ihrem OP-Bereich das Team Time Out regelmäßig und flächendeckend angewendet wird.

Total Quality Management (TQM)

Das TQM ist allumfassendes Qualitätsmanagementsystem. Es ist eine auf die Mitwirkung aller ihrer Mitglieder gestützte Managementmethode einer Organisation, die Qualität in den Mittelpunkt stellt und durch Zufriedenstellen der Patienten und Kunden auf langfristigen Geschäftserfolg sowie auf Nutzen für die Mitglieder der Organisation und für die Gesellschaft zielt. Im Rahmen des TQM können keine Zertifizierungen erstellt werden.

Erläuterung:

Voraussetzung für den Erfolg des TQM im OP-Bereich ist, dass das OP-Management überzeugend und nachhaltig führt und dass alle Miterbeiter bzw. Nutzer des OP-Bereiches ausgebildet und geschult sind. Ein typisches TQM-System könnte das EFQM (European Foundation for Quality Management) sein.

Unternehmenskultur

Unter Unternehmenskultur wird ein System von Werten, Normen und Überzeugungen verstanden, das den einzigartigen Charakter und Stil eines Unternehmens begründet. Die Unternehmenskultur umfasst das Verhalten des Managements und das Verhalten der Mitarbeiter aller Hierarchieebenen. Jedes Unternehmen hat eine Unternehmenskultur, ob positiv oder negativ.

Erläuterung:

Das Thema Unternehmenskultur ist eines der zentralen Themen des OP-Managements. Eine „gute" Unternehmenskultur bindet Personal, erleichtert die Gewinnung neuer Mitarbeiter und macht den OP-Bereich leistungsstärker. Sie überträgt sich auf den Patienten. Eine positive Unternehmenskultur isoliert nur für den OP-Bereich zu schaffen, ist fast unmöglich.

Unterstützungsprozess

Unterstützungsprozesse beinhalten die notwendigen Aktivitäten zur Unterstützung der Kernprozesse, beispielsweise Personalmanagementprozess, Informations- und Kommunikationsprozesse oder Instandhaltungsprozess.

Erläuterung:

Als zentrale Unterstützungsprozesse des OP-Managements können die Personaleinsatzplanung, die Patientenadministration, die Materiallogistik, die EDV-Dokumentation oder auch das Qualitätsmanagement angesehen werden. Sind diese Prozesse ausreichend strukturiert, kann sich das OP-Management auf seine Kernaufgaben konzentrieren.

Verfahrensanweisung

Eine Verfahrensanweisung ist die Beschreibung organisatorischer Abläufe und Zuständigkeiten. Sie beinhaltet die Darstellung arbeitstechnisch sinnvoll verknüpfter unterschiedlicher Tätigkeiten, wahrgenommen von mehreren Personen oder mehreren Organisationseinheiten. Diese arbeiten mit unterschiedlichen Zuständigkeiten auf ein geplantes Ergebnis hin.

Erläuterung:

Das OP-Management sollte prinzipiell alle Organisationsfestlegungen in Verfahrensanweisungen beschreiben, um diese für eventuelle Zertifikationen nutzen zu können. Verfahrensanweisungen sollten bspw. für OP-Planung, die Nachmeldungsorganisation oder die Dienstplangestaltung erstellt werden. Die organisationsrelevanten Verfahrensanweisungen sind Grundlage einer OP-Satzung.

Verlaufsprotokoll

Ein Verlaufsprotokoll enthält neben den Ergebnissen einer Besprechung, eine Schilderung, wie es zu den jeweiligen Ergebnissen gekommen ist. Sinnvoll ist ein Verlaufsprotokoll dann, wenn die Ergebnisfindung sehr komplex oder mit vielen unterschiedlichen Meinungen geprägt war. Ein Verlaufsprotokoll hat den Vorteil, dass es die Meinung aller Beteiligten würdigt, auch wenn sich diese nicht unbedingt im Ergebnis wiederfinden.

Erläuterung:

Verlaufsprotokolle sind i. d. R. länger als Ergebnisprotokolle und sollten nur bei sehr konfliktären Diskussionen erstellt werden.

Wertschätzung

Als Wertschätzung wird die positive Grundhaltung gegenüber einem anderen Menschen bezeichnet. Sie ist verbunden mit Respekt, Wohlwollen und Anerkennung und äußert sich in Zugewandtheit, Interesse, Aufmerksamkeit und Freundlichkeit.

Erläuterung:

Das Thema Wertschätzung ist gerade im OP-Bereich von besonderer Bedeutung. Nur 34 % der Pflegekräfte empfinden laut OP-Barometer 2013 eine Wertschätzung ihrer Arbeit durch die Krankenhausleitung. Mangelnde Wertschätzung innerhalb der eigenen Berufsgruppe oder über die Berufsgruppen hinweg demotiviert Mitarbeiter im OP und gilt als Hauptursache kostenintensiver Personalfluktuationen.

WHO-Checkliste

Die Surgical Safety Checklist wurde von der WHO im Jahr 2008 entwickelt und in verschiedenen Ländern eingesetzt. Die Checkliste soll bestimmte, nur scheinbar schon geklärte Punkte vor Einleitung der Narkose, vor dem ersten Schnitt des Operateurs und bevor der Patient den Operationssaal verlässt, überprüfen. Studien ergaben, dass durch die WHO-Checkliste die Fehlerquoten in den untersuchten OP-Bereichen deutlich gesenkt werden konnten.

Erläuterung:

Die WHO-Checkliste sollte jedem im OP-Bereich bekannt sein und als Grundlage eines Team Time Out dienen. Die WHO erlaubt ihre Checkliste an die jeweiligen individuellen Bedürfnisse anzupassen.

Zertifizierung

Die Zertifizierung ist eine Methode, mit deren Hilfe die Einhaltung bestimmter Standards für Produkte/Dienstleistungen sowie ihrer jeweiligen Herstellungsverfahren überprüft werden kann. Eine Zertifizierung besteht aus den Phasen Auditvorbereitung (Selbstbewertung), Unterlagenprüfung, Durchführung des Audits und abschließende Beurteilung des Audits. Das Ergebnis eines positiven Audits ist die Ausstellung des Zertifikats. Ziel ist immer die Verbesserung und Optimierung von Prozessen innerhalb der Wertschöpfungskette.

Erläuterung:

Neben dem gesetzlich geforderten Nachweis eines internen Qualitätsmanagements, bietet der Gesundheitsmarkt (bisher auf freiwilliger Basis) zunehmend unterschiedliche Verfahren an, die krankenhausinternen Leistungen von externen Anbietern überprüfen und zertifizieren zu lassen (z. B. KTQ, DIN ISO 9001, …). Zertifizierungen haben neben dem verbundenen Marketingeffekt den Vorteil, dass die eigenen qualitätssichernden Maßnahmen auf ihre Wirksamkeit hin überprüft und mit Konkurrenzunternehmen verglichen werden können.

15.13 Marketing

Employer Branding/Arbeitgebermarke

Employer Branding ist ein Instrument zur Verbesserung der Mitarbeitergewinnung und -bindung. Employer Branding hat die Aufgabe, Bewerber oder Beschäftigte über den Namen eines Unternehmens (Unternehmensmarke) oder über eine oder mehrerer bestimmte Eigenschaften des Arbeitgebers (Arbeitgebermarke) zusammenzuführen.

Erläuterung:

Gerade in Zeiten des Mangels an qualifizierten Mitarbeitern gewinnt das Employer Branding für den OP-Bereich an Bedeutung. Potentielle Bewerber richten sich in ihren Entscheidungen zunehmend nach dem Ruf des zukünftigen Arbeitgebers, der übrigens auch häufig über die sogenannte Mund-zu-Mund-Propaganda gebildet wird.

Fundraising

Fundraising ist die strukturierte Mittelakquisition von Spenden oder sonstigen Zuwendungsmöglichkeiten mit dem Ziel, generelle Einnahmen oder zusätzliche Erlöse zu generieren. Die Möglichkeit, dies zu tun, hängt wiederum entscheidend von dem Image der Organisation bzw. des Unternehmens ab.

Erläuterung:

Krankenhäuser oder deren Träger sind verstärkt auf sogenannte Drittmittel (zusätzliche Einnahmen) angewiesen und entdecken langsam das Fundraising als mögliches Instrument.

Inhouse Recruting

Der Begriff „Inhouse Recruting“ kommt aus dem Englischen und beschreibt alle Aktivitäten und Prozesse, die zur Personalbeschaffung und -akquisition innerhalb eines Unternehmens dienen. Beim „Inhouse Recruting“ wird primär darauf geachtet, welche bereits im Unternehmen tätigen Mitarbeiter sich für andere – i. d. R. höhere – Aufgaben eignen könnten. Diese werden dann gezielt angesprochen und gefördert.

Erläuterung:

Der Begriff erlangt speziell im OP-Bereich eine wichtige Bedeutung, da der gerade im Bereich der OP-Pflege vorherrschende Fachkräftemangel verstärkt fordert, bereits vorhandene Mitarbeiter auf deren mögliche Potentiale zu betrachten und zukunftsgerichtet an den OP-Bereich zu binden.

Lobbying

Lobbying ist eine aus dem Englischen übernommene Bezeichnung für eine Form der Interessenvertretung in der Politik, in der Interessengruppen (Lobbys) oder in der Exekutive bzw. Legislative durch persönliche Kontakte oder die öffentliche Meinung über die Massenmedien beeinflussen.

Erläuterung:

Ein klassischer Lobbyist des OP-Managements ist der Verband OP-Management (VOPM). Dieser versucht durch Veranstaltungen oder Publikationen Einfluss auf die öffentliche Wahrnehmung des OP-Managements zu nehmen.

Marke/Brand

Eine Marke stellt einen wesentlichen Teil eines Unternehmenswertes dar. Die Marke ist ein besonderes, rechtlich geschütztes Zeichen, welches dazu dient, die Waren und Dienstleistungen eines Unternehmens zu kennzeichnen und zu vermarkten. Hierzu gehören u. a. Personennamen, Abbildungen, Buchstaben, Zahlen oder Hörzeichen.

Erläuterung:

Im Rahmen wachsender Konkurrenz zwischen den Krankenhäusern spielt die Marke als Identifikationsmerkmal für Patienten, Mitarbeiter oder Krankenkassen eine zunehmend größere Rolle. Der OP-Bereich hängt in seiner öffentlichen Wahrnehmung von dem Markenwert des gesamten Krankenhauses ab, eine eigene Markenbildung ist kaum möglich.

Merchandising

Als Merchandising wird die Nutzung von Gebrauchsgütern für Werbeaufdrucke (Bekleidung, Handtücher etc.) bezeichnet. Nutzer dieser Gebrauchsgüter werden zu Werbeträgern eines Unternehmens oder eines Produktes.

Erläuterung:

Patientenbezogene Merchandising-Aktivitäten sind im Krankenhaus primär in der Geburtshilfe zu finden, da deren Leistung (die Geburt) i. d. R. einen positiven Imagetransfer bietet. Mitarbeiterbezogene Merchandising-Aktivitäten (z. B.

Polo-Shirts mit dem Logo des Krankenhauses) können das Zusammengehörigkeitsgefühl fördern oder die Marke positiv in die Öffentlichkeit transportieren.

Personalmarketing

Das Personalmarketing kann als externe und interne Maßnahme zur Steigerung der Attraktivität des Unternehmens bezeichnet werden. Mögliche Aktivitäten sind umfassende Marktanalysen, Kontaktaufnahme zu den Zielgruppen, Bewerbermanagement, Stellenausschreibungen über ausgewählte Kanäle (z. B. Social Media, Anzeigenschaltung) oder das Employer Branding.

Erläuterung:

Dauerhaft wird das OP-Management zukünftigen Personalengpässen nur mit einer langfristig angelegten Marketingstrategie begegnen können. Eine solche Strategie kostet zwar Geld, sie rechnet sich aber auf lange Sicht.

Public Relations

Unter Public Relations (PR) oder auch Öffentlichkeitsarbeit wird das bewusste, geplante und dauernde Bemühen verstanden, gegenseitiges Verständnis und Vertrauen in der Öffentlichkeit aufzubauen und zu pflegen. PR ist nicht dienstleistungs- oder produktbezogen, sondern stellt das Unternehmen als Ganzes in den Vordergrund.

Erläuterung:

PR-Maßnahmen aus dem OP-Bereich heraus haben eine große Wirkung auf das gesamte Krankenhaus. Gängige Aktivitäten sind bspw. Tag der offenen Tür, Internet-Auftritt oder Pressemitteilungen.

War for Talents

Der Begriff „War for Talents“ steht für die wachsenden Rekrutierungsbemühungen von Unternehmen, die erkannt haben, dass die Gewinnung von sogenannten High Potentials zu einer der wichtigsten Aufgabe eines Unternehmens gehört. War for Talents wird auch als intensiver Wettbewerb zahlreicher Unternehmen um einige wenige Nachwuchskräfte mit überdurchschnittlichen Fähigkeiten definiert.

Erläuterung:

Dieser schreckliche Begriff greift eine Thematik auf, die langsam auch gerade im ärztlichen Bereich auf die Krankenhäuser zukommt.

Webseite/Homepage

Als Homepage gilt die Startseite einer Website einer Person, eines Unternehmens oder einer Organisation. Die Homepage steht an erster Stelle in der Dokumenten-Hierarchie des sogenannten HTTP-Servers. Auf Anfrage eines Browsers an den Webserver übermittelt dieser mit dem Hypertext Transfer Protocol (HTTP) die entsprechende Homepage oder Webseite.

Erläuterung:

Webseiten von Krankenhäusern gewinnen zunehmend an Bedeutung für Patienten- oder Mitarbeiterentscheidungen. Der OP-Bereich ist auf den meisten Krankenhaus-Webseiten nicht als eigenständiger Bereich vertreten. Das OP-Management sollte dies ändern und eine eigenständige Darstellungsmöglichkeit der Struktur und des Leistungsvermögens des OP-Bereiches schaffen.

15.14 Kennzahlen

Anästhesiepräsenz-Auslastung

Als Anästhesiepräsenz-Auslastung wird die Bemessung des Nutzungsgrades eines OP-Bereiches nach der Inanspruchnahme durch die Anästhesie (Arzt oder Pflege) bezeichnet. Sie gibt an, in welchem Zeitraum die Anästhesie gemessen in Minuten in einem bestimmten OP-Bereich im Verhältnis zu der Gesamt-Vorhaltungszeit direkt mit Tätigkeiten für eine Narkose beschäftigt war. Die Anästhesiepräsenz-Auslastung ist naturgemäß immer höher als die Schnitt-Naht-Auslastung, sie ist unabhängig von der Anwesenheit des Patienten.

Erläuterung:

Die Auslastungsgrade der Anästhesiepräsenz werden eher selten zur Bewertung der OP-Nutzung herangezogen. Generell ist ein OP-Bereich dann optimal seitens der Anästhesiepräsenz ausgelastet, wenn ein Auslastungsquote von 90–100 %) erreicht wird. Erfassungsparameter: Beginn der ersten Tätigkeit für eine Narkose bis zum Ende der letzten Tätigkeit für eine Narkose.

Fehlzeiten-Quote

Die Fehlzeiten-Quote zeigt an, welcher Anteil der Sollarbeitszeit durch Fehlzeiten verloren geht.

Erläuterung:

Die Berechnung erfolgt, indem die Fehlzeiten durch die Sollarbeitszeit dividiert und das Ergebnis mit 100 multipliziert wird.

Gleichzeitigkeitsfaktor Anästhesie-Pflege

Der Gleichzeitigkeitsfaktor Anästhesie-Pflege gibt an, wie viele Mitarbeiter der Anästhesie-Pflege durchschnittlich bei einer Anästhesie-Leistung gebunden sind. Er kann für eine gesamte Anästhesie-Leistung berechnet werden, aber auch nur für die Vor- und Nachbereitung oder die reine Narkose-Phase. Der Gleichzeitigkeitsfaktor spielt eine sehr wichtige Rolle bei der Personalbedarfsrechnung.

Erläuterung:

Der Gleichzeitigkeitsfaktor Anästhesie-Pflege errechnet sich, indem man die Summe aller Einzelbindungszeiten der Anästhesie-Pflege durch die Zeit der Dauer einer Narkose dividiert (Bsp. analog Gleichzeitigkeitsfaktor Operateur). Gleichzeitigkeitsfaktoren in der Anästhesie-Pflege werden je nach Organisationsgrad zwischen 0,6 und 1,0 angesetzt.

Gleichzeitigkeitsfaktor Anästhesist

Der Gleichzeitigkeitsfaktor Anästhesist gibt an, wie viele Anästhesisten durchschnittlich bei einer Narkose gebunden sind. Er kann für eine gesamte Anästhesie-Leistung berechnet werden, aber auch nur für die Vor- und Nachbereitung oder die reine Narkose-Phase. Der Gleichzeitigkeitsfaktor spielt eine sehr wichtige Rolle bei der Personalbedarfsrechnung.

Erläuterung:

Der Gleichzeitigkeitsfaktor Narkose errechnet sich, indem man die Summe aller Einzelbindungszeiten der Anästhesisten durch die Zeit der Dauer einer Narkose dividiert (Bsp. analog Gleichzeitigkeitsfaktor Operateur).

Gleichzeitigkeitsfaktor OP-Pflege

Der Gleichzeitigkeitsfaktor OP-Pflege gibt an, wie viele Mitarbeiter der OP-Pflege durchschnittlich bei einer Operation gebunden sind. Er kann für eine gesamte

Operation berechnet werden, aber auch nur für die Vor- und Nachbereitung oder die reine Schnitt-Naht-Phase. Der Gleichzeitigkeitsfaktor spielt eine sehr wichtige Rolle bei der Personalbedarfsrechnung.

Erläuterung:

Der Gleichzeitigkeitsfaktor OP-Pflege errechnet sich, indem man die Summe aller Einzelbindungszeiten der OP-Pflege durch die Zeit der Dauer einer Operation dividiert (Bsp. analog Gleichzeitigkeitsfaktor Operateur). Gleichzeitigkeitsfaktoren in der OP-Pflege werden je nach Klinik zwischen 1,8 und 2,8 angesetzt.

Gleichzeitigkeitsfaktor Operateur

Der Gleichzeitigkeitsfaktor Operateur gibt an, wie viele Operateure durchschnittlich bei einer Operation gebunden sind. Er kann für eine gesamte Operation berechnet werden, aber auch nur für die Vor- und Nachbereitung oder die Schnitt-Naht-Phase. Der Gleichzeitigkeitsfaktor spielt eine sehr wichtige Rolle bei der Personalbedarfsrechnung

Erläuterung:

Der Gleichzeitigkeitsfaktor Operateur errechnet sich, indem man die Summe aller Einzelbindungszeiten der Operateure durch die Zeit der Dauer einer Operation dividiert.

Beispiel:	*Operateur A*	*12:30 – 13:30 Uhr*	*60 Min.*
	Operateur B	*12:15 – 13:45 Uhr*	*90 Min.*
	Operateur A	*12:45 – 13:30 Uhr*	*45 Min.*
	OP-Dauer	*12:30 – 13.45 Uhr*	*75 Min.*

Gleichzeitigkeitsfaktor: 195 Min. / 115 Min. = 2,6

Narkose-Auslastung

Als Narkose-Auslastung wird die Bemessung des Nutzungsgrades eines OP-Saals nach der Narkose-Zeit bezeichnet. Sie gibt an, wie viele Narkose-Minuten in einem bestimmten Zeitraum in einem OP-Saal im Verhältnis zu der Gesamt-Vorhaltungszeit geleistet wurden. Die Narkose-Auslastung ist naturgemäß immer höher als die Schnitt-Naht-Auslastung.

Erläuterung:

Die Narkose-Auslastungsgrade sind eine interessante Steuerungsgröße für das OP-Management, da sie Auskunft darüber geben, welchen Einfluss die Dauer der Narkose auf den Gesamtleistungsprozess hat. Narkose-Auslastungsgrade sollten im Durchschnitt nicht höher als 30 % der Schnitt-Naht-Auslastungsgrade liegen.

OP-Pflege-Auslastung (Brutto-Auslastung)

Als Auslastung der OP-Pflege wird die Bemessung des Nutzungsgrades eines OP-Saals nach der Inanspruchnahme durch die OP-Pflege bezeichnet. Sie gibt an, in welchem Zeitraum die OP-Pflege gemessen in Minuten in einem bestimmten OP-Saal im Verhältnis zu der Gesamt-Vorhaltungszeit direkt mit Tätigkeiten für eine Operation beschäftigt war. Die OP-Pflege-Auslastung ist naturgemäß immer deutlich höher als die Schnitt-Naht-Auslastung.

Erläuterung:

Die Auslastungsgrade der OP-Pflege werden eher selten zur Bewertung der OP-Nutzung herangezogen. Generell ist ein OP-Bereich dann optimal seitens der OP-Pflege ausgelastet, wenn eine Auslastungsquote von 100 % oder mehr (überlappende Pflegeleistungen) erreicht wird. Erfassungsparameter: Beginn der ersten Tätigkeit der OP-Pflege für eine Operation bis zum Ende der letzten Tätigkeit für eine Operation.

Operateur-Präsenz-Auslastung (Brutto-Auslastung)

Als Auslastung der Operateure wird die Bemessung des Nutzungsgrades eines OP-Saals nach der Inanspruchnahme durch die Operateure bezeichnet. Sie gibt an, in welchem Zeitraum die Operateure gemessen in Minuten in einem bestimmten OP-Saal im Verhältnis zu der Gesamt-Vorhaltungszeit direkt mit Tätigkeiten für eine Operation beschäftigt waren. Die Operateur-Präsenz-Auslastung ist naturgemäß immer deutlich höher als die Schnitt-Naht-Auslastung, niedriger jedoch als die OP-Pflege-Auslastung.

Erläuterung:

Die Auslastungsgrade der Operateur-Präsenz spielen bei der Bewertung von Auslastungsgraden eine große Rolle. Die Abgrenzung zwischen Schnitt-Naht- und Operateur-Präsenzzeit ist nicht immer eindeutig, so dass viele OP-Manager dazu übergegangen sind, nicht die Schnitt-Naht-Zeit, sondern die Zeit der Operateur-Präsenz für Auslastungsbetrachtungen heranzuziehen. Erfassungs-

parameter: Beginn der ersten Tätigkeit der Operateure für eine Operation bis zum Ende der letzten Tätigkeit für eine Operation.

Schnitt-Naht-Auslastung (Netto-Auslastung)

Als Schnitt-Naht-Auslastung wird die Bemessung des Nutzungsgrades eines OP-Saals nach der Schnitt-Naht-Zeit bezeichnet. Sie gibt an, wie viele Schnitt-Naht-Minuten in einem bestimmten Zeitraum in einem OP-Saal im Verhältnis zu der Gesamt-Vorhaltungszeit geleistet werden. Die Schnitt-Naht-Zeit als Bemessungsgrundlage ist gerade bei vielen Chirurgen oder OP-Managern umstritten, bildet sie oft doch nicht das „echte" operative Geschehen am Patienten ab. Dennoch ist sie nach wie vor der verbindlichste Parameter, da die Schnitt-Naht-Zeit am deutlichsten definierbar und abgrenzbar erscheint.

Erläuterung:

Die Frage, wann ein OP-Bereich als schnitt-naht-ausgelastet angesehen werden kann, hängt wesentlich von der Schnitt-Naht-Dauer und der Wechselzeit ab. Folgende Tabelle zeigt dies beispielhaft (bei einer Nutzungsdauer von 450 min/ OP-Saal):

OP-Dauer Schnitt-Naht in Min.	***Optimaler Wechsel Naht-Schnitt in Min.***	***mögliche Operationen Anzahl***	***mögl. Schnitt-Naht-Auslastungsgrad in %***
10	*15*	*12,86*	***22,57***
20	*15*	*10,00*	***44,44***
30	*20*	*7,50*	***50,00***
45	*25*	*5,63*	***56,25***
60	*30*	*4,50*	***60,00***
90	*40*	*3,21*	***64,29***
120	*40*	*2,65*	***70,59***
180	*45*	*1,91*	***76,60***

Literatur/Internetquellen

Literatur

Busse, T.: OP-Barometer 2015. ZGWR (Zentrum für Gesundheitswirtschaft und -recht), FRA UAS Frankfurt. Online: www.frankfurt-university.de/fileadmin/de/Forschung/Institute/ZGWR/OP-Barometer2015/Präsentation_OP-Barometer_2015_final_quer.pdf [zuletzt abgerufen am 2.5.2016].

Busse, T.: OP-Management: Fibel, Frankfurt 2009.

Busse, T.: Berechnung und Steuerung der Auslastung von OP-Sälen. In: Doelfs, P./Goldschmidt, A./Greulich, A. (Hrsg.): Management Handbuch DRGplus. Heidelberg 2008.

Busse, T.: Erfolgsabhängige Vergütung von OP-Managern/OP- Koordinatoren. In: Greulich, A./Hellmann, W./Korthus, A./Thiele, G. (Hrsg.): Management Handbuch Krankenhaus. Heidelberg 2005.

Busse, T./Fromme, C./Greiling, M./Klemann, A./Knoefel, W. T./Tekos, E./Wenning, U.: Anreizsysteme im Op. Positionspapier. Online: http://www.op-effizienz.de/fileadmin/Downloads/Positionspapier_Anreizsysteme_im_OP.pdf [zuletzt abgerufen am 2.5.2016].

Busse, T./Riehle, M.: Qualitätsmanagement in der Pflege. Ein Leitfaden zur Einführung. Frankfurt 2003.

Busse, T./Wytrickus, T.: Was kostet eine OP-Minute, Ansätze zur Berechnung. In: Greulich, A./Hellmann, W./Korthus, A./Thiele, G. (Hrsg.): Management Handbuch Krankenhaus. Heidelberg 2005.

Harmson, G.: Operationsabläufe von A–Z. Berlin 1994.

Raab, A./Berger, R.: Fit for the Future. Qualität und Innovation im Krankenhaus. Online: www.professor-raab.com [zuletzt abgerufen: 2003].

Internetquellen/-links

www.aezq.de

www.aktionsbuendnis-patientensicherheit.de

www.bqs-online.de

www.bmg.bund.de

www.bundesaerztekammer.de

www.deutsche-efqm.de

www.deutscher-pflegerat.de

www.dgai.de

www.dimdi.de

www.din.de

www.dkgev.de

www.dki.de

drg.uni-muenster.de

www.g-ba.de

www.gesetze-im-internet.de

www.g-drg.de

www.gesundheitspolitik.net

www.g-qb.de

www.iqwig.de

www.kliniken.de

www.klinik-lotse.de

www.krankenhaus-aok.de

www.ktq.de

www.kvbv.de

www.mydrg.de

www.qualitaetsbericht.de

www.wido.de

Stichwortverzeichnis

Der Autor

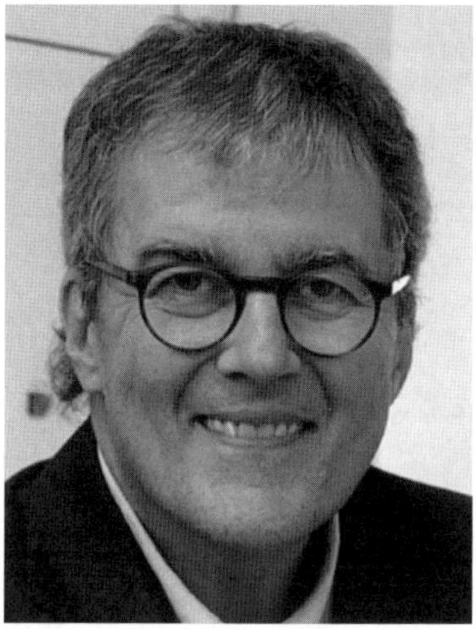

Thomas Busse

- geb. 2.1.1957
- Tätigkeit in der OP-/Anästhesie-Pflege (Freiburg, Wiesbaden)
- Studium der Wirtschaftswissenschaften an der Universität Hamburg (Abschluss Diplomvolkswirt)
- Projektleiter Organisation/EDV/Controlling (Dr. Horst-Schmidt-Kliniken, Wiesbaden)
- Gründer und Geschäftsführer einer Unternehmensberatung im Gesundheitswesen (B.I.K. Beratung im Krankenhaus in Frankfurt/Main)
- seit 2001 Senior-Consultant der B.I.K.
- seit 2001 Professor an der Frankfurt University of Applied Sciences (ehemals Fachhochschule Frankfurt/Main)
  Schwerpunkt: Management von Pflege- und Gesundheitseinrichtungen
- Direktor ZGWR (Zentrum für Gesundheitswirtschaft und -recht), Frankfurt University of Applied Sciences